加害者と被害者の"トラウマ"

PTSD理論は正しいか

笠原敏雄

国書刊行会

はじめに

　宇宙と生命の進化は，数十億年という，まさに天文学的な時間をかけて，数百万年前の地球上に，道具を製作・使用する直立二足歩行の人類を，類人猿から分岐する形で生み出しましたが，2万年ほど前に現生人類が誕生するまでにも，なお長大な時間を要しました。数千年前に世界各地に古代文明が散発的に興るようになると，いわゆる物質文明は幾何級数的な発展を遂げ，特に18世紀半ばに起こった産業革命以降には，天然資源を存分に活用した，華やかな現代文明が開花しました。
　ところが，それからたかだか二百年余しか経ていないにもかかわらず，今では，地球と生命体が長年月をかけて生成したその貴重な天然資源を，その中でも，エネルギー源としてはもとより，さまざまな製品の原材料としてもとりわけ重要な石油を，事実上，遠からず使えなくなるところまで費消してしまっています。そして，"温室効果ガス"の過剰排出によるとされる地球温暖化問題が俎上に載せられたこともあって，現代の人類にも手に余る原子力エネルギーへの傾斜を世界的に強めていた矢先に起こったのが，世界経済の大混乱であり，イスラム圏をはじめとする諸国の政治的大変動であり，わが国では千年ぶりの規模とされる東日本大震災であり，それに続発した世界最悪レベルとされる原発事故でした。
　この人類史に残るほどの天災および人災が，世界史的に見てどのような意味を持っているのかは，現段階ではまだはっきりしませんが，少なくとも原子力エネルギーへの依存，天然資源の濫用，贅沢三昧の生活といった現代文明の根幹に甚大な影響を及ぼすことだけはまちがいないでしょう。いずれ直面しなければならないことを，多くの人々がうすうす承知していながら考えずにすませてきた大問題が，もう逃れようもなく，まさに目前に迫っているということです。この時代は，世界中の人々，特に先進諸国に住む人々が，これまで続けてきた消費文化という近視眼的な生活様式を，根本から改めざるをえなくなるという点でも，人類史的に見て，最大級の転換点に当たるのではないかと思います。
　これまで人類は，計り知れないほど大きな天変地異や疫病の大流行などの試練を，何度となく受けながら，そのたびに乗り越えてきました。その中には，長期にわたって続いた厳寒の氷河期も含まれるわけですが，その時代には，満足な防寒具も暖房具もありませんでした。もちろん，試練は自然の脅威に限り

ません。有史以後の歴史をひもとけば，侵略戦争や大量殺戮が，文明の発達と表裏一体のようにして多発していることがわかります。

比較的最近になってからも，ナチス・ドイツによるユダヤ人の殲滅的殺戮や，アメリカ軍による日本各地の市街地への無差別戦略爆撃に続く，広島・長崎への原爆投下が，さらには，長期にわたるベトナム戦争がありました。その後も大小の規模の侵略や内戦が，ごく当然のように，世界各地で頻発しています。人類の歴史は随所で，深刻なストレス状況に彩られているのです。にもかかわらず人類は，それを跳躍台にするかのようにして，それまで以上に飛躍するということを繰り返し，全体として眺めれば，弛みなく前進を続けてきたわけです。

19世紀に生きたチャールズ・ダーウィンは，自著『人類の系統 The Descent of Man』の中で，「自己尊重の美徳は，自らの部族の繁栄に，自明とは言えないまでも実際に悪影響を及ぼしかねないので，未開人がそれを重視することは一度たりともなかった」(Darwin, 1871, p. 96) と述べています。このように人類は，ひとつには種々の危機を乗り越えるために，自らが帰属する集団の維持・安寧・繁栄を優先して個を殺し，権威や集団の意志に忠実に従ってきた長い歴史を持っています。

それに対して，現代では，特に先進諸国で顕著ですが，さまざまな権威が急速に崩壊するのと並行して，個を尊重する人権意識が，全世界的に高まってきています。こうした変化は，人間が，カリスマ的権威を必要としない段階にいよいよ入りつつあることを示すものなのでしょう。この，人類史的に見ても，かつてないほどの大きな進歩は，天然資源の枯渇のようなものとは違って，後戻りすることはないはずです。

もしストレスが，これまで考えられてきたように，本当に害を及ぼすものでしかないとすれば，甚大なストレス状況に繰り返し直面してきた人類が，それによって壊滅的な打撃を受けて後退するどころか，逆に，終始一貫して進歩を続けてきたのは，なぜなのでしょうか。そこには，何か大きな力が働いているにちがいありません。現在，世界中で確固不動の定説になっている心因性疾患のストレス理論が想定するように，人間が脆く弱い存在だとすればなおのこと，ここには大きな矛盾があるように思えます。

本書は，そのストレス理論を基盤としたPTSD（外傷後ストレス障害）理論を，豊富な資料を用いて厳密に検証しようとする試みです。PTSDと呼ばれる一群の症状は，その理論が主張する通り，本当に過去のストレスや"トラウマ"——過去

はじめに

に受けた"心の傷"——によって起こるのでしょうか。昨今の心理療法やカウンセリングは，この理論と手を携え，人間が脆弱(ぜいじゃく)であることを当然の前提にしているため，"受容"と呼ばれる慰撫(いぶ)的な対応が称揚され，"癒し"という甘美な目標が設定されています。そして，その裏では，抗うつ剤や安定剤の永続的処方が必須とされているのです。もちろん，それによって真の意味での治療が可能なら問題はないのですが，そのような対応や処置に満足できない人たちがたくさんいることも，まちがいないところです。

　本書では，これまでにないさまざまな角度から，この問題を徹底的に究明しようとしています。その結果，私なりに得心のゆく，いちおうの結論を導き出すことができたように思います。とはいえ，実際に，この問題の核心にどこまで迫れたかについては，読者の方々の判断に俟つほかありません。本書について，忌憚のないご意見をたまわれれば幸いです。

　本書は全7章で構成され，巻末に2編の付録がついています。以下，各章の内容を簡単に説明しておきます。第1章では，人間はPTSD理論が想定しているような脆弱な存在ではないことを，具体例をあげて説明したうえで，いくつかの側面から，PTSD理論が内包する欠陥を浮き彫りにします。第2章では，PTSDとされる症状やその原因論は，時代とともに移り行くものであることを指摘した後，この理論に潜む7項目の問題点を拾いあげ，ひとつずつ厳密に検討してゆきます。

　第3章では，広島の被爆者の心理学的研究で知られるロバート・リフトンらの尽力により，この概念がひとつの疾患単位として，アメリカ精神医学協会（APA）が策定する診断マニュアル（DSM）第3版に導入されるまでの経緯を概観し，それが政治的背景の中で成立したものであることを確認します。そして，PTSDが，ある時は被害者側にのみ，ある時は，ベトナム帰還兵のような加害者側にのみ見られるとされる点で一貫性を欠いていることなどから，理論的にも破綻していることを示します。

　第4章では，社会心理学者スタンレー・ミルグラムの卓抜な実験で得られた結果を詳細に検証し，人間は権威に忠誠を尽くそうとする意志を，どれほど強く内在させているかを見てゆきます。そして，そのような起源の古い意志と，それに歯向かって正当な主張をしようとする，起源の新しい意志とがいわば衝突するところに心身の反応が起こること，さらにはそこに，自らの責任の自覚が隠されていることを明らかにします。次の第5章では，被害者のものと当然

視されているＰＴＳＤが，集団によるものにしても個人によるものにしても，純粋な加害行為によっても起こるのかどうかを，いくつかの側面から検討します。

　第6章では，少々視野を広げ，精神科医の小坂英世により精神分裂病の心理療法として開発された小坂療法が，それまでのトラウマ理論を脱却するまでの経過を忠実に辿ることを通じて，ＰＴＳＤ理論が何を避けようとしているのかを探ります。最後の第7章では，激烈なストレスに対して，人間はどのような対応をするものなのかを，原爆の被災者と，ナチの強制収容所の生還者をとりあげて検証します。そして，強いストレス状況にこそ，人格を向上させる道が開かれていることを明らかにします。

　本書は，著者の運営する「心の研究室」ホームページでの連載に肉づけする形で，2009年5月にいちおうの完成をみたものです。その後も，最新の資料をとり込みながら改稿を続けてきましたが，前著（『本心と抵抗』2010年，すぴか書房）と同じく，この出版不況のため，なかなか出版社が見つかりませんでした。このたび，国書刊行会の佐藤今朝夫社長のご好意を得て，ようやく日の目を見ることができました。ここに至るまでには，麗澤大学出版会の西脇禮門編集長に多大なるお力添えをたまわりましたし，章友社の永原秀信代表にも大変お世話になりました。

　巻末の付録1に収録したDSM-Ⅰ（甚大ストレス反応）およびⅢ（ＰＴＳＤ）の2項目は，アメリカ精神医学協会（American Psychiatric Association）の許可を得て拙訳転載したものですが，その版権取得に際しては，医学書院の出版総務部・天野徳久部長および医学書籍編集部・梅澤泰子さんに大変お世話になりました。また，ミシガン州サウスフィールド，聖ヨハネ医療機構の看護師メアリ・ブリックさんには，本書にとって重要な写真（図1-1）の掲載許可をいただきました。ここに，各位に対して深甚なる謝意を表するものです。

2011年8月18日　　　　　　　　　　　　　　　　　　　　　　　　　笠原敏雄

　　【追記】本書第6章は，2004年に春秋社から刊行した拙著『幸福否定の構造』の第2章および第8章を全面的に改稿したものであることをお断りしておきます。他にも，それと明示してはいませんが，同書からの引用が少なからずあります。

＊目 次

加害者と被害者の"トラウマ"

はじめに

第1章 PTSD理論の根本的問題点　3
PTSD理論と〈幸福否定〉　3
事実を明らかにすることの重み　12
PTSD理論の弱点　17
正当な自己主張の難しさ　24
当事者の責任という問題　27

第2章 PTSD理論の内部構造　39
PTSDの流行性と多様性　39
問題点の整理　41
伝統的な"虐待"と"先進国型"の虐待　42
被害が先か,症状が先か　44
出来事の直後から起こる症状と,時間を置いてから起こる症状　53
自然災害による被害と,人災および犯罪による被害　58
虐待者との間柄——身内か,見ず知らずの他人か　59
正常反応と異常反応　67
本章のまとめ　69

第3章 PTSD理論の政治学　71
科学と政治学　71
PTSD概念がDSMに導入されるまで　87
その後も続く疑念　99
リフトンのPTSD概念の不明瞭性　103
PTSD理論の政治学の亀裂　107

第4章 PTSD理論の心理学　1——心身の反応が起こる原因　113
ふつうの市民が戦場で残虐行為を引き起こす理由　113
ミルグラムの貢献　121
ミルグラムが浮き彫りにした,権威に対する強い服従心　125
権威に反逆することに対する強い抵抗——主体性の否定　134
権威を積極的に権威たらしめようとする意志　141

目　次

第5章　ＰＴＳＤ理論の心理学　2——加害行為と"ＰＴＳＤ" *145*

　　個人の責任という問題——再考　*145*
　　責任や反省を極度に回避する重罪犯　*150*
　　反省を忌避する理由　*152*
　　前章からのまとめと整理　*155*
　　加害行為と"ＰＴＳＤ"の関係　*165*
　　ベトナム帰還兵の"ＰＴＳＤ"　*178*
　　まとめ　*189*

第6章　ＰＴＳＤ理論が忌避するもの　*191*

　　心理的原因と精神科医　*191*
　　心理的原因の推定と確認　*195*
　　社会生活指導から小坂療法へ　*201*
　　トラウマ理論から脱却した小坂理論　*211*
　　専門家たちの奇妙な反応　*217*
　　非専門家的抵抗の起源を探る　*222*
　　ＰＴＳＤ理論と人間の主体性　*229*

第7章　ストレスに対する対応——被爆者を中心として　*231*

　　被爆者の体験　*235*
　　本当のストレスに対する反応　*246*
　　強制収容所からの生還者たち　*253*
　　過酷なストレス状況の中で，高みに達する人たち　*258*
　　おわりに　*266*

付　録　*269*

　　付録1　DSM-ⅢによるＰＴＳＤの定義　*270*
　　付録2　さまざまな反応の項目別整理　*273*

参考文献　*289*

索　引　*305*

【註記】本文中のルビの［註n］は当該ページもしくは，次ページ下端の註nに，また，（　）内の姓と年号は巻末の参考文献に，それぞれ対応しています。

加害者と被害者の"トラウマ"

図表目次

第1章
　　　図1-1　代理ミュンヒハウゼン症候群の女性の事例　29
第2章
　　　表2-1　加害者との間柄と性的虐待の記憶の有無　61
　　　表2-2　虐待の内容と加害者の続柄　64
　　　表2-3　年度別に見た最近の虐待者　65
第3章
　　　表3-1　発症の場所と配備の形態　101
第4章
　　　図4-1　ミルグラム実験での教師役と生徒役　129
　　　表4-1　服従実験の条件と服従率　137
第5章
　　　表5-1　拘禁反応の発生率　152
　　　表5-2　国府台陸軍病院に中国大陸から入院した
　　　　　　精神障害患者の発病地別実数の年度別推移　161
　　　表5-3-1　加害者の"PTSD"に関する研究　1
　　　　　　──統計的研究　170
　　　表5-3-2　加害者の"PTSD"に関する研究　2
　　　　　　──事例研究　171
　　　図5-1　責任の認識度と症状の関係を示す模式図　177
第7章
　　　表7-1　戦闘後症候群におけるフラッシュバックの
　　　　　　発生率の歴史的推移　237
　　　表7-2　広島・長崎両市における被爆者・非被爆者の
　　　　　　労働力の有無　247
　　　シェーマ　267

加害者と被害者の"トラウマ"

―― ＰＴＳＤ理論は正しいか

第1章　ＰＴＳＤ理論の根本的問題点

ＰＴＳＤ理論と〈幸福否定〉

　幼時に虐待されたり，自然災害や犯罪に巻き込まれたり，戦争の惨禍を体験したりすると，それがトラウマと呼ばれる"心の傷"となって心の奥底に沈潜し続け，その結果として，（心的）外傷後ストレス障害（Post-traumatic stress disorder, ＰＴＳＤ）と呼ばれる，さまざまな心身の症状や異常を引き起こすことがあると言われています。これが，今や半ば世界の定説となった感のあるＰＴＳＤ理論の根幹です。

　これは，常識的な考えかたがもとになっているだけに納得しやすく，それなりに説得力があるのも事実です。とはいえ，そうした症状や異常が，この理論（正確には，仮説）によって本当の意味で説明できるかどうかは，それだけではわかりません。この仮説の妥当性については，できる限り科学的な方法を使って，厳密に検討する必要があるのです。

　このＰＴＳＤ理論は，「外傷後」という条件が付されていることからもわかる通り，伝統的なストレス理論とは一線を画していますが，ストレス理論がその基盤になっていることは言うまでもありません。ストレス理論とは，ハンス・セリエという，ウィーン出身のカナダの生理学者が1930年代半ばに唱えたもので，生体がストレッサー（ストレス因）に適応しようとして起こす正常な反応パターン（汎適応症候群）を生理学的に記述した理論です。

　このストレス理論は，その後，単なる生体の適応反応という枠を超えて，人間の心身の異常全般を説明する原理にまで，段階的に拡張されました。そして，世界の定説となって久しいこの理論は，現在では，もはや地動説にも等しい，公理のようなものになってしまっていて，この考えかたに異を唱える人を探し出すのは不可能なほどです。専門家であるか否かを問わず，心身

の不調の原因として，ストレス以外のものを思いつくことなど，ありえないほどの状況になっているのです。さらには，ストレスが精神病発症の引き金になる，と主張する人たちも登場しています。

　セリエが最初に唱えた理論が，小動物を対象に，厳密な実験を繰り返し行なって確認された，確固不動の学説であるとしても，その後の展開の中で，大きな問題を抱え込んでしまったのはまちがいありません。ストレス学説をもとにした治療理論では，心因性疾患を真の意味で治療することができない（基本的に，対症療法たる薬を使い続けることしかできない）だけでなく，現実にそぐわない部分が多すぎるからです。本来のストレス理論が正しいとしても，その拡張版が心身の異常の説明になることは，科学的方法によって確認されているわけではないのです。そのような考えかたが，なし崩し的に正しいとされて今日に至ったというのが，実情に近いところでしょう[註1]。したがって，このように不確実な仮説を基盤にして作りあげられたＰＴＳＤ理論には，出発点からして，大きな問題が内包されていたと言わざるをえません。

　加えて，ＰＴＳＤ理論には，原因となるストレスが，多くの場合，症状発生の時点よりもかなり昔にあることにされているという問題もあります。昔の"トラウマ"が原因となって，ある時点で突然に心身の症状が出るというわけですが，その"トラウマ"と症状との間に，かなりの時間差を超えて因果関係が存在することは，どうすれば証明できるのでしょうか。

　ストレス理論にしても，ＰＴＳＤ理論にしても，環境の有害な要因が――あるいは，それによって生じた過去の"心の傷"が，後年になって――心身の異常を引き起こすという，きわめて常識的な考えかたが基盤になっているので，一般の人たちにも専門家にも，かなりの説得力を持っています。その説明を聞けば，ほとんどの人が疑念を抱くことなく納得してしまうでしょう。

　それに対して私は，長年の心理療法の経験をもとに，〈**幸福否定**〉という，きわめて非常識な考えかたに辿り着き，既に25年もの間，連日のよう

［註1］この問題については，拙著『隠された心の力――唯物論という幻想』（春秋社）第3章で詳細に検討しています。また，セリエのストレス理論に対しては，ストレス研究者・林峻一郎による批判（林，1993年）があります。

第1章　PTSD理論の根本的問題点

に，その妥当性を検討し続けてきました。当初，この考えかたは，心因性疾患の原因論にすぎなかったのですが，その後，次第に人間全般の行動を説明する概念にまで拡張されています。そして，その妥当性については，それがとてつもなく非常識な概念であるにもかかわらず，疑念が増すどころか，ますます確信を深めて今日に至っているのですが，この考えかたは，ストレス理論やPTSD理論と真っ向から対立するのです。

　幸福否定という考えかたについては，これまでにも何度か詳しく説明しています（笠原，1999年；2004年a，b；2005年；2010年）。とはいえ，この概念をご存じの方はほとんどいないはずです。したがって，まずその解説をしなければならないのですが，本書はそのための場ではないので，ここでは，本書をお読みいただくために必要最小限の説明をしておきます。

幸福否定とは何か

　幸福否定とは，自ら望む幸福感が意識に昇るのを避けようとする，無意識的な強い意志のことです。この意志は，育てられかたなどの環境的要因とは無関係に，本来的に人間全般に内在するもののようで，人間という存在のさまざまな側面を，特にその重要な側面を自在に操っていると，私は考えています。わかりやすい比喩を使って表現すれば，聖書に登場する悪魔サタンのような，きわめて強い力を持った存在が，生まれながらにして，ほとんど意識されることなく，各人の心の奥底に潜んでおり，黒幕のようにして絶えずその力を行使しているということです。常識的に考えれば，そのようなことはありえないでしょう。しかしながら，1980年代半ばに，確たる証拠に基づいてこの着想を得てから，主として心理療法の中で，その裏づけになる証拠を，日々着々と積み重ねてきたので，この考えかたの妥当性は，私の中では，ますます確固たるものになっています。とはいえ，その一方では，こうした考えかたに，いわゆる説得力がないことも十二分に承知しています。

　この考えかたに妥当性があることを教えてくれる，ほとんどの人たちが経験的に承知している実例をあげるとすれば，ひとつにはそれは，人間全般が，いわゆる怠惰な性癖を根強く持っていることです。締め切りまぎわにならないと，どうしても重い腰があげられないという"悪癖"は，時代や場所を問

わず，多かれ少なかれ，ほとんどの人たちに見られるはずです。かくもたくさんの人々が，生涯にわたってこの悪しき性癖に苦しめられるわけですが，それを乗り越えるのはきわめて困難です。

　たとえば，締め切りまでにまだ・時・間・の・余・裕・が・あ・る・段・階・で，その課題に積極的にとり組もうとすると，どういうことになるか。その経験がある人にはよくわかるでしょうが，それこそ，さまざまな誘惑に苦しめられるのです。まず，その課題にとり組もうとすると，机に座るなど，その位置に着くまでが大変です。自分に繰り返し言い聞かせるなどした末，ようやくその課題にとりかかる覚悟を決めたとしても，今度は，まさに"悪魔の誘惑"に駆られます。テレビやビデオを見たくなったり，ゲームをしたくなったり，関係のない本や雑誌を読みたくなったり，何かを飲み食いしたくなったり，誰かに電話をかけたくなったり，横になりたくなったりするわけです。かくして，自分の体が，自分の望んでいるはずの方向とは正反対の動きをしてしまうわけですが，にもかかわらず，それを押しとどめるのがきわめて難しいのです。

　その誘惑を何とかこらえて，むりやり課題にとり組もうとすると，今度は，頭痛や下痢や脱力やアレルギー様反応などの身体症状が，・一・瞬・の・う・ち・に・起こるかもしれませんし，あくびが続けざまに出たり，急に強い眠気が襲ってきたりするかもしれません。ほとんどの人たちは，そのような〈**反応**〉が出る前に努力を放棄してしまうはずです。しかし，それでも強行しようとすると，反応はもっと強くなります。強烈な偏頭痛に襲われたり，身動きがとれないほど脱力感が強くなったり，いつのまにか眠り込んでしまったりするのです。これらは，いわゆる心身症の症状と質的に同じものです。しかし，その努力をやめれば，こうした症状は・た・ち・ど・こ・ろ・に・薄れるか消えるかします。

　そのため，時間のある時に，それを有効に使うのが難しい人たちはたくさんいるわけですが，そのような人たちは，時間があり余ると，楽しみを求めて娯楽を中心とする"時間つぶし"にふけるか，さもなければひたすら"惰眠"をむさぼることになります。イギリスの著名な哲学者バートランド・ラッセルは，「無為礼讃」という，余暇に関するエッセイの中で，余暇は教育によって有意義に使えるようになると述べています（Russel, 1935, p. 23）。そういう側面があるのは事実だとしても，ことはそう簡単ではありません。

第1章　PTSD理論の根本的問題点

　実際に,「余暇の時間が長ければ,その分だけ余暇を楽しみ,それを創造的,建設的に利用するのが難しくなる」ものであり,「精神分析の最終目標のひとつは,余暇に対する個人の恐怖心を克服させることにある」(Martin, 1951, pp. 45 & 48) と述べる専門家もいるほどです。さらには,時間を有効に使おうとしたり,くつろごうとしたりすると (Heide & Borkovec, 1984),種々の心因性症状を一過性に起こす人たちがいることも,昔から観察されています。

　このような症状は,要するに,自分が前向きに時間を使おうとするのを止める形で起こります。行動についても,考えかたについても,自分がうしろ向きになるように強引に仕向けるわけで,その逆はありません。この強力な意志は,まさに悪魔サタンによるもののように見えます。そして,これが幸福否定のひとつの現われなのです。この場合の心身症状は,ストレスという,外部からの刺激に耐え切れなくなった心身が,不調を起こした結果として出るのではありません。自分の意識を幸福から遠ざける手段として,自らの心の奥底に潜む悪魔たる〈内心〉が,症状を出したり引っ込めたりすることを通じて,自らの意識を自在にコントロールし,有無を言わさず自分をうしろ向きにさせようとするということです。私の考えでは,心身症状は一般に,このような仕組みで出現,消失します。症状の出現と消失の双方がコントロールされているのです。ただし,意識は完全に蚊帳の外に置かれていますから,意識がそれに気づくことは,絶対にと言ってよいほどありません。

　ストレス理論やPTSD理論では,心身症状の原因は外部にあり,それによって機械的に症状が出現すると考えますが,幸福否定という考えかたでは,そうした症状は,各人の心に潜む内心が,自分が既に幸福な状態にあったり,自分に幸福が到来しそうになったりした時に,その意識化や行動を阻止し,その幸福心が自らの意識に浮上しないようにする手段として,その強力な力を使って心身を自在にコントロールした結果ということになります。

　したがって,ストレス理論やPTSD理論とは,その人間観が根本から異なります。ストレス理論やPTSD理論では,人間をストレスに弱い機械的存在と考えますが,幸福否定という考えかたでは,それとは逆に,人間を強靱な意志と高度の能力を併せ持つ自発的存在と考えざるをえなくなります。また,〈意識〉に対する見かたも,ストレス理論やPTSD理論ばかりか,こ

れまでほとんど疑われたことのない大前提とも相容れないものになります。

　ストレス理論を含め、事実上すべての心理学的、哲学的理論では、意識を基点にしてものごとを考えますが、幸福否定の枠組みでは、意識を、内心にほぼ完全に操られている存在と考えます。人間の明瞭な意識は、進化史の脈絡に位置づけて考えればすぐにわかるように、まだ浮上してまもないため、多少なりとも不完全な状態にあるはずです。それに対して、内心という、なぜか人間にあまねく存在する強力な意志が、心身を自在にコントロールして、否定的な状態や症状を意識に突きつけ、それによってなぜか意識を幸福から遠ざけるべく誘導するということですから、すべてではないにしても意識は、内心によって否定的な方向にコントロールされる対象ということになるわけです。そのため、私の考えでは、意識はものごとを——特に、人間の本質を——考えるための基点にはなりにくいことになります。その結果、ここにさまざまな限界が生まれます。多種多様な心理学理論や哲学が存在することも、その必然的帰結ということになるでしょう。

　このように、幸福否定という考えかたをとる限り、それと真っ向から対立する心因性疾患のストレス理論やそれを基盤とするＰＴＳＤ理論を、どうしても避けて通ることはできないわけです。その第一段階として本章では、ＰＴＳＤ理論が根本的に抱える問題点を明らかにすることにします。

　ＰＴＳＤという概念の歴史的背景
　ＰＴＳＤという考えかたは、周知のように、ベトナムから帰還したアメリカ兵たちに見られる奇妙な症状や問題行動が世間の耳目を集めたことから、専門家の間で注目されるようになり、今や世界中の精神科やその近接領域でバイブルとなっているＤＳＭ（アメリカ精神医学協会の策定になる精神科診断マニュアル）に、その第3版（1980年刊行のＤＳＭ－Ⅲ。巻末の付録1参照）から収録されるようになった概念です。

　しかし、歴史を振り返れば、同じような症状は、ベトナム戦争以前から観察されていたことがわかります。たとえば、ヴィクトール・フランクルの記念碑的著作である『夜と霧』には、強制収容所から解放された人たちにも、同じような症状が観察されたことが記されています（フランクル、2002年、

152-157ページ)。そして，そのような症状(強制収容所解放症候群)については，既にいくつかの研究が行なわれているのです(たとえば，小木，1965年，324-333ページ；1974年，269-278ページに再掲)。同種の症状の存在は，それ以前にも知られていました。19世紀のイギリスには，鉄道事故に遭った人たちが後年になって起こすとされた"鉄道脊椎症 railway spine"(ヤング，2001年，4-12ページ；Harrington, 2003)と呼ばれる疾患がありましたし，第一次世界大戦時には，塹壕戦を経験した兵士に，戦争神経症として有名な"砲弾ショック"と呼ばれる症状が観察されていたのです(カーディナー，2004年，1ページ；Brown, 1918; Marr, 1919)。これらは，現代の考えかたからすれば，まさしくPTSDということになるでしょう。

この概念の臨床側からの中心的主唱者のひとりであるアメリカの精神科医ジュディス・ハーマンは，主著『心的外傷と回復』の中で，[註2]同書は「レイプ後生存者と戦闘参加帰還兵との間に，被殴打女性と政治犯との間に，さらには，民族を支配する暴君が生み出す巨大な強制収容所群の生存者と，自らの家庭を支配する暴君が生み出す秘密の小強制収容所の生存者との間に，それぞれ存在する共通点について書かれた本である」(Herman, 1997, p. 3; 邦訳書, xivページ)と述べています。この仮説の特徴は，このように，それまで別個の原因が想定されてきたさまざまな症状群を，統一的な心理的原因によって説明しようとするところにあります。精神障害を，是が非でも脳の機能障害として説明しようとする昨今の風潮の中で，そうした心意気はおおいに評価すべきですが，問題は，はたしてこの考えかたにしっかりした科学的根拠があるかどうかです。

"加害者"と"被害者"

PTSD理論では，ストレスを受けてから何ヵ月か，場合によっては何年か経ってから初めて出現する症状や行動異常であっても，一定の基準を満

[註2] 残念ながらこの著書の邦訳には，少々問題のあることが判明したため，引用に際しては，あえて原著から拙訳することにしました。なお，参考までに邦訳書の当該ページも付記しておきます。

たしさえすれば，かつて受けたストレス（あるいは，それによる"トラウマ"）が原因で起こったものと考えます（こうした考えかたが内包する問題点については，後ほど検討します）。その基準に当てはまる（ように見える）だけでよいのなら，この考えかたは，いくらでも拡大解釈が可能です。そのためPTSD理論は，根拠なき万能理論にまで拡張される危険性を常にはらんでいます。もちろん，根拠があって拡張するのならよいのでしょうが，そのためには，そこに政治的根拠ではなく，科学的根拠がなければなりません。正確に言えば，そこに政治的側面があってもかまわないのですが，それとは別に，科学的根拠が必要だということです。

　ところで，虐待と言えるほどのものが実際にはなかったにもかかわらず，親に虐待されたためつらい思いをし続けなければならなかった，と主張する人たちが少なからずいることは，疑いようのない事実です。境界例の治療を45年以上続けて先頃亡くなった精神科医・下坂幸三は，少々違う角度からですが，この点について次のように述べています。「静的な表現ながら，患者は被害者的加害者であり，両親は加害者的被害者である。この役割は発症後に限らない」（下坂，1998年，337ページ）。このことは，両者を同時に面接すると（親が黙っていてすら）比較的簡単にわかるものですが，PTSDの多くの専門家のように，最初から無条件に"被害者"たる子どもの側に立ってしまうと，"加害者"であるはずの親から子どもを守ろうとするあまり，現実が見えなくなる可能性が高そうです。

　この問題に関連して，虐待と，その後に起こる症状との因果関係について厳密に検討した，トロント大学の科学哲学者イアン・ハッキングも，「幼児期の虐待が成人期の機能障害の原因になるとする主張は，ひとつの知識というより，信仰という行為にはるかに近い」（ハッキング，1998年，65ページ）と明確に指摘しています。

　これまで私が扱った事例の中には，実際の虐待そのものが，PTSDとされる症状の原因になっていた例は，事実上存在しません。虐待という出来事が心理的原因に関係していた例は稀にありますが，その場合でも，それに対して抵抗（すなわち，正当な自己主張を）しなかったなど，何らかの形で**当事者の責任**が関係していました。幸福への道をあえて避けた，あるいは不幸へ

第1章　PTSD理論の根本的問題点

の道を自ら選択したという点で，ここに，幸福否定という心の動きが関係しているということです（この点については，後ほど説明します）。

　いずれにせよ，ここまで決定的な対立があるとなると，双方が，相異なる仕組みで起こる，全く別種の症状群を，それぞれ排他的に扱っているとでも考えない限り，PTSD理論と幸福否定という考えかたの，どちらかがまちがっているのは明らかです。

　ところで，PTSDの専門家の中にも，子どもの側の主張をそのままうのみにはできないことを認める人たちがいます。この問題について，ある精神科医は，「物事は，できることなら単純に考えるのがいい。人々を悩ませる疑惑の多くは，第三者から見ると，率直な話し合いの欠落から生じている」（斎藤，1999年，337ページ）と述べています。これは，話し合ってみればすぐに誤解だったことに気づくのに，話し合うことのないまま子どもの側が疑惑を持ち続け，その結果として親をうらみ続ける場合が多い，という意味です。ただし，これまでの私の経験では，単なる話し合いで問題が根本から解消した例はありません。そして，先述の反応という客観的指標を使って事実関係を突き合わせると，子どもの側が主張している点に関する限り，ほとんどは親の側に分があることがわかっています。

　もちろん，親の側にも問題がないわけではありません。それどころか，きわめて深刻な問題を抱えている親もあります。しかし，幸福否定という考えかたからすると，問題はそれぞれが自らの幸福を否定するところにあるのであって，親の問題は親自身の，子どもの問題は子ども自身の問題であり，意識とは裏腹に，双方の間に直接の因果関係はないということです。

　子どもの側には，第三者的に見れば些細な問題を繰り返しあげつらい，「一生うらんでやる」とか「何倍にもして返してやる」などといった過激な発言が目立ちます。そして現実にも，親が困りそうな難題を次々と――場合によっては30代，40代になってすら――突きつける子どもも少なくありません。子どもといっても，ある程度の年齢であれば，当事者自身にも子どもがいる場合が多いわけです。そのような場合には，自分の親に対しては一方的にうらみをぶつけますが，自分の子どもからは一方的にうらまれるという，奇妙な立場に置かれることになります。

加害者と被害者の"トラウマ"

　ＰＴＳＤの研究者の中には，虐待と，それによって起こるとされる症状や行動異常との因果関係について，少々及び腰的に聞こえる発言をする人たちもいます。たとえばある精神科医は次のように述べています。

　　　精神科治療においては患者の「心的事実」が重要である。それが事実かどうか，証拠があるかどうかを証明する必要はないし，証明しようとすれば多くの場合，治療の妨げになる。一方，法的手続きは，因果関係をはっきりさせようとし，動機をはっきりさせようとし，証拠をはっきり示そうとする。これは，精神科臨床とは相容れない流れである。(宮地, 2005 年, 214 ページ)

　この場合，法的手続きのように，ことの善悪を判断するために事実関係を「証明」する必要がないのは確かでしょう。とはいえ，だからといって，客観的事実を無視してよいことにはなりません。客観的事実よりも"心的事実"のほうが重要だと言うのなら，虐待と症状との間に真の因果関係がなくてもかまわないことになります。そうすると，虐待されたという患者側の主張をそのままうのみにするだけであり，虐待という問題をとりあげる理由がわからなくなってしまうのではないでしょうか。このような姿勢に対しては，ふたりの精神科医が，「そのとおりにまるまる承認していくなら盲信のすすめというほかはなく，それは心理療法とは言えない」(下坂, 1998 年, 335 ページ)，「病者に対する『やさしさ』や病者の要求に対していいなりになることが精神医療なら，精神医学も精神科医も不要である」(野田, 2002 年, 185 ページ) と厳しく批判しています。

事実を明らかにすることの重み

　私の経験では，事実を明らかにすることが治療の妨げになった例は，これまで一例もありません。逆に，事実を明らかにすることこそ，真の意味での治療になるのです。そのことは，むしろ悪質な死傷事故や凶悪犯罪の遺族の事例を見るとはっきりします。遺族たちの多くは，強い悲しみ (Rynearson, 1984) や憎しみに駆られながらも，「自分の家族がなぜ被害にあったのかを

第 1 章　PTSD理論の根本的問題点

知りたい」として，事実を徹底的に追求しようとします。次に，それを具体的に教えてくれる事例を，一般にも知られている中からふたつ紹介します。

　ひとつは，東名高速道路用賀料金所付近で，泥酔運転の大型トラックに追突されて車が炎上し，後部座席に同乗していた幼いふたりの娘を目の前で失った井上郁美さんの事例です。助手席に乗っていた夫も，大やけどを負って長期の入院を余儀なくされました。なお当時，井上さんは，第三子を妊娠中でした。少々長いですが，非常に重要な証言なのでそのまま引用します。

　　子供たちがどのような状態で亡くなったのか，なぜ突然，炎に焼かれて，死ななければならなかったのか。いったい，この事故はどうして起きたのか。誰のせいなのか。嘆き悲しむにも，そのような基本的な事実さえわからないと，誰に対して怒りをぶつければ良いのかさえ判断できず，泣くに泣けなかったのです。でも，意外とそのような心情が理解されなくて，被害者は加害者と接触しな〔け〕ればこれ以上傷つくこともない，身内や病院関係者に保護されていれば良い，と思われたりします。
　　私もなかなか真実が何なのかがわからず，大変悩み，苦しみました。手がかりが少しでもほしいと思っている事故直後の時期に，みんなお腹の子供のことばかり気にして，加害者の会社の人には会わないほうが良い，と判断されてしまいました。直ちに後悔しました。〔中略〕事故の翌日に私のしなかったことで，その後まことに悔やまれてならないことのもう一つが，子供たちの遺体を，直接自分の目で確認しに行かなかったことでした。代わりに確認に行ってくれた親に，遺体の状況を尋ねると，白い布で全身を包まれていたとのことでした。〔中略〕
　　後日，告別式が終わり，火葬場で子供たちの遺体が荼毘に付され，その遺骨の収容に当たった時に，みなさんは驚かれるかもしれませんが，私は，初めてある種の安堵感を覚えたのです。〔中略〕
　　なかなかみなさんにはわかってもらえなかったようですが，女性でも，たとえ妊婦でも，自分の子供の遺体を確認する，加害者に会うというのは，なるべく自分でやるべきだと思います。女性は取り乱すだろうからとか，ショックを受けるだろうから，と気を遣ってくださる方が多いか

加害者と被害者の"トラウマ"

もしれませんが,それは誤った思いやりだと思います。取り乱すのはちっとも悪いことではなく,取り乱す機会さえ与えてもらえないほうが,よほど〔当事者自身を〕苦しめるのだと思います。

　被害者は,真実を知らなければ次の段階に進めません。けれども周囲は隠そうとします。教えないのが親切だと思い込まれる方が多いようです。(井上,2000 年,177-180 ページ。傍点＝引用者)

　もちろん個人差はありますが,遺族には,それがどれほど悲惨なものであっても,事実を知りたいという,自然な強い願望があるものです。それは,井上さんも明言している通り,先に進むためには,事実を知ることが必要不可欠だからです。実際にその立場に置かれてみれば,誰でもよくわかることなのに,同情心や常識的指針にとらわれるあまり,奇妙な気遣いばかりしている周囲には,そのことが全くわからなくなっているのです。

　もうひとつは,1980 年 3 月,長野県東筑摩郡の生坂（いくさか）ダムで起こった事件で,加害者の勝手な思い込みから,残忍な方法で長男を殺害された小山はつ恵さんの事例です。小山さんは,当時 21 歳の長男を殺害した犯人を,その正体が不明なまま,それまで 23 年間も —— 事件が時効を過ぎた後も —— うらみ続けてきました。うらみには,正当なうらみと逆うらみという完全に異質な 2 種類がありますが[註3],これは,言うまでもなく正当なうらみです。

　警察は,その事件を自殺として処理していました。ですから,警察によるその後の捜査はなかったのです。そこに,良心の呵責に駆られたらしき真犯人から,殺害を自白する手紙が警察に届きます。ところが,なぜか警察は,その事実を 3 年間も小山さんに知らせず放置していたのです。そのことを知らない小山さんは,その 3 年も含めて,事件後 23 年もの間,自力で捜査活動を続けてきたのでした。その間には,夫の自殺という悲劇もありました。

　地元の警察署からの突然の電話で,別の罪で服役している犯人が名乗り出

[註3] ほとんどの専門家は,このふたつを区別しようとしませんが,この区別はきわめて重要です。この問題に関心のある方は,拙著『なぜあの人は懲りないのか・困らないのか』(春秋社)第 7 章をご覧ください。

第1章　PTSD理論の根本的問題点

たことを知らされた小山さんは，既に法的な罪を問えなくなっているその加害者に，殺害の状況を聞くため刑務所で面会します。通常はそのような面会は許されないそうですが，警察側に失態があったためか，特別に面会が許可されたのでした。

面会室で顔を合わせた時，小山さんは，事件について正直に話してくれたことで，何とその殺害犯に向かって，「打ち明けてくれてありがとう」と，心底から素直にお礼を言ったのです。それまで犯人を決して許すまいと心に決めていた，小山さんの長女（被害者の妹）も，同じような心境になったそうです（小山，2004年，115，192ページ）。この加害者は，平身低頭するわけでもなく，ただぶっきらぼうに殺害の模様を語っただけですが，小山さんの質問に対しては，事実を包み隠すことなく正直に答えました。

薬物による妄想から，自分が覚醒剤中毒であることを察知されたのではないかと思い込んだ加害者が，何の罪もない，通りすがりの息子を残忍な方法で殺害したことが明らかになったにもかかわらず，小山さんは，その殺害犯に感謝したばかりか，面会終了まぎわには，「寒くなりますから，お体に気をつけてくださいね」などと，いたわりの言葉までかけています。それに対して，その殺害犯は，「どうもすいませんでした」と，謝罪にもならない言葉を返しただけでした（同書，120ページ）。

小山さんは，息子に何の非もなかったことを殺害犯から聞き出して，心から安心したというのです。非が全面的に犯人の側にあることを知れば，それによって，「何の罪もない息子を勝手な思い込みのために，あっさり殺した」として憎しみが増すはずだと考えるのが常識というものですが，それとは逆に小山さんは，息子が悪かったためではないことを知らされて，心から安堵したわけです。癒しというものがあるとすれば，これこそが本当の意味での癒しでしょう。

この，生死を超越した心の動きは，逆うらみの場合とは正反対です。ふしぎなことに，これは，人間に普遍的に見られる心の動きのように思います。[註4]

[註4] この問題に関心のある方は，拙著『幸福否定の構造』（春秋社）第7章をご覧ください。これは，修復的司法という考えかた（ゼア，2003年）にも通じています。

加害者と被害者の"トラウマ"

　心の専門家や法曹関係者は，同情心や世間の暗黙の要請などからひたすら被害者に味方するのではなく，被害者やその遺族の，復讐心を超えたこのような心の動きをこそ，まず真剣に研究すべきでしょう。そうすれば，加害者の反省という，犯罪の場合ばかりでなく人類全体にとっても最重要の課題のひとつについて，その本質がどこにあるかが，はっきりとわかるはずです。

　先ほどの精神科医の引用文に話を戻すと，事実を明らかにしようとすることが「治療の妨げ」になるというのであれば，おそらくそれは，これまで使われてきた方法論に問題があるのであって，従来的な"共感"や"受容"という"共同幻想"にひびが入るという意味でしょう。腫れものにさわるかのように，ただただ患者の側につこうとして遠慮した関係を保ち続けようとする限り，真の意味での治療はできないように思います。少なくとも，それによって当事者自身の反省を促すことはないので，本人の（人格の）成長につながらないことは明らかです。

　また，その一方でこの精神科医は，次のような発言もしています。

　　たとえば，境界性人格障害と診断された人たちにトラウマ体験が多いことが研究で明らかにされているが，トラウマに焦点をおくことで，症状の回復，つまり人格「障害」の改善や消失が起こることは少なくない。これはただ病因に遡るのが有効だというだけでなく，人格障害という言葉に含まれる偏見や侮蔑，「治らない」という悲観的な見方から離れ，「トラウマを生き延びた者」として患者に敬意をもって医療者側が接することにも起因しているように思う。（宮地，2005 年，227 ページ）

　「病因に遡る」という表現が，具体的に何を指しているのか，いまひとつはっきりしませんが，この文章は，先に引用した「心的事実」をそのままの形で受け入れることにとどまるのではなく，事実として何があったのかを直視する必要性があることも含んだ発言のように受けとれます。そうであれば，先の発言と矛盾してしまうように感じられますが，どうなのでしょうか。ちなみに，ジュディス・ハーマンは，自著の中で，「心理療法の基本的前提になるのは，事実を話すことが回復させる力を持っているとする確信であ

第1章　ＰＴＳＤ理論の根本的問題点

る」(Herman, 1997, p. 181；邦訳書，283ページ) とはっきり述べています。この場合の「事実」がどこまでのことを指しているのかはともかくとして，このように明言することができるのは，ハーマン自身がこうした経過を辿った事例をいくつか経験しているためなのでしょう。

ＰＴＳＤ理論の弱点

　先述のように，ＰＴＳＤ理論の大きな問題は，その原因を，過去の事故や事件によるショック体験と断定的に考えることです。そうした出来事の直後に起こる，悲しみや落ち込み，食欲不振をはじめとする**正常反応**の場合には，確かにそうした衝撃的体験を，その原因と考えてよいでしょう。これは，肉親の死や自然災害に遭った経験があるか否かを問わず，誰であれ承知していることです。だからといって，ＰＴＳＤと呼ばれる病的症状も，そうした心理的，身体的な打撃によって起こると断定してよいことにはなりません。正常反応が強まると自動的に病的反応に移行，発展するわけではなく，病的反応は，全く別種の――つまり，幸福否定などの――原因や仕組みによって起こるのかもしれないからです。

　現在，事実上の世界標準になっているDSM-IVには，ＰＴＳＤと診断するための条件が列挙されています。それによると，ＰＴＳＤという診断を下すためには，3種類の症状群が1ヵ月以上続いて観察される必要があります。当該のストレスを受けてから4週間以内に発症し，その4週間のうちに治まるものは，急性ストレス障害と呼ばれ，ＰＴＳＤとは区別されます。発症の時点という側面から見ると，ＰＴＳＤと診断される症状の経過には，2種類のパターンがあることになります。

1　その原因となるストレスの直後から症状が間断なく続くもの
2　その原因となるストレスがあってしばらくしてから初めて症状が出現するもの

　アメリカでは，ベトナム戦争の帰還兵が示した，奇妙な自傷的，自滅的症状群（たとえば，シェイタン，1984年；ニース，1984年；Hendin & Haas, 1984,

17

pp. 133-99）がきっかけとなってＰＴＳＤという概念が生まれ，急速に知られるようになったわけですが，それが世間の注目を集めるようになり，ＤＳＭに取りあげられるに至ったのは，ストレスを受けてしばらく経ってから表面化する，深刻な後遺症のように見えた（ホロヴィッツ他，1984年）ためでしょう。そうした歴史的経緯から判断すると，ＰＴＳＤという疾患概念では，上の第１項よりも第２項のほうに重点が置かれているはずです。

しかしながら，ＰＴＳＤの原因が，他の心因性疾患の原因と根本的に異質なものでもない限り，第２項のように，ストレスを受けてから時間を置いて初めて症状が出現するものは，そのストレス（すなわち"トラウマ"）そのものとは別の原因によって起こったと考えたほうがよさそうです。その理由はふたつあります。

ひとつは，その原因とされる"トラウマ"と，その結果として起こった症状との間に真の因果関係があることを裏づける証拠は，両者が内容的に類似しているように見えることと，当事者自身や当事者の証言を聞いた専門家がそのように断定することを除けば，事実上存在しないことです。ＰＴＳＤ問題の本質にもかかわる，このきわめて重要な点については，次章であらためて検討することにします。

もうひとつの理由は，その"トラウマ"が原因だと決めつけても，それが治療とは直接に結びつかないことです。また，仮にその"トラウマを解消"させることで症状が薄れたり消えたりしたとしても，それによってその原因論が正しいことの証明になるわけではありません。これは，心理療法研究という（わが国ではその存在すらほとんど知られていない）分野では，既によく知られている事実です。また，特に向精神薬を治療の中心に据えている精神医療では，ストレスや"トラウマ"を原因としてもしなくても，事実上，何も変わらないという現状があります。

［註５］わかりやすい実例をあげると，"前世"で溺死したことを"思い出す"ことで，それまであった水恐怖症が消えたとしても，"前世"で起こったとされるその出来事が本当にあったことの証明になるわけではないのと同じです。この問題に関心のある方は，拙著『隠された心の力』（春秋社）第４章をごらんください。

第1章　PTSD理論の根本的問題点

　では，第1項のように，症状がストレスを受けた直後から起こったことがはっきり確認されている場合はどうなのでしょうか。しかし，そのことから言えるのは，「両者の間には時間的な近接がある」ということ以上のものではなく，その間に因果関係のあることが，それによって証明されるわけではありません。にもかかわらず，何のためらいもなく因果関係があることにされてしまうのは，心理的原因はストレス（のような悪い要因）以外にありえないという思い込みが，暗黙の前提として存在するためです。

　これまでの私の経験では，PTSDをとりあえず別にすると，心因性疾患一般の原因には，原因と症状との時間的近接という条件の他にも，症状が出た時点で既に，原因に関係した出来事の記憶が消えていることなど，いくつかの明確な条件が必要です（笠原，2004年a，152-163ページ；2010年，110ページ）。そのような意味で，"トラウマ"と後年のPTSD発症との因果関係が（推定ではなく）確定された事例が，私がこれまで目を通した資料には，事実上存在しませんでした。

　人間の心は，それほど単純なものでもなければ，弱いものでもありません。また，大災害や大惨事の後には，多くの場合，長期にわたって避難生活を余儀なくされることに加えて，平時にはほとんど遭遇することのないさまざまな体験が，必然的に続発するものです。したがって，原因の特定にあたっては，そうした多種多様の要因も考慮しなければなりません。幸福否定という考えかたからすれば，大災害や大惨事に関係するものとしては，たとえば次のような肯定的要因が，そうした症状の原因の候補になるわけです。

- 大災害や大惨事に遭遇したり，肉親の死に直面したりしたにもかかわらず，それを切り抜ける精神力や体力が自分にあることが自覚された
- 自分や家族が生き残ったことに対して，強い喜びが湧き上がった
- 家族の愛情の強さがあらためて感じられた
- 友人や知人が自分のことを心から心配してくれていることが，身にしみてわかった
- 他者との間に強い共感を抱くことができた
- 本当の意味で大切なものに気づかされた

加害者と被害者の"トラウマ"

- 人間の真の強さを実感として認めざるをえなかった

　以上の他にも，行方が知れなかった家族の無事が確認された，心待ちにしていた水道や電気やガスといったライフラインが復旧した，さらには，長引く避難生活で時間があり余るなど，さまざまな要因が考えられるはずです。現在の心理的原因論では，こうした要因が考慮されるはずもありませんが，幸福否定という考えかたからすれば，これらの要因こそ，心理的原因に関係している可能性が高いのです。したがって，PTSD理論が正しいとするためには，これらの要因を，確たる証拠に基づいて却下しなければなりません。
　以上の検討からもわかるように，PTSD理論には，悪いことが原因に決まっているという常識以外に，その正当性を裏づけるものが存在しないのが実情です。ところが人間は，先ほど紹介したように，凶悪事件の被害者の遺族を筆頭にして，真の意味での危機や脅威に対しては，PTSD理論が想定しているものとは全く違う反応をすることが多いのです。

生命の危機に直面した時の人間の反応

　アメリカ心理学の祖と言われるウィリアム・ジェームズは，それまでアメリカの東海岸でしか暮らしたことがなかったため，地震というものを知識でしか知りませんでした。ところが，1906年春に，西海岸のスタンフォード大学で教えるため仮住まいしていた宿舎で，サンフランシスコをほとんど壊滅状態に陥れた大地震を，家族とともに経験するのです。宿舎の煙突はすべて倒壊し，居室は崩れ落ちたレンガで足の踏み場もないほどの状態になりました。その時，ジェームズには，恐怖心も嫌悪感も起こらず，「これが地震か！」と，むしろ感動したというのです。後にジェームズは，「地震による若干の心理的影響」というエッセイの中で，ジェームズ特有の言いまわしを使って，次のように述べています。

　　私の場合，感覚と感情が強かったあまり，その現象に心を奪われていた短時間のうちは，思念が入り込む余地はほとんどなく，熟考や意志介入は全く不可能であった。

第1章　ＰＴＳＤ理論の根本的問題点

　その時の感情は，もっぱら歓喜と驚異の念だったのである。歓喜とは，"地震"のような抽象的な観念や用語が，感知しうる現実に置き換えられ，それが事実であることが具体的な形で証明された時に初めて実感できた迫真性に対する心情であり，驚異の念とは，かくも脆弱な小さな木造家屋が，あれほどの激震にもかかわらず，自力で持ちこたえることができたことに対する心情である。私は，わずかにせよ恐怖というものを感じなかった。それは，純然たる歓喜と歓迎の念だったのである。
　(James, 1988, p. 1215)

　ジェームズのこの体験は，当時交流のあったアンリ・ベルクソンも自著に引用しています（ベルクソン，1979年，367–368ページ）。これは，珍しい反応とは言えますが，決して異常な反応ではありません。たとえば，鴨長明も『方丈記』に，自ら体験した大火や天変地異を，人知の及ばない大自然の偉大な力として真摯に認め，ある種の感動をもって描き出していますし，広島の被爆者たちも，次のように，同種の反応をしているのです。

　〔被爆者たちは〕多かれ少なかれ〔中略〕異様な光景にある種の魅力を感じたと考えるべきであろう。蜂谷博士も，原爆の翌日に病院に現われたある男性が，前日に見た異様な光景をこまごまと説明し，しかも，それを何度もくり返した例を指摘している。〔中略〕誰もその話をとめようとするものなどいなかった。それほど皆その恐怖の物語に引きつけられていた。（リフトン，1971年，44ページ。傍点＝引用者）

　これは，被爆当時，広島逓信病院の院長を務めていた蜂谷道彦の著書『ヒロシマ日記』（蜂谷，1955年，16–27ページ）の英語版から，アメリカの精神科医ロバート・リフトンが要約，引用したものです。このうえなく悲惨な出来事に遭遇しても，人間はこうして，いわば生死を超越する，驚くべき行動を示すことが少なくないのです。また，阪神淡路大震災のある体験者も，次のように述べています。

加害者と被害者の"トラウマ"

　目の前が明石海峡ですので，激震時の空や海の表情を，カーテンを開けて観察しておくべきだったと今になっては悔やまれますが，その時は暗闇の中で病人を守ることしか考えられませんでした。(御茶の水女子大学桜蔭会兵庫県支部編，1996年，86ページ)

　このような大震災や被爆などを体験した人たちが書いた記録(たとえば，永井，1949年；蜂谷，1955年)を読んでも，海や山の遭難者たちが書いた記録(たとえば，佐野，1992年；松田，1983年；メスナー，1983年；山野井，2004年)に目を通しても，もっぱらそこに浮かび上がるのは，年齢とは無関係に見られる，きわめて強靭な人間の姿です。多くの場合，負傷しても，前線で負傷した兵士の多くと同じく，ふだんなら当然感じられるはずの痛みもほとんど感じられません。
　戦場で軍医として数多くの負傷兵の治療に当たり，その経験から，後に偽薬効果(笠原，2002年参照)の研究を始めることになるアメリカの麻酔科医ヘンリー・K・ビーチャーは，それらの兵士を対象にした研究で，その裏づけとなるデータを得ています。それによれば，地雷で脚を吹き飛ばされるなどの重傷を負いながらも，痛みを全く感じなかった者が215名中69名(32.1パーセント)，ほとんど感じなかった者が55名(25.6パーセント)もいたのです(Beecher, 1949, pp. 14-17)。両者を合わせると，全体の6割近くになります。そこでは，脆弱な人間という仮の姿はほとんど影を潜め，生死を超越した人間の本性が，一過性に現出しているかのようです。
　超人と呼ばれたイタリア南チロルの著名な登山家ラインホルト・メスナーは，岩場から転落したたくさんの登山家の体験をまとめた著書を出版しています。この著書は，人間が死に直面した時に，"火事場のばか力"的に発揮する体力や精神力が，さらにはそのような状況の中で起こる心の動きが明確に描写されている，唯一とも言える貴重な資料です。その結論としてメスナーは，次のような瞠目すべき報告をしています。既に拙著に引用したことのある文章ですが，きわめて重要なので，ここにあらためて引用しておきます。

　　私自身の調査によると，大なり小なり事故のあった登山者で，その後

第1章　PTSD理論の根本的問題点

山へ行くことを尻込みした人はわずか二・四パーセントである。むろん残りの九七・六パーセントのうち一一パーセントが，事故体験を精神的に克服するまでに長い時間がかかったと告白している。しかし，この一一パーセントがすべて非常に軽い事故だったことを考えると，重い事故よりも軽い事故のほうが精神的外傷が大きく，その体験も，大きい事故の場合より重いと結論していいだろう。〔中略〕

　ショックの強さはこのように致死率を意識するかどうかにかかっており，しかもショックの強さは転落の重さに反比例するのである。死の可能性が大きければ大きいほど，それがわれわれの心性に及ぼす作用は軽い。(メスナー，1983年，97-98ページ。傍点＝引用者)

　このことは，登山家の松田宏也さんや山野井泰史さんが，凍傷で手足の一部を失っても，それにめげることなく，強い熱意を持って登山を再開しているなどの事実を見ればうなずけるはずです。PTSD理論という常識的理論が専門家の手によって生まれ，世界中で確たる地位を占めるに至った理由を解明するためのヒントが，どうやらこのあたりにもありそうです。メスナーは，PTSD理論を否定しようとして，このデータを集めたわけではありません。先入見にとらわれず，客観的な調査をした結果，このように常識とは正反対の結論に自然に導かれたということです。

　また，臨死体験をした人たちの圧倒的多数で，死に対する恐怖心が弱まり，強まった者は事実上いないという事実も，メスナーが導き出した結論の有力な裏づけになるでしょう。それに対して，同じように臨死状態に陥っても，臨死体験をしないまま蘇った人たちの場合には，死に対する恐怖心は変化しないのです（どの調査でもほとんど同じ結果が得られています。たとえば，セイボム，2005年，372ページ参照）。メスナーの言うように，まさに意識が死に直面することこそ重要だということなのかもしれません。

　話を戻すと，ショック体験自体を"PTSD"の原因とするためには，先述のように，その出来事によるストレス以外の要因をすべて排除しなければなりません。にもかかわらず，その点についての検討は，これまで全くなされてきませんでした。常識がその裏打ちにはならないことが明らかになった

今，その点がPTSD理論の大きな欠陥として浮かび上がってきます。

　ここで，PTSD理論を信奉する研究者に要求されるのは，メスナーが指摘するように，そのショック体験の大きさ（意識と死の近接性）とそれによる"心的外傷"の大きさとの関係が，実際にはどうなっているのかをはっきりさせることでしょう。この理論の信奉者たちが主張するように，また常識として護持されてきた通りに，はたして両者は正比例するのでしょうか。それとも，メスナーが調べた，九死に一生を得た登山家たちの場合のように，反比例するのでしょうか。常識やその延長線上にある理論よりも，実際に得られたデータのほうを重視する限り，両者は反比例すると考えざるをえないように思います。

正当な自己主張の難しさ

　これまでは，主として，それらしきストレスが現実に存在することを前提に話を進めてきましたが，PTSDと診断される人たちの場合，私の経験では，相応のストレスらしきものが実際にはないことのほうが圧倒的に多いのです。また，それらしきものがあった場合でも，それを無条件に"ストレス"と決めつけてしまうことに，そもそも疑問があるわけです。これも，PTSD問題を考えるうえできわめて重要な点です。本節では，実際に激烈な虐待を幼時に受けた事例を通して，この問題を検討することにします。

　『"It"と呼ばれた子』という一連の自伝的著作で世界的に知られるようになったデイヴ・ペルザーさんは，「カリフォルニア州で最悪のケースのひとつ」（ペルザー，2003年b，13ページ）と言われたほどひどい虐待を，母親から連日のように受けていました。ペルザーさんが受けた虐待は，PTSDと診断される人たちが主張する幼少期の"トラウマ"とは比較にならないほどひどいものでした。その実例は，枚挙にいとまがないほどですが，代表的なものとしては，8歳の時に起こった次のような出来事があります。しかし，対応を誤れば生命に危険が及ぶおそれがあったため，これがペルザーさんを変身させる，大きなきっかけになったのでした。

　　あの日, あの瞬間, 僕は何も行動を起こそうとしない自分を軽蔑した。

第1章　PTSD理論の根本的問題点

僕は母を止めるために何ひとつしなかった。責められても反論せず，言いたいことも言わず，部屋から逃げようともしなかった。自分を守ろうともせず，ただ一言，「違う」と言って母を思いとどまらせることもしなかった。〔中略〕

「あたしを見なさい！」母はわめいて，僕の目の前に指を突きつけた。「もうずっと，おまえのせいであたしの人生は生き地獄だわ！　お父さんとあたしがけんかするのも，あたしがお酒を飲むのも，こんなに気分が悪いのも，みんなおまえのせいよ！　だから今度はおまえに，地獄がどんなものか見せてやる！」そう言うと，母はガス台に近づいて火をつけた。僕の頭の中で叫び声があがった。逃げろ！　大声で助けを呼べ！　透明人間になるんだ！　とにかくなにかしろ！

けれども，僕は動けなかった。母は僕の右手をぱっとつかんでコンロのほうへ引っぱり，むき出しの腕を炎に突っこんだ。僕は声を限りに叫んだ。〔中略〕

母が握っていた手を離したので，僕は床に倒れこんで腕をなめた。涙に濡れた目で見上げると，母は両手を腰に当てて仁王立ちになっていた。「それじゃ，コンロの上に寝て，"あの子"〔おまえ〕が燃えるところをあたしに見せてちょうだい！」〔中略〕「聞こえたでしょ」母がどなった。「コンロの上に寝て，燃えるところを見せなさい」僕はもう泣くこともできず，体じゅうの力が抜けてゼリーみたいにふにゃふにゃだった。（ペルザー，2003年a，108-109ページ）

いつもなら，そのまま母親の言うなりになっていたのです。ところが，この時は違いました。母親のただならぬ様子を見てとったペルザーさんは，これは「いつものようなゲームじゃない」と思い，強い恐怖に駆られたため，10分後に兄弟が学校から帰ってくるまで，何とかして時間をかせぐことを思いついたのです。

母親は，兄と弟がいるところでは虐待をしないはずです。そのため，いつもなら絶対にしない小さな反抗を次々と重ねることにしたのです。たとえば，許可も得ずに口をきき，いつもなら倒れてから1秒以内で立ち上る

加害者と被害者の"トラウマ"

ことになっているのに，3秒ほどかけてわざとゆっくり立ち上がり，いつもなら母親が殴りやすいように1メートルの距離を置いて立つべきところを，半歩うしろに下がって，母親が一歩踏み出さなければ殴れないように工作したのです。返答する際には，わざとどもって，さらに時間をかせぎましたが，母親は，ペルザーさんが話し終わると，床に倒れるほど殴りつけました。それを何度か繰り返しているうちに，幸いにも兄が5分ほど早く帰宅したのです。それに気づいた母親の顔から，「さっと血の気が引く」のがわかりました。

母親からその場を追い払われたペルザーさんは，服を着ながら，それまで起こった出来事を振り返って考えます。そして，突然，「母さんにお酒を飲ませているのは僕じゃない。父さんと母さんがけんかする原因も，僕のことだけじゃない」という，ごく当然のことに初めて気づかされるのです。

　　　たしかに僕はのろまで，何をするにも時間がかかる。頭も悪いし，なぜかいつも面倒に巻きこまれてしまう。でも，母さんが僕にあんな仕打ちをするのは，僕じゃなくて母さんの責任だ。
　　　母の怒りが僕だけの責任ではないと気づいたとたん，震えるような感覚が足から腕へ走りぬけた。〔中略〕暗がりの中で，僕は右腕を見下ろした。泣いているあいだはすっかり忘れていたけれど，ずきずきと痛みはじめてきたようだ。母さんをだまして時間を稼ぐことに夢中だったから，やけどのことなど考えもしなかった。〔中略〕
　　　支えた腕に息を吹きかけて涼しい風を感じながら，たったひとつのことを実感していた。僕は生きてるんだ！　腕の痛みを感じるのなら，それはつまり死んでいないということだ。死んでいないということは，母さんには僕を殺せなかったということだ。僕は生きている！〔中略〕
　　　自分がなんだか少し大きくなった気がした。僕は自分に言いきかせた。今みたいに母さんをやっつけて生きのびられたんだから，この僕にできないことなんてあるだろうか？
　　　さっきの激しい感情の波で膝がまだ震え，ショックで茫然としそうになりながらも，僕は誓いを立てた。腕を上げると，二の腕に水ぶくれがこすれる感じがした。誰かに聞かれてもかまうものかと思いながら，声

第1章　PTSD理論の根本的問題点

に出して言った。「この先どんなことが起ころうと，僕はなんにでも全力を尽くします。何があっても……この先，僕はぜったい，ぜったい，あきらめません」。(同書，113-115ページ。傍点＝引用者)

　ペルザーさんは，「生まれてはじめて，死ぬか生きるかの瀬戸際に立たされたおかげで」，人生で何が大切なのかに気づかされ，前向きに生きる覚悟を決めたのです（同書，115ページ）。しかしながら，皮肉なことにそれは，母親の凄絶な虐待のたまものだったのです。[註6]

当事者の責任という問題

　ここで，ペルザーさんがそれまで母親に反抗しなかった理由を考えてみましょう。それについて心の専門家は，後述する"虐待の再現"という概念を持ち出して説明しようとするかもしれません。次章であらためて検討しますが，この概念は，そのような自虐的行動に名前をつけただけのものにすぎず，何の説明にもなっていません。そのような受身的な表現よりも，ペルザーさんが言うように，正当な自己主張をしようとしない，という主体的な見かたのほうが，はるかに事実に近いと思います。そうすると，問題は，なぜ正当な自己主張をしようとしないのか，という点に絞られてきます。

　ペルザーさんは，小学校中学年で保護されるまでに，母親に対して十分な主張ができるようにはなりませんでした。それに対して，ほぼ同年の小学4年生の時に，それまで8年間も極度の虐待を繰り返してきた母親に断固たる姿勢を示し，母親の虐待を自力で止めたメアリ・ブリックさんという女性がいます。ブリックさんは，その時まで，母親から週に3回ずつ"治療"

［註6］母親は，虐待の現場を見られたくないはずなのに，なぜかふたりの息子が帰宅する直前に虐待を始めています。これも，この母親の虐待に二面性があったことの有力な裏づけになるでしょう。万が一，ペルザーさんがガス台に乗っていたとしたら，母親は，本当に火をつけて息子の体が「燃えるところを見た」のでしょうか。ローラの事例（ダンブロジオ，2000年）のように，実際にそこまでする母親がいるのは事実ですが，ペルザーさんの母親は，経過から判断する限り，そこまでの虐待はしなかったように思います。

という名目で，信じがたいほどの虐待を受け続けてきたのでした。

　2歳の時から，正看護師の資格を持つ母親からブリックさんが受けてきた虐待は，ペルザーさんをはるかにしのぐものでした。金づちで手足を繰り返し叩かれて骨折させられたり，刃物で切りつけられたり，皮膚に熱湯をかけられて広範に（ある時には，腕の皮膚の4分の3に）火傷を負わされたり，傷口の中に熱湯を注ぎ込まれたり，わざわざ培養した細菌を植えつけられたりして，総計28回の入退院と24回に及ぶ手術，頻回の輸血その他の医学的処置を余儀なくされたのです。そして，入院中にも，本人の看護を任された母親から，同じような虐待を受け続けたのでした（右ページの図参照）。

　ブリックさんは，それまでも母親の暴力から逃げようとしたことはありましたが，「お母さんが怒るのはわたしのせいだ。わたしはいい子じゃなかった。もっとがまんして，お母さんに気に入ってもらうようにしなくちゃ。そうすれば，かわいがってもらえるんだから」と思ってきたのです。しかし，

> ある日の午後，母が"治療"の準備をしていた時，勇気をふるって，これから学校の先生とお医者さんに話しに行くと告げた。どうしてかわからないが，母はそれで手を引いた。〔中略〕虐待はなくなり，私の健康状態は"奇跡的に"改善して行った。それまでの8年間で初めて，完全に両脚を使えるようになった。その後，修復のために何度か手術を受けなければならなかったが，最悪の状態は終わりを告げたのだ。(Bryk & Siegel, 1997, p. 3)

　本例は，わが国でも最近知られるようになってきた"代理ミュンヒハウゼン症候群"の典型例です。これほど重度の事例でも，母親の虐待を止めるには，本人が，断固として拒絶する態度を母親に示すだけで十分だったのです。

　母親の虐待は，今度は7歳下の弟に向けられました。ブリックさんは，家族に事実を知らせようとして，母親による虐待について訴えましたが，姉は耳をふさいで泣き叫ぶばかりで，事実を知ることに恐怖すら示しました。父親も何が起こっているのかを知ろうとせず，本人をうそつき呼ばわりするのみで，母親をかばうことしかしなかったのです。その一方で母親は，自

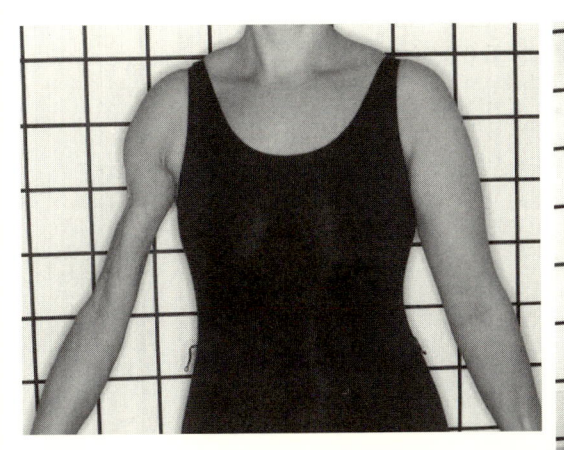

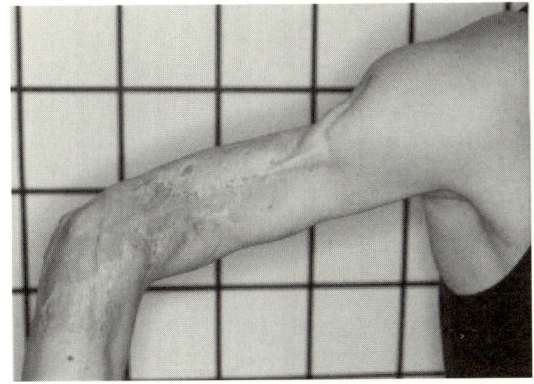

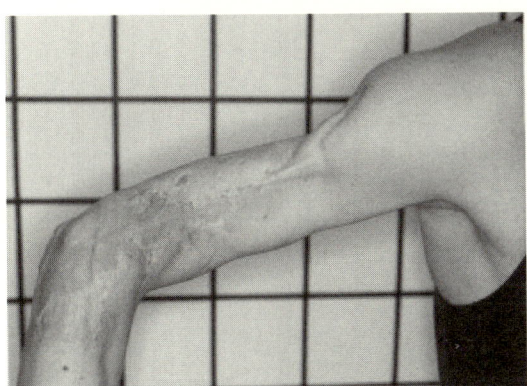

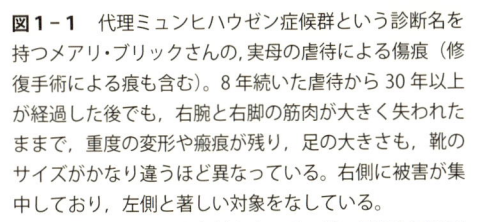

第1章　PTSD理論の根本的問題点

図1-1　代理ミュンヒハウゼン症候群という診断名を持つメアリ・ブリックさんの,実母の虐待による傷痕(修復手術による痕も含む)。8年続いた虐待から30年以上が経過した後でも,右腕と右脚の筋肉が大きく失われたままで,重度の変形や瘢痕が残り,足の大きさも,靴のサイズがかなり違うほど異なっている。右側に被害が集中しており,左側と著しい対象をなしている。

　人を救いたいという気持から,その後,母親と同じ正看護師となり,カトリック系の病院に勤務するようになったブリックさんは,100ページにも及ぶ昔のカルテや看護記録を参照しながら,心理学者と共著で,自らの事例を実名を使って,小児科専門誌に論文という形で発表している。Bryk & Siegel, 1997, pp. 4 & 5 より再掲。Reproduced by permission of Mary A. Bryk.

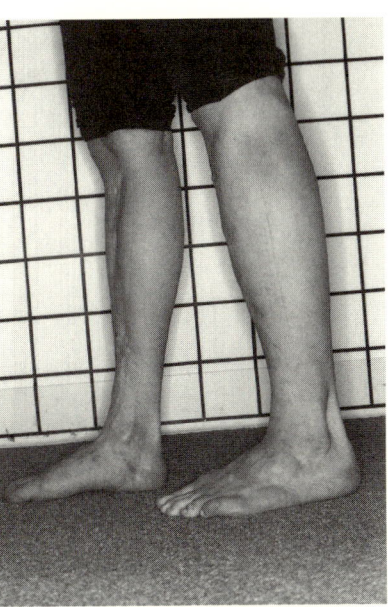

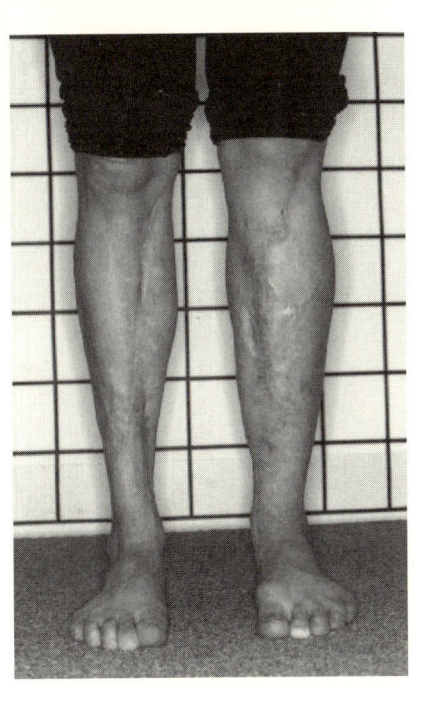

分の体を傷つけて病院を受診するという自虐的行動も繰り返していました。

ブリックさんは，18歳で実家を離れて短大へ進学し，「人を救いたいという強い思いがいつもあったため」(ibid., 1997, p. 6)，母親と同じ看護師になります。その後，同僚の男性と結婚したのですが，子どもたちとの関係を健全なものにしたいと願い，それまで一度も口にしたことのない，自分が受けてきた虐待と向き合うため，次女が生まれる前の，長女がまだ幼かった頃から心理療法を受けるようになります。そして，集団療法にも参加しました。

> 私が受けた虐待に名前があるのがわかったことで，全体像が見えてきた。私のしてきた経験は，グループのメンバーたちとは違うといつも感じていたが，ようやく私は，その理由を理解した。私が経験した，医療技術を利用した虐待は，故意のものであり，計画的に行なわれた行為であったのに対して，他のメンバーたちの経験した虐待は，もっと衝動的で，何かに対する反応的なものだったということだ。そのことがわかってから，私の回復は急速に進んだ。(ibid., 1997, p. 6)

加えて，「私はそれまでにもまして強くなり，真理と愛を基盤に新しい生活を築くことができた」と述べ，やはり事実を知ることが問題の解消に寄与したことを明言しています。しかし，事実に向き合う覚悟を決めてから，この問題を克服するまでに，虐待を受けてきた年月以上の長大な時間を要したのも，また事実なのです (Mary Bryk, personal communication, April 22, 2011)。

話を戻すと，当然と言うべきかジュディス・ハーマンも，被害を受ける側にもそれなりの責任があることを認める発言をしています。ただし，ここでハーマンがとりあげているのは，子どもではなく成人女性です。

> 実際のところ，たいていの人は，時おり不必要な危険を冒す。女性たちはしばしば世間知らずのため，危険を知らないまま，あるいは反抗的な態度で，あと先も考えずに危険を冒す。たいていの女性は，男性が自分たちにとってどれくらい危険な存在であるのかを現実にはわかっておらず，両性間の関係は実際よりも好意的なものだと思いたがる。同様に

第1章　PTSD理論の根本的問題点

　女性は，自分たちが実際よりも自由で社会的地位も高いと思いたいものである。自分たちが自由であるかのようにふるまう時——つまり，服装やしぐさや社交上の主導権について，旧来の制約を守らない時——特にレイプされる危険性が高い。自分たちが自由であるかのようにふるまう女性たちは，「奔放」という言葉で表現される。それは，「束縛されていない」ことばかりでなく，性的に挑発的だということも意味しているのである。(Herman, 1997, p. 69；邦訳書，103 ページ)．

　ハーマンのこの発言からすれば，被害者であっても全面的に被害者とは言えず，当事者自身の責任もかなりの比率を占めることになります。そうすると，仮にその出来事によって，後にPTSDとされる症状が出たとしても，その"ストレス"ないし"トラウマ"がその原因になると断定することはできなくなります。後悔・自責の念など，当事者の責任にまつわる要因がその原因に関係している可能性が，やはり出てくるからです。

被害者の加害者への隷従
　刑務所などで完全な監禁状態に置かれていれば，もちろん逃げ出すことはできませんが，いくらでも逃げるチャンスがありながら，ある期間にわたって，場合によっては数年以上も，逃げ出すそぶりすら見せない人たちがいるという，実にふしぎな現象が知られています（たとえば，佐瀬，1990 年；松田，2009 年）。その多くは少女ですが，ほとんどは，つかまったらひどい目に遭わされるので，あるいは実際にひどい目に遭わされたことがあるので，恐ろしくて逃げられなかったと異口同音に語ります。専門家の圧倒的多数も，そうした主張を擁護するようです。そのような側面があるのはまちがいないにしても，だからといって，その点を強調したところで何の解決にもなりません。いったん監禁されたら，解放されるまで待つしかないと言っているようなものだからです。
　もちろん，いくらでもチャンスがあったのに逃げ出さなかったのは愚かきわまりないではないか，と被害者を責めたところで，やはり何の意味もありません。それに対しては，「でも，恐ろしくて逃げられなかったのだから，

しかたがない」という反論や弁解が返ってくる以上のものではなく，問題の解決にならないという点では，全く同じだからです。肝心なのは，それが被害者の慰めになるかどうかということでもなければ，どうすればこのふしぎな現象にもっともらしい説明がつけられるかということでもありません。ここで重要なのは，監禁状態に置かれた人たちの多くが逃げ出そうとしないのは，本当に恐怖心のためなのか，それとも別の要因のためなのか，その本当の理由を厳密に突き止める必要があるということです。

次に，本章のテーマに全面的に関係しているわけではありませんが，当事者の責任の有無という問題を考えるうえで参考になる，非常に興味深い事例を紹介します。本例は，子どもではなくほとんどは成人ですが，同じ問題が，年齢とは無関係に起こることを明らかにするためです。

前代未聞の大量殺人事件

1996年2月から98年6月にかけて，北九州市で，世にも珍しい監禁連続殺人事件が発生しました。「刑事責任は我が国の犯罪史上，比肩するものがないほど重大。同種の事件を多数処理してきた我々検察官にとっても，想像を絶するというほかない」(「読売新聞」2005年3月3日付朝刊) という，一審の検察側による論告求刑の文言が，その稀に見る特異性を端的に示しています。

それは，松永太という内縁の夫に，陰惨なまでの暴力を日常的に振るわれ続けてきた緒方純子という女性（以下，純子）が，松永とともに詐欺や強盗を繰り返し，指名手配を受けて逃亡している間に，6名の親族を含む7名（うち2名は，5歳の甥と10歳の姪）を，自分たちの住む狭いマンションに半ば監禁し，松永の意を汲んでひとりずつ死に至らしめ，残った親族たちとともに，頭部を含めて遺体を細かく切り刻み，トイレに流すなどして毛髪が一本たりとも残らないほど完璧に処分してしまった，"遺体なき殺人事件" です（佐木，2005年；豊田，2005年）。わが国では，被害者が4名以上の場合を大量殺人と呼ぶそうですが，大量殺人事件のほとんどでは他人が犠牲になっているのに対して，この例外的事件の犠牲者は，ひとりの知人と6名の親族です。

また，主犯（指示者）と実行犯とが分かれていたという点でも，長期にわ

第1章　PTSD理論の根本的問題点

たってひとりずつ殺害されたという点でも，被害者が加害者と渾然一体になっていたという点でも，加害者自らが一気に実行する形の一般の大量殺人とは，完全に異質のものです。あくまでも，家庭内暴力の延長線上で起こった，「支配と服従」が関係する事件（佐木，2005年）なのです。寒い季節であっても，暖房も使わせなければ衣類や寝具もほとんど与えずに，昼夜を問わずむりな姿勢で生活させたり，食事もほとんど与えなかったりして極度に衰弱させ，最後は，電気ショックをかけたり電気コードで首を絞めたりして，ひとりずつ殺害したのです。

　この事件では電気ショックが日常的に使われましたが，それは，次のようなものです。まず，電気コードの導線をむき出しにした両極を，相手の手首や足首，上腕部，大腿部などに巻きつけ，それから，延長コードのプラグを電気コンセントに差し込みます。そして，プラグの抜き差しを執拗に繰り返したり，長時間にわたって持続的に通電したりしたのです。

　何度もその被害に遭ったという，松永がかつて経営していた会社の元従業員の証言によれば，導線が肉に食い込んで締めつけられ，ちぎれるような熱感があって，身体がよじれ，息もできずに歯を食いしばったそうです。「両手首に巻かれて通電されたときには脳天にドカンと突き上げられる衝撃で，目の前が真っ暗になり，倒れて気を失った」ほどでした（豊田，2005年，78–79ページ）。電極を両手首につけられるということは，右手首と左手首の間を，両肩や首を経由して100ボルトの交流が流れるということですから，指先に電撃を受ける程度の通常の感電とは，全く異質なものと考えなければなりません。もちろん，通電箇所には，瘢痕が残るほど重度の火傷が生じます。

　それだけでもかなり危険なのに，被害者たちを監禁するようになった頃には，顔面や乳首など，衝撃が大きく生命にかかわる危険な部位にも，日常的に通電するようになっていました。純子の証言によれば，顔面に通電されると，「一秒でもすごい激痛が走り，意識が遠のいて目の前が真っ白になり，このままどうなるかという恐怖」があったそうです（同書，122ページ）。これが頭部であれば，一瞬のうちに気を失うとともに，全身に，てんかん性の激しい痙攣発作が起こります。

加害者と被害者の"トラウマ"

異常なほど従順な態度

　純子は，一連の殺人事件を起こす前の，松永がまだ妻と同居している頃から，松永の愛人になっており，やがて松永の自宅にも出入りするようになりました。妻も純子も，それ以前から松永に極度の暴力を振るわれていたのですが，純子はそれに屈従し，逆らうこともほとんどありませんでした。純子は，松永の妻子の眼前でも，何度もひどい暴力を振るわれています。次に引用するのは，その場面を眼の前で見せられた妻〔A子〕の証言と，純子自身による証言です。

>　「なんであんなに耐えるのかふしぎでした。私は殴られれば近所に聴こえるくらい泣きわめきましたが，純子さんは泣くわけでも，『やめて！』というわけでもない，じっと歯を食いしばっているんです。たまに『うっ』というくらい。松永の殴り方は尋常ではなく，『おまえを殴った手が痛い！』と，さらに何倍も殴りつづける有り様でした」
>
>　純子も，当時の暴行を証言している。松永は買い物にいったとき純子の所持金が足りなかったことで，A子さんと子供の前で純子を殴り，蹴り，髪の毛をつかんで引きずり回した。そしてマヨネーズを台所の床に搾り出して，「きれいに舐めろ！」と命じた。純子は全く抵抗せずに舐め続けたが，A子さんは必死になって「子供の前では止めてください！」と訴えた。(豊田，2005年，60-61ページ)

　純子がここまで徹底して隷従したのは，ライバルたる妻が見ているからではないか，という推定もできるかもしれませんが，どうやらそうではなさそうです。純子には，松永の妻の面前であろうがなかろうが，そもそも松永に逆らおうという意志がまるでなかったからです。また，バットで背中を叩かれたか，腹部に膝蹴りを受けたために，膵臓を傷め，「のたうちまわって苦しんだ末」に入院したこともあったそうです（同書，61ページ）。純子のこの徹底した忍従ぶりは，先ほど紹介した幼時のデイヴ・ペルザーさんをはるかにしのぎます。

　ついでながらふれておくと，ペルザーさんの場合を考えればわかるでしょ

第1章　PTSD理論の根本的問題点

うが，一般の傷害や殺人は，共犯者以外の者が見ていない状況を選んで行なわれます。ところが，松永の手法は逆で，周囲を巻き込む形で行なわれるのが特徴です。そのようにして，監禁している親族を立ち合わせて共犯者に仕立てあげ，場合によっては被害者自身をも味方につけてゆくわけです。

　最初に殺害された男性（知人）も，5番目に殺害された元警察官の男性（純子の妹の夫）も，松永の指示には実に従順でした。かなり衰弱してからですが，自分で吐き戻したものや，もらした大便を食べるよう言われると，特に拒絶するわけでもなく，そのまま食べたのです。ペルザーさんも，母親に命じられただけで，母親が見てもいないのに，犬の糞を食べています（ペルザー，2003年a，329ページ）が，それと同じようなことを大のおとながしているのです。

　また，親族として最初に殺害された純子の父親（譽(たかしげ)）も，純子以上に従順でした。単なる言いがかりにすぎないのに，罰則により通電すると告げられると，あぐらをかいている松永の前にきちんと正座しました。そして，松永の指示に忠実に従って，自分で袖をまくりあげ，指と腕に電極のクリップをとりつけたのです。

　続いて，「松永が電気を通すと，譽の手首や肘は飛び跳ねるように屈折した。しかしその時も譽は目を閉じて口を真一文字に結び，何事もなかったかのように正座を続け」ました。そして，「次はここにつけろ」という松永の指示に従って，自ら装着部位を移していったのです。最後に，松永の指示通りに，自分の両方の乳首に電極をつけた後，松永に命じられた純子が通電すると，譽は，「両手を太股の付け根に置いた正座の姿勢のまま，右斜め前にゆっくりと倒れ，額は畳についた状態」になり，そのまま絶命してしまったのです（豊田，2005年，140-142ページ）。

カリスマへの忠誠

　被害者たちが，死のまさに直前まで，このように異常なほど従順な態度をとり続けたのは，どうしてなのでしょうか。その謎を解く手がかりのひとつは，稀代の詐欺師である松永に，それぞれがいとも簡単にだまされているという事実にあるのではないでしょうか。この事件を調べたノンフィクション

35

加害者と被害者の"トラウマ"

　作家は，最初に殺害された男性を，「いくら松永が天才的な詐欺師だとしても，ここまで容易(たやす)く騙されてしまう人物も珍しい」と評しています（同書，69 ページ）。この男性は，「通電や厳しい制限に逃げ出しも刃向かいもせず，『やめてください』の一言も発しなかった」ようなのです。そして，「刻々と死に近づいている状況下においても，『元気な赤ちゃんを産んでくださいね』と〔臨月に入っていた，加害者たる純子に〕声をかけてきたり，松永の制裁から純子を守ろうとした」というのです（同書，88，94 ページ）。

　この作家は，次々と殺害されることになる，純子の親族たちにも，内心で松永を憎悪していたことをうかがわせる言動は全くと言ってよいほどなかったと述べ，純子の父親である響が「実弟たちと闘った〔松永にだまされているだけだと，響を説得しようとした実弟たちに対して，必死になって松永をかばった〕のも，松永の指示に背けば報復されるという恐怖心より，松永への忠誠心によるものだったのかもしれない」と述べています（同書，136 ページ）。事件の経過を忠実に追えば，そのような結論に導かれざるをえないのでしょう。

　松永という支配者に，支配される側が積極的に従おうとしていた理由を検討するに当たって，参考や指針になるものがあるとすれば，ひとつにはそれは，本章で紹介してきた，凄絶な虐待を受け続けた人たちが，ある時点で，それまでの方針をなぜ，どのようにして転換し，その結果としてどのようなことが起こったのか，という点に目を向けることでしょう。過酷な虐待を受け続けてきたペルザーさんは，その中でも特にひどい，「生まれてはじめて，死ぬか生きるかの瀬戸際に立たされた」時，虐待者である母親にようやくの思いで逆らい，わずかながらも，正当な主張を試みるようになったのでした。ペルザーさんをはるかにしのぐ虐待を，正看護師の資格を持つ母親から，それまで 8 年間も受けてきたメアリ・ブリックさんも，小学校 4 年生の時に，「勇気をふるって」母親に反抗しています。この母親は，意外なことに，それだけであっさり虐待をやめたのでした。やはり，毅然とした態度で正当な主張をすると，それだけで虐待をやめさせる力になることがあるのは，まちがいない事実のようです。

　ところで，純子と同じく極度の虐待を受けてきた松永の妻は，実家の家族

第1章　PTSD理論の根本的問題点

の眼前で，顔が腫れあがるほどの暴力を振るわれたことがきっかけとなり，松永から逃げる決意を固めました。そして，自宅から逃げ出して警察署に駆け込み，夫から受けた暴力による被害を届け出たのです。一方，自らの蛮行や悪行が公になるのを恐れた松永は，妻を必死になって探しましたが，居所を突き止めることはできませんでした。妻は，それから家庭裁判所に離婚の調停を申し立てます。それに対して松永は，その2ヵ月ほど後に，実際に離婚に応じているのです（同書，61ページ）。この屈強な松永にしても，相手に正当な態度を貫かれれば，折れるしかなかったということです。

松永は，それ以前にも以後にも，多くの詐欺事件や暴力沙汰を起こしていますが，最初の殺人事件が起こる前に，松永の甘言に乗せられた末，3歳の娘とともに監禁されて，多額の現金を搾りとられた女性がいました。その女性は，電気ショックをかけられるなどのひどい虐待に耐え切れず，子どもを置いたまま，アパートの3階から飛び降りて逃げ出したのです。落ちた先がコンクリートだったため，腰骨を折るなどの重傷を負って入院したのですが，幸いにも松永に居場所を突き止められずにすみました。

一方の松永と純子は，逮捕を恐れてすぐに逃亡しましたが，残された子どもの処理に困ったふたりは，10日ほど後，この女性の前夫の自宅近くの路上に，子どもを置き去りにしています。そのおかげで，子どもはぶじに親元へ戻されたわけです（同書，107ページ）が，この女性は，実家の家族に対して，自分の負傷を「階段から落ちた」ためと言い通し，松永から虐待を受けたことも，多額の現金をだましとられたことも，なぜかひた隠しにし続けたのです。その後，この女性は，「慢性複雑PTSD」と診断され，しばらくの間，入院していたそうです（佐木，2005年，66-67ページ）。

松永と純子が警察に逮捕されたのは，最初に殺害された男性の17歳の（10歳の時から7年間も半ば監禁され続けていた）娘が，松永と純子の目を盗んで祖父の家へ逃げ出し，祖父が本人を連れて警察署に駆け込んだおかげでした。とはいえ，この少女は，父親が殺害された以降も小中学校への通学や高校の受験を許されていたにもかかわらず，逃げ出すことなど，それまで一度たりとも考えたことがなかったのです。

ところが，逃亡を決行する少し前に，足の親指の爪を1分以内にペンチ

加害者と被害者の"トラウマ"

ではがすよう松永に命じられ，泣きながらそれに従うという出来事がありました。加えて，その2日後には，いったん決めたアルバイト先を，やはり松永に命じられ，やむなく電話で断るという出来事もあったそうです。そのような苦渋が重なったおかげで少女は，「このままでは二人に支配され続けて，惨めで苦しい思いをするばかりだ」と考えるようになり，7年間の監禁生活の中で初めて逃げ出す決意を固めたのでした（同書，38-39ページ）。

少女は，逃げ出す少し前に，それまでの養育費として松永から2千万円を要求され，毎月30万円ずつ返済することを，いつものように文書で約束させられていました。そして，逃げ出した後も，アルバイトをして，あろうことかその"借金"返済の約束を果たすつもりでいたのです（同書，29ページ）。なお，この少女も，その後，PTSDと診断されて心療内科に通院していたそうですが，後に克服したとのことです（同書，97ページ）。容易に治まらないのがPTSDの特徴だとすれば，この少女の症状は，例外的なPTSDだったということなのでしょうか。

以上の事実からもわかる通り，こうした現象を，恐怖を植えつけることによる「支配と服従」という角度から眺めるだけでは，おそらく不十分です。その点について純子は，「恐怖と服従の下だけではなくて，松永からやさしい言葉をかけられると，慰めになったりしていました」と証言しています（同書，194ページ）。こうした甘言や気遣いについても，専門家は，自分に服従させる手段以外の何ものでもない（ハーマン，1996年，118ページ）と考えるかもしれませんが，そう考えたのでは，被害者たちの態度が適切に説明できないように思います。

この事件の被害者全員に見られる一連の奇妙な行動は，恐怖心のためというよりはむしろ，松永という小カリスマへの，一種の忠誠心によるもののように見えます。いずれにせよ，被害者の側にも大きな責任があるらしいことがここまではっきりしてくると，現在のPTSD理論が大きな過ちを犯しているという疑いが，ますます濃厚になってきます。

第2章　ＰＴＳＤ理論の内部構造

　遅ればせながら，ここでお断りしておきたいことがあります。それは，言うまでもないことですが，本書は誰かを，あるいは特定の考えを持つ人たちを非難する目的で書かれているわけではないということです。あくまで，事実はどうなのかを，厳密な検討によって明らかにすることを通じて，真の意味での解決を図ることを目的にしているのであって，それ以外の意図はありません。だからこそ逆に，誰にも遠慮せずに，容赦のない批判をすることが可能になるわけです。
　本章では，ＰＴＳＤ理論の内部構造を，できる限り明らかにしたいと思います。これまで述べてきたことからおわかりいただけるように，この理論は，表面的には似通っているものの，本来的に同列に扱うことのできない症状や現象を，同情などのいわば俗受けしやすい吸着剤を使ってむりやり結びつけた，科学的にはほとんど根拠のない仮説のようです。正当性を欠く付属物を外していった後で，それらしき現象が残ったとしても，それは別の原因論で説明すべきものではないかと思います。
　正統精神医学の枠内にも，この理論を批判する人たちは，今なお少なからず存在するようです。ＰＴＳＤと呼ばれる症状群は，第１章でふれておいたように，時代によってその内容を大なり小なり変容させているわけですが，そのことからこの症状群を，一種の地域流行性を持つ現象ととらえようとしている人たちもいます（たとえば，Jones *et al.*, 2003）。

ＰＴＳＤの流行性と多様性

　周知のように，古くからヒステリーと呼びならわされてきた疾患は，時代の流れとともにその外観を大きく変えます。19世紀のヨーロッパには，おそらくごくふつうに見られた激しく派手やかな身体症状（たとえば，ディ

ディ・ユベルマン，1990年）は，今ではかなり珍しいものになっています。時代の移り変わりとともに姿形を大きく変容させるのがヒステリー性疾患の最大とも言うべき特徴であれば，狭い時代，狭い地域，狭い文化圏，狭い社会階層に群発する多重人格性障害も，その範疇に入る流行病ととらえなければならないでしょう（笠原，1999年，221-222ページ）。そのような流行病が実際に存在することを考えれば，PTSDとされる症状群の少なくとも一部がその点で同類のものだとしても，何らふしぎなことではありません。現行のPTSD概念を批判するカナダの医療人類学者アラン・ヤングは，既に10年以上前に，鋭い発言をしています。

> 外傷性記憶の近年の歴史を方向づけたのは，ベトナム戦争帰還兵の体験と，復員軍人局がPTSD研究およびその特別の治療のために提供した費用や奨励金である。しかし，この状況は変わりそうに思われる。ベトナム帰還兵の記憶に対しても，その福利厚生や不平不満に対しても，大多数のアメリカ人の関心は衰えてきている。その外傷の原因たる苦難は，カンボジア，ボスニア，ルワンダその他で新たに発生した忌まわしい行為やそれによる犠牲者の前に，その影が薄れてしまっている。ベトナム帰還兵たちが共有する記憶は不鮮明なものになり，もっと古い，記憶の不明瞭な朝鮮やヨーロッパや太平洋での戦争の記憶と次第に融合しつつある。ベトナム帰還兵が老いて消え去り，関係官庁の支援者たちが優先事項を別の方面へと移すにつれて，外傷性記憶の歴史の一章も，その幕を閉じるのである。(Young, 1995, p. 290)

ここには，PTSDという"疾患"そのものが，ベトナム帰還兵の示す症状に対する「大多数のアメリカ人の関心」を下地にして作りあげられたものであるため，その関心が薄れるにつれて，別の同類現象へと焦点が移ってゆく（移らざるをえない）という，まさに政治的，歴史的な経過が冷静に記されています。ファッションのようなものばかりでなく，病気の場合でも，少なくともその一部については，まさに"流行が作られる"と言えるでしょう（ヤング，2008年参照）。

第2章　PTSD理論の内部構造

問題点の整理

　ここで，PTSD理論の内部構造を明らかにするため，前章で浮き彫りになったものも含めて，PTSDという考えかたが内包する理論上の問題点をあらためて整理しておきます。世間一般の人々のみならず，多くの専門家の同情を裏打ちとする，一貫性を欠いた政治的理念が基盤になっていることや，後ほど検討するように，加害者と被害者を無自覚なまま混在させていることを別にすれば，それらは，次の7点に集約することができます。

1　昔からある"発展途上国型"の"虐待"と，最近になってから起こるようになった"文明国型"の虐待を，異質なものとして区別していないこと
2　被害が先に確認される事例と，症状が先に問題にされる事例を，異質なものとして区別していないこと
3　原因に関係する出来事の直後から起こる症状と，時間を置いてから起こる症状を，区別せずに扱っていること
4　自然災害による被害と，人災および犯罪による被害を，異質なものとして区別していないこと
5　虐待や犯罪の場合，被害者と加害者の間柄（身内か，見ず知らずの他人か）を問題にしていないこと
6　正常反応と異常反応を，異質なものとして区別していないこと
7　どのような症状についても，その原因が科学的方法によって突き止められているわけではないこと

　現段階では，どの心因性疾患にも当てはまる第7項はともかくとして，PTSDとして寄せ集められたものを整理し直すと，以上のような問題点が浮き彫りになるわけです。"癒し"などというあいまいな治療原則に立つ限りにおいては，このような寄せ集めでも問題は起こらないのかもしれませんが，原因を精密に突き止めようとする立場からすれば，第一段階として，それぞれを別個に検討しない限り，真の意味での進展はとうてい望めません。厳密

41

に検討した結果，まとめるべきものがあることがわかった場合には，その段階でまとめ直せばよいのです。

皮肉なことに，第7項を除いた6項目はいずれも，PTSD理論の推進者や擁護者からすれば，区別することなど考える必要もない瑣末事に見えるかもしれませんし，こうした疑問自体が無意味なものに感じられるかもしれません。それどころか，これらは，大なり小なりPTSD理論の長所とされてきた点なのではないでしょうか。しかし，表面的な症状が共通しているだけでひとつの疾患にしてしまうというやりかたは，内科などの他科の専門家から見れば，とうてい容認できるものではないでしょう。似て非なる疾患があるからこそ，鑑別診断という手続きが必要になるからです。[註1]

また，これらのほとんどは，それぞれ相異なる角度から眺めたものなので，場合によっては，各条件が互いに重なり合っていたり，主従の関係になっていたりすることもあるでしょう。以下，その点を整理しつつ，第6章で扱う内容に関連する第7項を除く6項目を，順番に検討します。

伝統的な"虐待"と"先進国型"の虐待

かつては，折檻(せっかん)のために子どもを叩くなどの行為は，きわめて日常的なことでした。子どもが言うことをきかないと，体を叩くことはもとより，押入れに閉じ込めたり，柱に縛りつけたり，玄関から締め出したり，欠食させたり，果ては灸をすえたりなどが，どこの家庭でも多かれ少なかれ，ごくふつうに行なわれていたのです。そして，子どもたちの側も，それを，「そういうもの」としてごくふつうに受け止めていたわけです。したがって，それらを後年になって振り返る場合にも，懐かしい思い出になっていることが多いのではないかと思います。

［註1］　かつては，精神科でも鑑別診断が重視されていた時代があったはずです。それがほとんど問題にされなくなったのは，知識や経験をあまり要求しない，簡便なDSM（巻末の付録1参照）が登場し，それが世界的に採用されるようになったためなのでしょう。著名な精神科医ナンシー・アンドリーセンも，DSM-Ⅲ登場以降，過去の偉大な精神病理学者に学ばなくなったアメリカの精神医学は衰退し，"現象学の死"と呼ぶべき深刻な状態に陥っていることを指摘しています（Andreasen, 2007）。

第2章　PTSD理論の内部構造

　　応接間の床の上に面壁させて坐らせるのである。〔中略〕絶対にと
　言ってよいほど動いてはならないのである。時間がたつと足がしびれて
　くる。ちょっとでも体を動かすと，足のかがとに激烈な刺戟が加わる。
　煙管（キセル）につめたタバコの火を当てられるのである。うしろからやられるか
　ら全く不意打で，子供は飛び上る。すると父は，「動くなッ！」と咆え
　る。かがとに残ったタバコの火がじりじりと神経の奥まで焼いてくる。
　（中原，1970年，21-22ページ）

　これは，昭和初期の詩人・中原中也の弟が子ども時代（大正時代中期）の思い出を綴った中にある文章です。母親や祖母の折檻が懐かしく思い出されるのと比べると，父親のこれらの折檻はさすがに心に響いたということです（だからこそ，しつけとしての意味があるわけでしょう）が，それにしても，深刻さは感じられません。ところが，現代では，そのような処遇はただちに，子どもの心に深い傷跡を残す深刻な虐待と見なされてしまうのです。

　しかしながら，しつけは子どもを自立させるうえで必要なことであり，その点について疑いを差し挟む余地はありません。今の時代に折檻は似合わないでしょうが，折檻という過酷な形をとった場合でも，それは，あくまで子どもの将来を念頭に置いたうえでの行動なのです。それに対して，虐待は，子どもの自立とは全く無関係に起こる行動であるため，しつけや折檻とは完全に異質な行為ということになります。その点がきちんと区別できないと，しつけと虐待は量的な違いにすぎないのではないか，という筋違いの疑問が出てきます。なお，虐待の動機については，本章の後半で検討します。

　それとは別に，洋の東西を問わず，子どもに対する過酷な扱いという問題があります。江戸時代には，貧困のため育てられない子どもを生まれた直後に殺してしまう，"間引き"と呼ばれる悪習があったほどです。また，かつてはイギリスのような西欧先進国にも，昭和初期までのわが国（たとえば，山本，1972年）と同じように，幼い子どもを住み込みで働かせる徒弟制度（丁稚奉公）がありました（小池，1991年，第3章）。現在では，イギリスや日本のような先進諸国では，そのような慣習は既にその歴史的役割を終えて

43

加害者と被害者の"トラウマ"

消滅しましたが，子どものみならず，おとなに対しても過酷な扱いをする国は，今でもたくさんあるようです。

国によっては，部族や共同体の掟を破ると，家族の名誉を傷つけたなどの理由で，火あぶりにして殺してしまうといった風習が，驚くべきことに，今なおそのまま残されているそうです（たとえば，スアド，2004年）。また，わが国でも，昭和6年および9年に大凶作に見舞われた東北地方では，娘を"身売り"に出した農家がたくさんありました（児童虐待防止法は，その間の昭和8年に制定されています）。この悲惨な状況が，日本軍の中国侵略を支える基盤の一端になったわけです。信じがたいことに，それは，今からわずか七十数年前の出来事なのです。逆に言えば，その間の経済成長や人権意識の進歩がいかに目覚しいものだったかがわかろうというものです。

話を戻すと，児童虐待の専門家の中にも，2種類の虐待があることを認める人たちがいます。

> わが国では，一部の発展途上国に見るような貧困や婦女子の人権無視から来る児童虐待はへってはいるが，親個人の精神病理や，家族の病理からくる児童虐待はふえている。いわば「欧米型」「文明国型」の児童虐待が社会や家族の変化に伴って増加しているのである。（池田，1987年，206ページ）

発展途上国での"児童虐待"は，先進諸国から見ると，まさに虐待になりますが，それはあくまで歴史的，全体的，人権的な視点から見た場合の虐待なのであって，治療的脈絡で考えた場合の（いわば個人的）虐待とは，動機という点で，互いに根底から異質なものとして区別しなければなりません。その点をきちんとわきまえておかないと，児童虐待はギリシャ時代からあったとかなかったとかの不毛な議論にもなってくるわけですし，結局は，児童虐待の本質を不明瞭化することにもなるわけです。

被害が先か，症状が先か

次章で紹介することになっているのですが，「いらぬお世話」とか「必要

な状態にない」として"温かい心配り"を拒絶したのは，現実に被害を受けていることが確認されている，人災や犯罪などに遭遇した人たちでした。また，前章の後半で述べたように，自分が正当な自己主張をしてこなかった事実に気づかされることによって，それ以降，虐待を回避できた人たちもあれば，デイヴ・ペルザーさんのように，遡って問題を解消したのみならず，人格を大きく向上させた人たちもいるわけですが，これらも，現実に深刻な被害を受けたことがわかっている事例です。

　ＰＴＳＤとされるものには，このように，被害を受けてきたことが第三者によって確認されている事例と，幼時に虐待を受けた"記憶"が後年になって蘇ったりする場合のように，症状が先に認められる事例の２種類が混在しているわけです。症状が先に認められる事例はさらに，被爆者や強制収容所の生還者のように，過去に被害を受けたことがわかっている事例と，その"記憶"通りの虐待があったのかどうかがわからない（それらしきものがあったとしても，それが後年の症状の原因となったことが確認されているわけではない）事例とに分けられます。それぞれの実例を整理すると，次のようになります。

　１　被害が現実に確認される事例
　　　地震や津波や台風などの自然災害に遭った事例，犯罪の被害に遭った事例，親に虐待されたため，幼児期や児童期に保護された事例，戦争や紛争や事故で被害を受けた事例など
　２　症状が先に認められる事例
　　イ　"フラッシュバック"などの症状の出現を通じて，過去に実際にあった体験（強制収容所体験や戦闘体験）に基づく"トラウマ"が，当事者や治療者により，その原因として特定された事例など
　　ロ　精神科治療や心理療法を受ける中で，特に催眠や意図的誘導を通じて，あるいは何らかのきっかけで偶発的に，過去の虐待の"記憶"を蘇らせた事例など

　言うまでもないかもしれませんが，ＤＳＭの定義でも，ハーマンの唱える"複雑性ＰＴＳＤ"の定義（ハーマン，1996年，189ページ）でも，これらは

ほとんど区別されていません。完全に同一視されていると言ってよいほどです。しかし，科学的立場から考えれば，被害が先に確認されている事例では，本当にその被害がその後に出現する症状の原因になっているのかどうかが問題になりますし，逆に，症状が先に問題にされる事例では，その原因とされるものがその症状の本当の原因なのかどうかが問題になるわけです。

　ところが，そこに，"トラウマ"と呼ばれるトランプのジョーカーのような原因論が提示され，そのために，この重要な問題が俎上に載せられずにすんでしまっているのです。その背景としては，"トラウマ"を持つ人々への同情的な私情があることに加えて，DSMの登場によって，鑑別診断が事実上必要とされなくなったことがあげられます。公私の混同を促すそうした援護射撃などのおかげで，この2種類の事例群は，知らず知らずのうちに，ひとつの連続体（の両端）と見なされるようになったのでしょう。

　この2種類の事例群がつながっていることの裏づけになりそうなものは――正確に言えば，そうした錯覚を促すものは――ふたつほどありそうです。ひとつは，虐待や自然災害に遭った人たちに，被害を受けている最中から，あるいはその"直後"から"症状"が観察される場合があることであり，もうひとつは，両者ともに"虐待の再現"と呼ばれる，奇妙な行動が見られる場合があることです。次に，この2点を順番に検討します。

被害を受けている最中に発現する症状

　実際に被害を受け，その最中から症状が出る事例があるのなら，その症状はその被害に原因があることになり，したがって，それは，被害が先に確認されている事例群と症状が先に問題にされる事例群とが同じものであることの何よりの証拠のように見えるかもしれません。被害を受けたことははっきりしているし，それによって症状が出たことも，（少なくとも一部については）はっきりしているではないか，というわけです。ところが，ことはそう簡単ではありません。そこには，いくつかの問題が潜んでいるからです。

　ひとつは，実際に被害を受けている最中から"症状"が出た場合，それが正常反応と区別できないことです。肉親が死んで悲しみが起こったのなら，肉親が死んだことによるストレスが原因で，悲しみという症状が起こったと

第2章　ＰＴＳＤ理論の内部構造

は言いません（ホームズ＝ラーエ尺度の問題点には最終章〔250 ページ〕でふれます）。この場合の悲しみは正常反応だからです。問題は，その悲しみが癒えるどころか長期にわたって続いたりする場合です。正常な悲しみの場合，通常はそこまで長くは続かないので，この悲しみは症状と考えてよいのでしょうが，仮にその肉親が非業の死を遂げていたとしても，異常な悲しみの原因を，肉親の非業の死によるストレスと断定することはできません。第1章で指摘しておいたように，別の心の動きや時間の経過の中で発生する他の要因が，その原因に関与していないことを証明しなければならないからです。

ところが，「正常と異常は連続している」という救世主的な考えかたが，またしてもその欠陥を埋めてくれるのです。とはいえ，このような説明で，本当にこの問題が解決できるのでしょうか。そもそも，正常と異常は，本当に連続しているものなのでしょうか。この正常反応と異常反応の区別という，きわめて重要な問題については，後ほどあらためて検討することにします。

もうひとつは，"ストレス"の最中から起こるとされる症状の場合でも，その"ストレス"との間に**相関関係**があるとしても，**因果関係**があるかどうかはわからないことです。"ストレス"と症状が，時間的に同期ないし近接している場合，その"ストレス"は，その症状の原因であることを裏づける状況証拠のように見えるかもしれませんが，症状の原因になっているとは言えないのです。

心因性の症状の場合，私の経験では，本人がその"原因"と考えるものは，すべて本当の原因ではありませんでした。真の原因は，遠い過去にではなく，必ず症状が出現した直前にあるわけですが，その原因に関係する出来事の記憶は，必ず消えてしまっているからです。そうすると，"ストレス"を受けている最中に出る"症状"は，正常反応と区別がつかないか，その症状には別の原因があるかの，どちらかの可能性が高そうです。したがって，被害が先に確認されている事例群と，症状が先に問題になる事例群をひとまとめにしてよい科学的根拠はどうやら存在しない，という結論になるでしょう。

"虐待の再現"

ＰＴＳＤ理論の信奉者からすると，現実に虐待を受けてきたことが確認さ

加害者と被害者の"トラウマ"

れている事例と症状が先に問題にされる事例が同じものかどうかという疑問が出ること自体，そもそも考えられないでしょうが，あらためて問われれば，見る方向が違うだけで同じものだ，という答えが返ってくるはずです。その場合，両者ともに"虐待の再現"という奇妙な現象が見られることは，両者が同一のものであることの裏づけのように思えるかもしれません。事実，PTSDと診断された人たちが，虐待の再現という自虐的行動をとるのは，そもそも幼児期に虐待を受けたことが原因だと考えられているのです。

　症状が先に問題になる事例に見られるものとしては，次のような実例がその典型と言えるでしょう。これは，幼少期に父親から性的虐待を受けたことを，30代の時にフラッシュバックを通じて"思い出した"という女性が，仮名で出版した手記で語っているものです。

> 　私は私の中に残る，人間らしい感情を自らの手で葬る作業を続けた。アルコールを浴びるほど飲み，男によって汚されることを求めた。夜の街を徘徊した。〔中略〕私は自分が痛めつけられたように，今度は自分を痛め続けた。私の身体や心をコントロールしているのは「仮面の男」ではなく私自身であると思いたかった。私は私を破壊することで，ようやく自分の心と身体を取りもどすことができるように錯覚しようとした。(川平，2005年，25ページ)

　この女性は，高校生の時から，このような自棄的行動を繰り返していたのだそうです。こうした行動は，PTSDの研究者の間で，幼児期の性的虐待に基づく"トラウマの再演"とか"性的行動の再現"と呼ばれているものです。それに加えて，「左の手首にかみそりの刃を押し当てて，一気に引くときの緊迫感。傷口から線を描いて流れ落ちる真っ赤な血の玉の美しさ。身体の痛みは心の痛みよりもずっとましだった」(同書，22-23ページ)[註2]として，通常の自傷行為を繰り返していたことについても述べています。そして，自ら行動を起こしながら，「仮面の男」(父親)に自分の心身をコントロールされていると主張していることからもわかる通り，こうした一連の逸脱行動の原因は，幼少期に父親から繰り返し受けた性的虐待にあるというのです。

第2章　PTSD理論の内部構造

　ところで、幼児虐待の専門家の間では、「性的虐待の心理的影響は、子どもの年齢が幼いほど重くない」（池田、1987年、63ページ）と言われているそうです。これは、臨床経験に基づく所見のはずなので、この女性の事例では、その点からしても、幼児期に父親から受け続けていた性的虐待が原因となって、その後しばらくしてから自虐的行動が、自らの意志とは無関係に繰り返されるようになったと主張することには、かなりむりがあるように思います。
　次に紹介するのは、おそらく親から実際に重度の虐待を受け続けたために保護された子どもたちについて、その方面の専門家が行なった発言です。

　　虐待を受けた子どもと関わる専門家が、「私にはこの子がどうして虐待されたのかわかるような気がする。この子と付き合っていると本当に腹が立つ」と言うのを耳にすることがある。子どもの言動に苛立ちを感じ、手をあげてしまいそうになったという人は多いはずである。それほどまで、彼らの言動や態度は大人の神経を逆なですることが多い。こうした「挑発的態度」や「反抗的態度」は、虐待を受けた子どもの特徴であると指摘されている。このように、彼らは関わりを持つ大人にフラストレーションを与え、虐待を誘うような形で大人と関わるのである。つまり、自分が過去に大人と持っていた「虐待的な人間関係」を、現在の大人との人間関係において再現する傾向があるといえる。（西澤、1994年、38ページ。傍点＝引用者）

　これは、専門家の間で“虐待的人間関係の再現”と呼ばれている現象です。確かに、このような子どもたちと接すると、まさにこの種の苛立ちを感じる（感じさせられる）はずです。このような子どもたちは、相手を苛立た

［註2］リストカットの常習者は、手首をかみそりで切っても痛みがほとんどなく、血が噴き出すのを見ると心が落ち着くと語ることが多いようです。私がこれまで接した中で最も重症だったのは、左手首から肘上までの内側に、広狭、新旧の切創が一分の隙もないほど並び、まさに筬のように見える女性でした。この女性は、「あるものを隠してもしようがない」として、その傷跡を隠そうともしませんでした。

加害者と被害者の"トラウマ"

せたり，怒らせたりしようとしているとしか思えない態度をとる場合が，確かに少なくないからです。

　ＰＴＳＤを持つとされる子どもが，こうした，幼児期の"虐待的人間関係を再現"する理由の説明には，たとえば次のようなものがあります。

　　自分にとって慣れ親しんだ認知，たとえば「大人は自分を攻撃する」という認知が間違っていないことを「証明」しようとして，何とか大人からの攻撃を引き出そうとしているのだといえよう（この場合，子どもにとっては，新たな暴力を大人から受けることの痛みよりも，自分の従来の認知パターンが崩れてしまうことによる不安の方が大きいのだと考えられる）。（同書，100ページ。傍点＝引用者）

　この，とてつもなく牽強付会な説明を読むと，かつて受けていた虐待を再現しているという主張が証明されているわけではないことが，はっきりわかるでしょう。その理由が何であるにせよ，実際に虐待を受けてきたことが確認されている子どもたちに見られる"虐待の再現"行動は，この引用文からもうかがえるように，きわめて深刻な形をとることが少なくないようです。その結果として，「新たな暴力」を受けるばかりか，人間関係がことごとく壊れたり，仕事が続けられなくなったり，犯罪を犯したり，異常行動を起こしたりすることも，少なからずあるのです。そして，それを止めようと思っても，自力で止めることはできません。この強力な意志は，「自分の従来の認知パターンが崩れてしまうことによる不安」を避けようとしているという，まさにとってつけたような着想と比べると，あまりに不釣合いです。

　このように，"虐待的人間関係の再現"という考えかたについても，その存在自体を裏づける証拠があるわけではなく，ＰＴＳＤ理論と整合性をもたせようとして，そうした結論が演繹的に導き出されたという以上のものではありません。それどころか，いたずらに主体的要因を導入することで，かえって論理展開に一貫性を欠いてしまっています。

　同じ"虐待の再現"という言葉で呼ばれたとしても，症状が先に確認される事例群（ほとんどは十代後半から成人の女性）では，うつ状態を伴い，自棄

的行動が見られることが多いのに対して，実際に虐待があったことが確認された事例群（ほとんどは子ども）では，挑発的，反抗的態度が高率に見られる反面，親に対する逆うらみが表出していることはまずなく，うつ状態との親近性も特にないようです。これは性別や年齢層の違いによるものではなく，やはり両者が異質な原因によるものであることを示しているように思います。

いわゆる"虐待の再現"と文字通りの"虐待の再現"

ちなみに，現実に過酷な虐待を受けている最中でも，まさに"虐待の再現"と呼ぶべき，非常に興味深い現象が起こることが知られています。たとえばナチの強制収容所に収容されていた子どもたちは，日常的に目にする極度の虐待や虐殺の様子を，そっくりそのまま遊びにとり入れていたのだそうです。それは，次のようなものです。これは，アウシュヴィッツ収容所に収容されていた（いつ焼却炉に投げ込まれるかわからない境遇に置かれていた）子どもたちに見られた遊びだそうです。

>「収容所の長老」「地区の長老」，それに「点呼」などという遊びがあった。「点呼」ゲームのとき子どもたちは「脱帽！」と叫び，収容所の点呼に集められ，弱っていてなぐり倒される病人の役をみんながやった。「ドクター」という遊びもあった——病人から配給の食事を取り上げ，わいろの出せない患者の面倒は一切見ないというドクターが演じられる……「ガス室」という遊びもあった。子どもたちが地面に穴を掘り，次々に石をほうり込む。石は焼き場のかまに投げ込まれる人間を表わしていた。子どもたちはそのときの叫び声を真似た。（アイゼン，1996年，166ページ）

わが国では，誰かをいじめるために，その子の"葬式ごっこ"をしたなどとして，マスコミにとりあげられて問題にされることがありますが，「なぐり倒される病人の役をみんながやった」ことからすると，これは，そのようないじめとは異質なものです。これこそが，文字通りの"虐待の再現"であり，"トラウマの再演"なのではないでしょうか。しかしながら，これは子

どもの遊びなので，ある意味で楽しんで反復するものでしかありません。そこには自虐的要素はほとんどなく，単なる遊びの一環にすぎないのです。

まさに虐待の再現と呼ぶべきこのような現象を見ると，症状が先に問題にされる事例群や実際に虐待があったことが確認されている事例群に見られる"虐待の再現"は，いずれも似て非なるものであることがわかるでしょう。

話を戻すと，両群に見られる"虐待の再現"について検討する場合に必要なのは，成人の場合であれ子どもの場合であれ，実際に症状が出た直前の時間帯に着目することです[註3]。たとえばハーマンは，「子どもの頃に虐待を受けていたにもかかわらず，仕事に就き，人を愛することができる程度には外傷が解消していた者も，結婚したり第一子を生んだりすると〔中略〕症状が蘇ることもある」(Herman, 1997, p. 212; 邦訳書，336ページ) と述べています。これらは，結婚や出産の喜びを否定した結果として起こる，いわゆるマリッジ・ブルーやマタニティー・ブルーと呼ばれる状態に当たるものでしょう。

強制収容所（解放後）症候群も，解放直後に起こるものを除けば，「社会状態が好転し健康な時期のあとにおこっている」(小木，1974年，273ページ) そうです。これらも，実生活の中で何らかの好事に遭遇したことで幸福否定を起こし，その結果として症状が出現した——そして，その幸福を否定するために，その症状の一部として過去の不快事を（無意識のうちに）利用した——という可能性のほうがはるかに高そうです。

では，実際に虐待があったことが確認されている事例群——おとなたちに対して挑発的，反抗的態度を示す子どもたち——では，症状出現の直前には何があるのでしょうか。この場合には，挑発的，反抗的態度自体が症状に当たるわけですから，それぞれの症状の直前にそれぞれの原因があるとすれば，その時点でのおとなたちとの接触の中にあるはずです。私が見聞きした経験から言えば，施設の職員などが本人を喜ばせるようなことをした時に，こうした反応が返ってくることが多いようです。したがって，これらの子どもたちは，その好意に対して"あまのじゃく"的応対をしていることになります。

───────
[註3] 実際には，症状出現の直前の時間帯が注目されることは，絶対にと言ってよいほどありません。この問題については，第6章で詳しく検討する予定です。

第2章　PTSD理論の内部構造

　ここでまとめると，同じ"虐待の再現"という言葉で呼ばれるとしても，症状が先に問題にされる事例群と，実際に虐待があったことが確認されている事例群に観察される自虐的行動はかなり異質なものであり，その原因も，このように質的に異なっている可能性が高そうです。そうすると，症状が先に問題にされる事例群と，被害が実際に確認されている事例群をひとまとめにしてよい科学的根拠は，ここでも存在しないことになります。

出来事の直後から起こる症状と，時間を置いてから起こる症状

　また，"ストレス"があってからかなり時間が経って出現した（あるいは，久方ぶりに再発した）症状は，私の経験が正しければ，原則として，その"ストレス"とは別の原因によって起こったものと考えるべきです。次にこの点について簡単に検討しておきます。

　最初に，"ストレス"となる出来事の"直後"に起こったとされる症状について，とりあえず私の経験とは別個に検討します。この場合，まず"直後"という言葉の意味が問題になります。物理学的な意味での"直後"は，まさに直後のことですが，心理的な意味の場合には，その幅がかなり広くなります。しかし，数秒後などの物理的に近接した時間帯を指すことはまずなく，たいていは，せいぜいのところ数時間後から翌日程度であり，場合によっては数日後（あるいはそれ以上）のこともあるようです。

　"心因となるストレス"を厳密に検討しているはずの研究を見ても，ふしぎなことにその推定が正しいかどうかの検討が行なわれた形跡はありません。それどころか，両者がどこまで時間的に近接していれば原因になりうるかといった，自らの立場からすると肝心な点についても，実際には全く検討されることがないのです。これでは，科学的考察として完全に失格です。

　この問題を，アメリカのロチェスター大学精神科で行なわれた研究を例にとって説明してみましょう。これは，後にがん患者の心理学的研究で知られるようになるアーサー・H・シュメイルという精神科医が50年以上前に行なった古い研究（Schmale, 1958）なのですが，私が調べた範囲では，後にも先にもこのような検討は，どうやらあまり行なわれていないようなので，やむなくこの研究をとりあげることにします。この研究は，重要な人物を失う

という喪失体験が，うつ状態発現の原因になるかどうかを検討しており，その中で，その喪失体験と症状出現までの時間間隔を調べています。

　この研究では，そうした出来事を，当事者や家族の証言のみをもとに勝手に"原因"と決めつけるという，科学的にはとうてい認められない方法を使っています。その点を別にしても，この研究には大きな問題があります。ひとつは，先述のように，原因から発症までの時間間隔がどの程度であれば因果関係があると考えられるか，という点に関する考察すら全くないことであり，もうひとつは，原因とされる出来事とその結果であるはずの症状出現とが，時間的にかなり開いていることです。具体的に言うと，実際の喪失体験からうつ状態発現までの間隔が，短い場合で24時間，長い場合には1年もあるのです (*ibid.*, p. 264)。

　そうすると，その喪失体験とその後に発生した症状との間に因果関係があることは，どうすれば確認できるのでしょうか。両者の間隔が24時間程度であれば，因果関係が考えられそうに思われるかもしれませんが，本当に因果関係があるかどうかは，それだけではわかりません。この場合，その間隙を埋めてくれる（はずの）ものは，当事者や家族の証言や主張以外には存在しないのです。にもかかわらず，本当に因果関係があると考えてよいかどうかについては全く検討されないまま，そうした証言や主張に基づいて，いつのまにか因果関係があることにされてしまっているわけです。

　一方，両者の間隔が1年も開いている場合には，因果関係があるか否かの判断は，さらに難しくなります。ナチの強制収容所の生存者の観察でも，解放されてから数年間は何の異常もなかったのに，「年金を受けられる頃になって急に諸症状が現われはじめた」（小木，1974年，272ページ）人たちのいることがわかっています。このように，"原因"と目される出来事と症状出現の間に数年ないしそれ以上の開きがある場合には，両者の間に因果関係があると考えることのほうがはるかに難しいでしょう。それよりも，症状出現の直前に，別の原因があったと考えるほうが，よほど理に適っています。

　先ほど"虐待の再現"の項で引用した女性の事例ですが，30代の時に阪神淡路大震災に遭遇してからしばらく後に，父親による幼児期の性的虐待を想起したのだそうです。その手記には，次のような経過が記されています。

第 2 章　PTSD 理論の内部構造

　　ひどいうつ状態に陥ったのは，震災から三ヵ月と少したった五月の連休のころだった。私は突如，出口のない長いトンネルに入り込んだ。重力に逆らって身体を起こしておくことすら苦痛に感じた。毎日の仕事やさまつな家事，重要な仕事などが，どれもこれも等距離に感じ，以前ならそれらの仕事に優先順位をつけて能率よくこなすことができたが，その時は，どの仕事にもまったく手がつけられなくなっていた。起き上がって，食事の用意をすることも，着替えること，歯を磨くことも恐ろしくおっくうに感じた。時間も止まり，気温を感じるセンサーも働かなくなった。私は，一日中布団の中で波のように襲ってくるうつに身をゆだねていた。私は自分の手がずたずたに切り裂かれて血だらけになっている幻覚に頻繁に襲われた。
　　そのころから過去の虐待場面が，瞬間的に脳裏に浮かんでくるようになった。それは，目に見える映像として再現されるのではなく，何かわからないがとても不快な感覚としてよみがえってきた。〔中略〕今まで応急処置的に表面からは見えないようにつぎはぎしていたものが，あのひどい揺れで無残な姿が暴かれてしまったようだ。何度も襲ってくるフラッシュバックに私は戸惑った。(川平，2005 年，31–32 ページ)

　この女性は，その後，心理学を学ぶ中でPTSDという疾患の存在を知り，先述のように，それまでの異常行動は，幼児期に父親から性的虐待を受けた結果だったと"気づく"に至るわけです。その判断の根拠になっているDSMの定義では，過去に体験した外傷的出来事がその症状の要素になっていれば，他にもいくつかの必要条件があるにしても，その出来事によるトラウマがその原因であると，暗黙のうちに断定されてしまいます。この事例の場合には，「過去の虐待場面」が，「不快な感覚として」浮かんできたり，「フラッシュバック」に襲われたりするという症状があることで，大震災との遭遇とこのうつ状態出現の間にも，過去の性的虐待とうつ状態出現の間にも因果関係のあることが，当然のように証明されたことになっているのです。しかし，既に検討してきたように，そのような判断に科学的根拠はありません。

加害者と被害者の"トラウマ"

次に紹介するのは、ベトナム帰還兵の事例です。

「パン！」——すぐ近くで大きな破裂音がしたのはそのときでした。瞬間、何が起きたのかわかりませんでしたが、得体の知れない恐怖が私の身体を貫きました。反射的にジャンプして地面に伏せました。
みなさんにはひどく奇妙に感じられると思いますが、そのとき私の目には、うっそうとした木々が生い茂って数メートル先も見えないジャングルが見えていたのです。〔中略〕
一九六七年にベトナムから帰還して七〇年に除隊になるまでは、私は、アメリカ本土やハワイなどの海兵隊基地に勤務していたので、住んでいたのも基地の中でした。基地は、外界から遮断された環境ですし、多くの軍務があり、またお酒もたくさん飲んだりしていたことなどから、気もまぎれました。基地にいることは私にとって楽でした。おそらくその当時から、ＰＴＳＤの兆候は私の中にあったろうと思いますが、それが何なのかわかりませんでしたし、考えようともしませんでした。
しかし、除隊して、母と姉、妹の住むニューヨークの実家に戻ってきたとき、状況は一変しました。実家は、それまで私がいた環境とはまったく違った世界でした。家族を含め、多くの人がベトナムのことや軍のことに関心を持っていませんでした。そして、そういう環境に置かれて以降、私は悪夢やフラッシュバックに悩まされるようになったのです。
（ネルソン、2006年、14、35ページ。傍点＝引用者）

この典型的なフラッシュバックの事例でも、はっきりした症状は、"原因"とされる"トラウマ"からかなりの時間が経過した後で、しかも、本国に帰還した時点ではなく、落ちつけるはずの自宅に戻ってから後に、本格的に起こり始めていることがわかります。この場合も、破裂音を聞いたことが本当にそのきっかけになっていたとしても、過去の"トラウマ"がその原因になっていると断定してよい根拠はありません。

以上の検討によって、時間を置いてからの発症はもとより、"原因"となる"ストレス"があった"直後"とされる時間帯に発生した症状であって

も，その原因を本当の意味で特定するのは非常に難しいことがはっきりしたのではないでしょうか。しかし，ここに，今まで完全に見落とされてきた，きわめて重要な点があります。どちらの場合も，"トラウマ"となる出来事があってしばらくした時点から症状が出ているわけですが，その「時点」つまり，症状出現のまさに直前に何があったのかという疑問が，原因探究という脈絡から完全に抜け落ちていることです。

　医学の分野では，いわゆる原因の直後（たとえば数秒以内）に症状が出るという現象は，あまり知られていないのかもしれません。だからといって，心理的原因による症状の場合にも，原因があってしばらくしてから症状が出るはずだと，最初から決めつける態度が科学的であるとは，とうてい言えないでしょう。症状出現の直前に真の原因が潜んでいるという観点から考えれば，一連の症状の中で過去の"トラウマ"を繰り返し想起するのは，それを何らかの目的で（幸福否定の脈絡では，目の前にある幸福に水を差す手段として，過去の不快事を）利用するためという可能性が考えられるわけです。

　幼児期に受けた虐待がトラウマとなり，後に"PTSD"が起こったと断定される事例でも，症状が出た時点で当事者が置かれていた状況としては，先述のように，結婚や第一子の出産，子どもの小学校入学などの出来事が知られているわけです。これらは好事であり，いわゆるストレスではありません。しかし，この種の好事は，私の考えかたを別にしても，特に躁うつ病の場合には，症状が発現しやすいとして知られている状況なのです（たとえば，新福，1979年，20ページ；『講談社精神医学大事典』1984年，377ページ）。ちなみにアメリカでは，躁うつ病の再発（Beratis et al., 1994）ばかりでなく，心臓発作などの身体疾患（Kloner, 2004; Phillips et al., 2004）も，クリスマスや新年という祝祭日や記念日に起こりやすいことが昔から知られています。

　ところで，ヴァージニア大学精神科で主任教授を務めていた故イアン・スティーヴンソンは，好事の最中や直後に，死亡を含め，重篤な身体症状が起こった事例が存在することを，数多くの実例を引いて指摘しています（Stevenson, 1950, 1970）。たとえば，亡命先の南フランスで病床にあったスペインの画家ゴヤは，やはりフランスに亡命していた息子から，すぐに見舞いに行くという知らせを受けた直後に死亡しているそうですし，同じく病床に

あったベートーベンも，生活上の窮状を解消してくれるはずの100ポンドが，ロンドンから舞い込んだ直後に死亡しているそうです（Stevenson, 1970, pp. 93-94）。この場合の「直後」がどの程度の間隔を指しているのかはわかりませんが，状況からしてそれほど離れているわけではないでしょう。

それどころか，ナチの強制収容所から解放されるまさに直前に死亡した人々もいるのです。「これらの被収容者たちは全員が，赤十字の白いバスがコンクリートの広場に連なって入ってくるのを目の当たりにし，それに乗ってここから抜け出せることを知った時，筆舌に尽くせないほどの喜びと希望にあふれ，眼を輝かせた。多くの人々にとって，それはあまりに大きすぎた。その光景があまりにすばらしく，あまりに現実離れしていたため，それに立ち向かうだけの力がなかった。そして，その場で倒れ，死んでしまったのである──文字通り喜びのために」（Nansen, 1949, pp. 468-69; Stevenson, 1950, p. 98）。

これらが検討する価値のある，非常に興味深い事例であることはまちがいありません。ところが，当時，スティーヴンソンのすぐ近くにいた，ハロルド・G・ウォルフら心身医学の創始者たちは，他の点では尊敬に値する，きわめて厳密な科学的研究法を採用していたにもかかわらず，自説や通説と符合しない，このような事例の存在を忌み嫌ったのです（Stevenson, 1989）。

話を戻すと，心理的原因を明確にするためには，以上のような可能性を検討しなければ片手落ちということになるのではないでしょうか。そして，症状出現の直前にある出来事こそがその原因に関係していることが確認されれば，ＰＴＳＤ理論は，その根拠のほとんどを失ってしまうのです。

自然災害による被害と，人災および犯罪による被害

自然災害の被災者は，さまざまな心身の不調を体験しても，おおかたは一時的なものであり，時間の経過に従って薄れてゆくものです。このたびの東日本大震災では，「地震酔い」として知られるようになりましたが，阪神淡路大震災で被災したある精神科医は，「地面が揺れているように感じる」という錯覚がしばらく続いたそうです。「じっとしているときに動揺感がある，なにかの拍子でテーブルが揺さぶられたときに思わずぎくりとする」などの感覚があったそうですが，夏を過ぎる頃から（つまり，震災の7，8ヵ月後に

は）気にならなくなったということです。しかし，その頃には，まだ，そうした感覚が続いている人たちもいたのです（安，1996年，193ページ）。このようなことには，多少なりとも個人差があるということなのでしょう。

　自然災害の場合には，人為的なものではないので，対応の不適切な行政や，被災者の心情を理解しようとしないマスコミに対する怒りなどは起こるとしても，特定の人物に対してうらみや怒りが起こることはありません。それに対して，人災や特に犯罪の被害に遭った場合には，加害者に対するうらみや復讐心がどうしても起こります。両者の間には，この点で大きな違いがあるだけでなく，心の動きも全く異質なので，その点からしても両者を同一視することはできません。

　ここで，〈正当なうらみ〉と〈逆うらみ〉の異質性という問題が出てきます。つまり，自然災害や，特に行きずりの犯罪など，当事者に責任のない状況では正当なうらみが起こるのに対して，当事者に責任がある場合に起こるうらみは，当然のことながら不当な逆うらみになるわけです。その場合，当の本人には，それが不当なものだという認識もなければ自覚もありません。前章の註3で説明しておいたように，心の専門家は，この2種類のうらみをなぜか区別していないのですが，このふたつが全く異質なものであることは，むしろふつうの人たちのほうがよく知っているでしょう。

虐待者との間柄──身内か，見ず知らずの他人か

　次に，虐待と犯罪に関係して発生する問題について検討します。ここでは，アメリカのある市立病院の救急治療室に受診した記録から，思春期以前（生後10ヵ月から12歳まで）に性的虐待を受けたことが明確に確認できる129名の女性を，17年後に追跡調査した研究を紹介します。犯罪学者のリンダ・M・ウィリアムズが行なったその研究（Williams, 1994）によれば，病院の記録に残されている通りに虐待体験を記憶していた女性は，そのうち80名（62パーセント）いることがわかったそうです。その80名の中で，事件後も虐待体験を記憶し続けていた群と，どこかの時点で忘れたことのある群とを比較すると，17年前の記録と照合する限り，記憶の精度に差は見られないことが判明しました。

対象となった129名のうちの49名（38パーセント）が，虐待体験の記憶を残していなかったことになりますが，この著者が提示しているデータをもとに計算すると，記憶を残していなかった者の比率は，虐待時の年齢が7歳未満だった事例では59.5パーセント，7歳以上だった事例では27.6パーセントでした。したがって，虐待時の年齢が低い群のほうが，その記憶がなかった者の比率が圧倒的に高いという結果が得られたことになります（*ibid.*, p. 1171）。

そのことからすると，7歳未満だった者の多くは，それを"抑圧"していたというよりも，通常の意味で忘れてしまっていた可能性のほうが高そうに思えますが，この点については後ほど検討します。ついでながらふれておくと，同じく記憶が消えていた事例にも，ふつうの意味で忘れてしまった場合と，無意識的なものであるにせよ意図的に記憶を意識から消し去ってしまった場合の2種類があるわけですが，このような研究法では，もちろん，両者を区別することはできません。

先の結果は，ウィリアムズが別の角度から行なった検討によっても裏づけられます。右ページの表に示されているように，加害者が全くの他人だった場合には，虐待体験を記憶していた者が82パーセント，記憶していなかった者が18パーセントだったのに対して，加害者が自分の家族だった場合には，記憶していた者が53パーセント，していなかった者が47パーセントと，記憶が消えていた者の比率は，加害者が家族だった時のほうが圧倒的に高かった（18パーセント対47パーセント。数値を実数に戻してカイ2乗検定を行なうと，0.1パーセント水準で統計的有意差あり）のです（*ibid.*, p. 1172）。この結果から，他人による——したがって，おそらくかなりの部分が不可抗力による——虐待のほうが，記憶が消えにくいらしいことがわかります。

この場合，ＰＴＳＤ理論の信奉者は，たとえば次のように考えるようです。「本来，自分を保護し，愛情を注いでくれるはずの親から，また自分にとって安心できるはずの場所である家庭において」（西澤，1994年，18ページ）虐待を受け，信頼が裏切られる（Freyd, 1994）からこそ，両親との間に当然築かれるはずの基本的信頼関係が築かれないまま終わってしまう。そのため，トラウマは見ず知らずの他人の場合よりも大きくなり，その結果として

表2-1 加害者との間柄と性的虐待の記憶の有無

単位は%

	記憶していた	忘れていた
家　族	53	47
他　人	82	18

Williams, 1994, p. 1172 の表のデータより作表。

"抑圧"が起こりやすくなる，というわけです。したがって，この考えかたをとる場合，"トラウマ"を引き起こす原因は，身体的虐待や性的虐待そのものよりむしろ，それによって当事者に起こった心理的葛藤やそれ類似の心理的要因のほうにあることになります。

　虐待は，加害者が見ず知らずの他人の場合には1回限りの可能性が高いのに対して，家族など近しい間柄の場合には，複数回に及ぶ比率が高いはずです（Ullman, 2007, p. 28）。そうすると，虐待の回数が記憶の有無に影響を及ぼしている可能性が考えられるわけです。ウィリアムズはその点に着目し，それ以前にも虐待を受けていた群と受けていなかった群とに分けて，それぞれの記憶の有無を調べました。その結果，両群間には差が見られないことが確認されたのです（Williams, 1994, p. 1173）。つまり，虐待を受けた回数が多ければ（つまり，"トラウマ"の数が増えれば），その分だけ記憶が消えやすくなる，とは言えないことがわかったということです。

　もうひとつの問題は，年齢との相関です。被害時の年齢は，虐待者が家族の場合のほうが他人の場合よりも低い事例が多いはずです（Ullman, 2007, p. 28）。したがって，虐待者が家族の場合のほうが記憶が消えている比率が高いという結果が得られたのは，虐待者が家族か他人かという要因によるものではなく，虐待時の年齢が低かったためなのではないか，と考えることもできるわけです。しかしながら，著者によると両者の相関はほとんどないということなので，家族に虐待された時のほうが記憶が消えている比率が高いのは，まさに家族に虐待されたという点に関係していることになるわけです（Williams, 1994, p. 1173）。

　ところで，ジュディス・ハーマンは，レイプについて次のように述べています。「たいていの場合，加害者は被害者の知り合いである。知人か，職場の同僚か，家族の知り合いか，夫か恋人なのである」（Herman, 1997, p. 62; 邦訳書，92ページ）。そうすると，ハーマンが扱っているような事例では，幼

児ではないにせよ,まさに記憶の消えている者の比率が高くなりそうです。

　以上のような方向から考えたとしても,やはり当事者自身に内在する問題や責任を無視することはできません。そうすると,第1章で紹介したメアリ・ブリックさんの場合のように,当事者が虐待者に対してきちんとした(拒絶の)自己主張をすることで被害を回避できる可能性の高い時のほうが,はるかに記憶が消えやすくなる,と考えることができそうです。

　以上の検討から,加害者が見ず知らずの他人の場合と,自らの家族の場合とでは,仮に何らかの症状が同じように出たとしても,その仕組みが異なっている可能性があるため,両者を同列に扱うわけにはいかないことがはっきりしたと言えるでしょう。

最大の虐待者は誰か

　ところで,子どもにとって最大の虐待者は誰なのでしょうか。子どもの虐待の特殊な形態のひとつに,前章で説明した代理ミュンヒハウゼン症候群があります。この症候群は,ほとんどの場合,長期にわたって激烈な虐待(および病院受診)が繰り返されるという点で,幼児虐待の中では最も深刻なもののひとつですが,その117例をまとめた総説論文(Rosenberg, 1987)によれば,虐待者(実数で97名)は次のような特徴を持っていたそうです。

1　98パーセントが実母,残りの2パーセントが継母であり,男性の積極的虐待者は見つからなかったこと
2　虐待者である母親の職業は,「不明」の40パーセントを除くと,看護師や看護教育を受けた者が最多の27パーセント,在宅勤務者が20パーセント,専業主婦が4パーセント,医療事務従事者が3パーセント,ソーシャル・ワーカーが2パーセント,教師,ホーム・ヘルパーなどがそれぞれ1パーセントとなっていること
3　受診に際して症状を詐称するだけでなく,実際に子どもを病気にさせたり,負傷させたりした事例は,全体の75パーセントにものぼること
4　そのうちの70パーセントでは,入院中にも子どもに危害を加えていること

第2章　PTSD理論の内部構造

　このように，最も過酷な虐待を繰り返すのは，他でもない実母なのです。[註4]わが国でも，このことは，最近起こったいくつかの幼児虐待事件を通じて，一般にも次第に知られるようになってきたようです。事実，この虐待を経験したメアリ・ブリックさんの場合も実母でしたし，自分が受けてきた虐待について書き綴った半生記が世界的ベストセラーになったジュリー・グレゴリーさんの場合（グレゴリー，2005年）もそうでした。また，代理ミュンヒハウゼン症候群ではありませんが，デイヴ・ペルザーさんの場合も，虐待者は実母です。伝統的な考えかたからすれば，ここで，こうした母子の間には基本的信頼があるのかないのか，という点が問題になります。PTSD理論を信奉する人たちは「ない」と考えているはずですが，表面的にそう見えるだけのことであって，そのように断定してよい根拠は存在しないのです。
　私は，長年の心理療法の経験から，基本的には親子の間に愛情が存在しているからこそ，その否定が起こり，その結果として問題が続くのではないかと考えています。虐待者に実母が圧倒的に多いという事実は，虐待が，子どもに対する愛情の否定（笠原，2005年，第4章；2010年，第7章）から起こることの有力な裏づけとなるものです。しかも，医療に携わる女性——看護師や看護教育を受けた女性——が，そのうちのかなりの比率を占めるという事実も象徴的です。次に多いのが在宅勤務者です。つまり，看護や医療に携わる女性や子どもと接する時間の長い，おそらく本当は子どもがより好きな女性がかなりの比率にのぼる，という結果になっているわけです。

わが国の統計的データ

　では，虐待一般については，特にわが国の場合はどうなのでしょうか。わが国では，1973年に当時の厚生省が，153ヵ所の児童相談所を通じて，3歳未満の子どもを対象に初の全国調査を行なっています。次ページの表

［註4］わが国の研究でも同様です（Fujiwara *et al*., 2008）。ただし，代理ミュンヒハウゼン症候群に関するその後の総説論文（Sheridan, 2003）では，実母の比率はかなり下がって，76.5パーセントになっています。なお，看護関係者は14.2パーセントでした。

表 2-2 虐待の内容と加害者の続柄

( ) 内は%

	総 数	実 父	実 母	継父母	その他	不 明
虐 待	26	6	16	2	2	0
遺 棄	139	26	74	0	2	37
殺害遺棄	137	7	51	0	0	79
殺 害	54	9	40	1	4	0
心 中	67	12	53	0	2	0
合 計	423	60 (14.2)	234 (55.3)	3 (0.7)	10 (2.4)	116 (27.4)

池田，1984年，13ページより再掲。総数が423名になっているのは，総件数401件の中に，実父，実母がともに加害者になっている事例があるため。

は，それによって得られた結果をまとめたものです（池田，1984年，13ページ）。なお，この調査での虐待の定義は，「暴行など身体的危害，長時間の絶食，拘禁など，生命に危険を及ぼすような行為がなされたと判断されたもの」であり，「遺棄」とは，いわゆる捨て子のことです（池田，1987年，23ページ）。

調査の時期や対象によってもばらつきがあるのではっきりとは言えませんが，わが国初の幼児虐待調査の結果を見ても，虐待者は継父母などではなく，やはり実母が圧倒的に多いようです。対象児の年齢が低いせいもあるのでしょうが，「不明」を除くと，実母の事例は，307例中の76.2パーセントにものぼるのです。ただし，このデータは，より重度の虐待が中心になっており，本来の虐待とは異質な親子「心中」が含まれている一方で，最近になって問題視されるようになった性的虐待や心理的虐待は，あまり入っていないようです。

もう少し信頼の置けそうな最近のデータとしては，右ページに示した，厚生労働省雇用均等・児童家庭局総務課が発表した統計資料があります。この統計は，全国の児童相談所で受けつけた相談から集計したもので，対象児童の年齢は，0歳から18歳です。

先述のように，30年ほど前の資料とは，虐待の内容その他の条件が必ず

第2章　PTSD理論の内部構造

表2-3　年度別に見た最近の虐待者

()内は%

	総数	父親 実父	父親 実父以外	母親 実母	母親 実母以外	その他
平成10年度	6,932 (100)	1,910 (27.6)	570 (8.2)	3,821 (55.1)	195 (2.8)	436 (6.3)
平成11年度	11,631 (100)	2,908 (25.0)	815 (7.0)	6,750 (58.0)	269 (2.3)	889 (7.7)
平成12年度	17,725 (100)	4,205 (23.7)	1,194 (6.7)	10,833 (61.1)	311 (1.8)	1,182 (6.7)
平成13年度	23,274 (100)	5,260 (22.6)	1,491 (6.4)	14,692 (63.1)	336 (1.4)	1,495 (6.4)
平成14年度	23,738 (100)	5,329 (22.5)	1,597 (6.7)	15,014 (63.2)	369 (1.6)	1,429 (6.0)
平成15年度	26,569 (100)	5,527 (20.8)	1,645 (6.2)	16,702 (62.8)	471 (1.8)	2,224 (8.4)
平成16年度	33,408 (100)	6,969 (20.9)	2,130 (6.4)	20,864 (62.5)	499 (1.4)	2,946 (8.8)
平成17年度	34,472 (100)	7,976 (21.3)	2,093 (6.1)	21,074 (61.1)	591 (1.7)	2,738 (7.9)
平成18年度	37,323 (100)	8,220 (22.0)	2,414 (6.5)	23,442 (62.8)	655 (1.8)	2,592 (6.9)
平成19年度	40,639 (100)	9,203 (22.6)	2,569 (6.3)	25,359 (62.4)	583 (1.4)	2,925 (7.2)
平成20年度	42,664 (100)	10,632 (24.9)	2,823 (6.6)	25,807 (60.6)	539 (1.3)	2,863 (6.7)

厚生労働省雇用均等・児童家庭局総務課が発表した，児童相談所に寄せられた相談から集計した資料。一部はデータから作成。「その他」は，祖父母，叔父叔母など。2011年4月現在では，平成20年度までの資料しか発表されていない。

しも一致しているわけではなく，対象児童の年齢層も違うので，単純には比較できませんが，やはり実母の比率が群を抜いて高いという点では共通しています。

　厚生労働省発表によるこの統計資料では，最近の11年間での実母の比率

加害者と被害者の"トラウマ"

は全体の55から63パーセントで最も高く，実の両親を合計すると83から85パーセントにもなっているのに対して，実母以外の母親の比率は，逆に最も低くなっています。ただし，母親全体の中で義母の占める割合はそれほど高くないでしょうから，義母全体の中で子ども（つまり義子）を虐待した者の比率は，これらの数値よりは多少なりとも高くなるはずです。

一方，東京工業大学大学院・犯罪精神医学研究チームが，1994年から2004年までの11年間に，新聞報道を通じて明らかになった児童虐待死の発生件数を集計した調査によると，15歳未満の子どもが殺害された件数は293件で，加害者は母親が177人，父親が173人とほぼ同数だったそうです。そして，父親の中では，母親の内縁の夫が45パーセントと，その半数近くを占めたのです（「読売新聞」2006年9月17日付）。

虐待死の場合，"父親"の比率が大幅に高いのは，こうした家庭の特性として，加害者に母親の内縁の夫が多いため，父親全体の実数が大幅に押し上げられた結果なのでしょう。しかし，本来は虐待にあまり関与しないはずの義父（この場合，母親の内縁の夫）が，子どもが死亡するほどひどい虐待をする比率が高いのは，なぜなのでしょうか。義父の場合，「なつかないので憎かった」という理由が多かったそうですが，「良い父親」になろうと努力する（青島他，1996年，86ページ）ことが裏目に出たということなのでしょうか。

下村湖人の代表作『次郎物語』では，里子に出された先で主人公は，養家の実娘よりも大事に育てられたのに対して，両親のもとに引きとられると，実母に冷たく扱われるようになります。継母は，祖父母が孫に接するのと似て，心理的距離が遠い分だけ，素直にかわいがることが簡単にできるということです。虐待死の場合を別にすると，現実の虐待のデータからも，これが世の家族の実態であることがわかるでしょう。

話を戻すと，子どもを最も多く虐待するのが実母だということは，以上の資料からもわかるように，統計的にも裏づけられているわけです。これは，昔から「かわいさ余って憎さが百倍」と言い習わされてきた通りで，愛情が強いあまり（その否定の結果として）憎しみが強く起こり，遠慮がないため，容赦なく虐待に走ってしまう結果なのでしょう。もちろん，そうした一般則とは別に，個々の虐待行動にはいちいち動機があるはずです。私のこれま

での経験では，その動機というか原因は，たとえば子どもの成長がわかったなどによる幸福感の否定に関係するものです（笠原，2010 年，第 7 章「子どもの虐待の裏側」参照）。事実，自分の子どもを殺害した母親たちの中には，「憎くて殺したのではない。私はあの子が生まれた時，今までの人生の中で一番大きな幸せを感じたし，あの子のことを心から愛していました」と語った母親がいるそうです（田口，2005 年，69 ページ）。この言葉に，おそらくうそはないのでしょう。ただ，自らの行動がその言葉を大きく裏切るのです。

話を戻すと，加害者が全くの他人の場合と家族の場合とでは，被害を受ける子どもの側も全く違う反応をする可能性が高いので，この場合も，両者を同質のものとして扱ってよい根拠はなくなってしまいます。

正常反応と異常反応

第 1 章で指摘しておいたように，正常反応が強くなると自動的に病的反応に移行するという考えかたも，やはり科学的裏づけを持っているわけではありません。病的反応には（幸福否定という仕組みのように）全く別種のメカニズムが働いている可能性が高いのです。

アウシュヴィッツをはじめとするナチの強制収容所で受けた凄絶な虐待を生き抜いたフランクルは，自らの体験に基づいて，異常な状況においては異常な反応がまさに正常な反応である，という趣旨の発言をしています。この指摘に意外な印象を受けるとすれば，それは，正常と異常という言葉に 2 通りの意味（質的観点から見た場合の正常および異常と，量的観点から見た場合の正常および異常）があることから生ずる錯覚のためでしょう。ナチの強制収容所に収容された人たちの場合には，その圧倒的多数に，多かれ少なかれ同じような"異常"反応が見られたのでしょうから，それは，むしろ正常反応と言うべきであって，とり立ててふしぎなことではないのです。

しかし，"PTSD"の場合には，発症する人たちの比率は，被害の程度を問わず，発症しない人たちの比率よりもはるかに低いわけです。PTSD という考えかたでは，これを異常な状況で起こった正常反応と見るのかもしれませんが，正常反応だとすれば，発症率がさほど高くないのは奇妙です。

次に紹介するのは，阪神淡路大震災で被災した精神科医による，この問題

加害者と被害者の"トラウマ"

に関連する発言です。

> 災害直後の被災者は，さまざまな心身の不調を体験するが，それは災害という「異常な事態への正常な反応」である。多くは一時的なもので，時とともに薄れていくが，衝撃があまりに大きいときは前述したようにPTSDとなって長期化することもある。(安，1996年，235ページ)

この引用文に見られるように，正常な反応が長引くと，それまで正常であったものが異常な症状に発展する（こともある）と考えるのが，一般常識というものなのでしょう。そして，実際にそれが，PTSD理論を支えるひとつの重要な柱になっているわけです。

とはいえ，そのように考えるためには，"トラウマ"を引き起こす出来事に遭遇したこととは別に，また，その結果として"トラウマ"を抱えてしまったこととは別に，その"トラウマ"によって起こる反応を長引かせる要因が当人に内在していることを想定する必要があります。その場合，その個人差の説明として持ち出されるのが，"ストレス脆弱性"という概念です。

ストレス脆弱性とは，ストレスの受けやすさには個人差があるというだけの，何の変哲もない同語反復的な考えかたです。つまり，同じストレスを受けても，当然のことながら，それによって大きく影響を受ける人とそれほど受けない人とがあるわけですが，そのことを説明するために考え出された，まさに当座しのぎ的な着想です。とはいえこれは，正常反応が異常反応に移行すると考えるPTSD理論には，必要不可欠な補強材なのです。

第1章でふれておいたように，大災害の後には，あるいは監禁状態などから救出された後には，平時にはあまり遭遇しないさまざまな体験が必然的に続発します。その状況から解放されたこと，そうした艱難を切り抜ける精神力や体力が自分に備わっていることが実感されたこと，家族の強い愛情があらためて感じられたこと，本当の意味で大切なものに気づかされたこと，人間の真の強さを経験的に認めざるをえなかったことなど，ふつうの状況ではあまり遭遇することのない経験を必ずするものです。問題の症状が出現する直前に，こうした要因があったとすれば，それがその症状出現の原因に関係

第2章　PTSD理論の内部構造

している可能性も，当然のことながら考えられるでしょう[註5]。したがって，PTSD理論が正当であるためには，そうした要因が症状の原因になっていないことを証明しなければならないのです。

これまで検討してきたように，正常反応が異常反応に移行するという考えかたにも，まことに残念ながら，科学的な裏づけはありませんでした。したがって，是が非でもそうした主張をしたいのであれば，その裏づけとなる明確な証拠を提示する必要があるはずです。

本章のまとめ

ここまで，PTSD理論に内在する6通りの問題点を順番に検討してきました。その結果，PTSD理論は，本来的に同列に扱うことのできない多種多様の現象を，おそらくは政治的意図や同情心から無秩序に寄り合わせただけの，科学的根拠を欠く臆説であることが，これまで以上に明確になったと思います。

DSMは，1994年に発表された現行第4版では，それまでにもまして生物学主義的になってきたのだそうです。つまり，精神疾患を脳の疾患としてとらえようとする傾向がこれまで以上に強まったということです。しかし，その主張の裏打ちとなるべき科学的根拠は，残念ながら存在しないようです。精神疾患を持つ患者の脳内に見つかったという異常がその証拠ではないか，という主張がある（たとえば，Harrison, 1999）のは承知していますが，これまた残念ながら，その"異常"が症状の原因になっていることが証明されているわけではありません。症状と脳内の異常との間には，せいぜいのところ，それほど高くない相関があるだけなのですが，専門家たちは，それを因果関係ととり違えようとしているということです[註6]（たとえば，ヴァレンスタイン，2008年，107-118ページ参照）。何よりも，現在の精神医療が依然とし

［註5］私の方法では，次の段階として，その推定が正しいかどうかを，前章（6ページ）で述べた〈反応〉を使って客観的に確認することになりますが，その方法についてはここではふれません。関心のある方は，拙著『本心と抵抗』第4, 5章を参照してください。

て混迷状態にあるという事実が，その誤りを端的に示しているのではないでしょうか。[註7]

　正統精神医学の枠内で公認されたＰＴＳＤ理論は，そのような生物学主義一辺倒の中で気を吐く，心因論の唯一の砦だったはずです。その中心で政治的な旗印を高々と掲げ，世界中の臨床家を引きつけてきたジュディス・ハーマンは，精神分裂病（最近の用語では，統合失調症）という精神医学の要衝にまで，"複雑性ＰＴＳＤ"という半ば自前の武器で切り込み，あわよくばそれによって精神医学理論を統一しようとする気概まで見せていたわけです（ハーマン，1996年，191–201ページ）。その心意気はおおいに買うべきだとしても，その努力が徒労に終わりそうな気配が，遺憾ながらきわめて濃厚になってきました。

［註6］それに対して，精神分裂病やうつ病など精神疾患を持つ患者には，脳の特定の部位に同じ"傷"が例外なくあるとする，わが国の放射線科医による主張もあります（田辺，2008年）。そして，その"傷"を修復すれば，分裂病なども治癒するというのです。この場合，その治療法として具体的な方法（投薬量の減量，抗うつ剤の併用，バナナなどのトリプトファン含有量の多い食品の摂取，運動）が提示されているので，この主張の妥当性を検証するには，従来的な理論やデータによる演繹的論証ではなく，その治療法によって，主張されている通りの結果が本当に得られるかどうかを確認するための，第三者による追試研究が不可欠です。これこそが，科学が認める唯一の方法であり，これも，精神科医に課せられた責務と言えるでしょう。

［註7］抗精神病薬が登場してまもない頃は，いずれ効果的な薬が開発されるはずだ，という期待もまだ許された（たとえば，Rifkin & Quitkin, 1978）わけですが，さすがに最近では，そうした状況も変わりつつあるようです（たとえば，Double, 2002）。わが国でも，薬の大量投与（三浦，2009年）や長期連用による副作用（長嶺，2006年）が問題になっていることもあって，これまでとは違う動きがわずかながら出てきたようです。「うつ病など心の病」を，薬だけに頼らずに治療するための専門家を養成する組織（認知行動療法センター）を，国立精神・神経医療センター内に発足させることになったのだそうです（「朝日新聞」電子版，2011年3月8日付）。2011年4月に，その設立準備室が設けられました。なぜか"認知行動療法"に限定されていて，イギリスなどで成果があがっているのを見習う形になっているらしいのはいかにも残念ですが，一部の疾患とはいえ，薬だけでは対応できない場合が少なからずあることを，専門家もようやく公式に認めるようになったということです。歴史的に見ると，わが国の精神医療としては画期的なことと言えるかもしれません。

第3章　PTSD理論の政治学

科学と政治学

PTSD理論と私情

　パキスタンとアフガニスタンで活動する医療援助団体であるペシャワール会の医師・中村哲（中村, 2007年）は, 早魃（かんばつ）を解消するため, 2000年夏からアフガニスタンで, 現地の住民たちを指揮しつつ, 1500本以上の井戸や全長26キロほどに及ぶ灌漑用水路を掘ってきました。それは, 援助する者が他にいないため, きわめて深刻な早魃から住民を救い出さない限り, それによって多くの人々が病気になったり死亡したりしてしまうので, 病気を治療するどころではないという, やむにやまれない事情があるからです。「百の診療所より一本の用水路を」,「とにかく生きておれ, 病気は後で治す」という姿勢は, こうした極限状況では一貫性を持つものとして十分に理解できます。このように, 医療関係者であっても, 政治的, 行政的行動を医療に優先させてもよい, あるいは, 優先させない限り自分たちの存在意義がなくなってしまう場合のあることは, まぎれもない事実です。

　PTSDという概念は, 政治的背景の中から生まれたものだそうです。それは, この分野で有力な臨床的研究者として知られるジュディス・ハーマンが, 主著『心的外傷と回復』（みすず書房）の冒頭で,「本書はその生命を女性解放運動に負うものである」（ハーマン, 1996年, ixページ）とはっきり謳（うた）っていることからもわかります。

　言うまでもありませんが, PTSDという概念には, それ自体に原因論——過去の"トラウマ"がその後の症状の原因になるとする考えかた——が含まれています。しかし, この種の原因は, 科学的方法を使って厳密に突き止めるべきものであって, そこに, 被害者への同情などの感情的要因や政治

的要因が入り込む余地はありません。この点をきちんとわきまえておかないと，さまざまな問題が発生するおそれがあります。病気や症状を治療しようとする，いわば公的な目的と，被害者をその状態から救い出したいという私的な願望とが，ＰＴＳＤ理論の内部で渾然一体になっているとすれば，そこに，この理論の大きな欠陥があることになるわけです。

　誤解を避けるために書き添えておくと，私は，同情そのものが悪いと言っているわけではありません。同情などの私情に，特に自己満足的側面がある場合，それを（おそらく無自覚のまま）優先させようとして，混同してはならないものを混同する人たちが，現実に少なくないわけですが，そのような，いわば公私混同をすべきではないと言っているのです。

　ついでながらふれておくと，DSM-Ⅳで言うところの解離性同一性人格障害（多重人格障害）の研究で有名なコリン・ロスが，この障害に関するカンファレンスで，治療者たち自身を対象に行なった調査によれば，女性治療者（310名）の60パーセントが，自らも幼児期に性的虐待を受けたと主張していることがわかったそうです。なお，男性治療者（69名）の場合には，その比率は35パーセントでした（Ross, 1997, p. 271）。治療者自身が，このような経験がある（と自認している）ことは，患者を治療するうえで有利に働くこともあるのかもしれませんが，その場合，そこに私情を差し挟まないようにするのは，かなり難しいように思います。

　"心のケア"の問題点

　ＰＴＳＤという考えかたには，その背景に政治的要素が含まれているため，悲惨な状態にあって困っている人たちに救いの手を差し伸べたい，という同情的な気持が，抜きがたく潜在しているように思います。同情は，それ自体には問題がないとしても，押しつけの形になる時には，大きな問題に発展することが少なくないわけですが，この点を理解していただくため，まず，"トラウマ"を負った人たちに対する"温かい"接しかたが，相手をどれほど困惑ないし憤慨させる場合があるかを見ておくことにしましょう。なお，ＰＴＳＤという考えかたに関係する心理的要因については，次の第4章および第5章で詳細に検討することにします。

第3章　PTSD理論の政治学

　最初にとりあげるのは，1980年夏に東京で起こった新宿駅西口バス放火事件で，全身に重度の火傷を負ったある女性の事例です。これは，新宿駅西口のバスターミナルに停車中のバスに乗り込んだ，精神科入院歴を持つ38歳の男が，持参したガソリンを車内にまいて火をつけ，20名の乗客を死傷させた凶悪な無差別大量殺人事件です。この女性の人生は，その時に負った全身80パーセントの火傷のおかげで，大幅な変更を余儀なくされました。

　この女性は，たび重なるマスコミ取材の身勝手さに憤りを感じ，取材をずっと拒否していました。しかし，その中で，あるテレビ局の記者の取材には応じることにしたのです。「僕はあなたをうらやましいと思います。自分自身を真正面からみつめざるを得ない機会を得たということで」という記者のひとことが，そのきっかけになりました。「うらやましい」という主体的な言葉が，ひとつの本質をついていたのです。

> 　事件に遭遇したことを，彼はそう感じとる。不運，災難，不幸，あるいは貴重な体験をした被害者——と，それまでに私に取材を依頼してきた連中は，常にそういう言葉で彼等自身は理解しようとした。
> 　それらの言葉は私の感情にひっかかった。不運，災難，不幸，貴重な体験，と，いらぬお世話はやめてくれと言いたかった。不運であるか，災難であるか，不幸であるか，貴重な体験であったか，それは私が感ずる問題である。彼等自身が感じてもいない，感じようもないものを便利な常套句で規定してしまうことこそ，本来のマスコミが荷うべき使命とは桁はずれにかけはなれた，それは暴力でしかない。そんな常套句からは真実はかけらほども捜せはしないのだ。（杉原，1983年，224ページ）

　この女性から強く非難されているマスコミ関係者たちは，もちろん悪意を持っていたわけではなく，自分たちの使命や仕事に懸命にとり組んでいるつもりだったのでしょう。しかし，特に災害や犯罪の被害者の場合には，相手の気持をわかって（あげて）いるつもりが，当事者からすれば「いらぬお世話」になってしまい，その結果として，両者の間に決定的なずれが生じてしまうのです（その好例としては，たとえば阪神淡路大震災の中で起こった事例が

加害者と被害者の"トラウマ"

あります。副田, 1996年, 248ページ参照)。そのため, この犯罪被害者は, 周囲の"好意"に強い憤りを感ずることになったのでした。

次に紹介するのは, 山口県光市で起こった母子惨殺事件の被害者の遺族である本村洋さんが, マスコミの"善意"を知って衝撃を受けた時の出来事です。

  F〔犯行当時18歳の少年だった加害者〕が検察に逆送され, 公開の刑事裁判にかけられることになった瞬間から, 本村は, 実名報道が当然だと思っていた。だが, 初公判のあとも, マスコミは相変わらず犯人の匿名報道に終始している。理由は, 少年の人権とプライバシーの保護だった。
 「人を二人も殺害し, 謝罪すらしない人間を守る"人権"とは何なのか」〔中略〕
 取材に来たテレビ局の記者は本村に向かって, こう言った。「"強姦"ということがわからないように報道しますので安心してください」
 本村はショックを受けた。マスコミがうわべだけのヒューマニズムに毒されている証拠だと思った。真実が報道されなければ, つまり, どんなひどいことが行われたかが報道されなければ, 死んだ人間は浮かばれない。犯行の残忍性を和らげて, どうして二人が味わった苦しみや怒り, 無念さが理解されるのか。強姦の事実を隠すことがヒューマニズムだと勘違いしているレベルでは, ジャーナリズムの存在意義はない。(門田, 2008年, 101-102ページ。引用に際して段落を変更)

これらは, 報道関係者が, いかに被害者やその遺族の心情を理解していないかを端的に示す証拠です。この齟齬は, PTSDの治療のみならず"心のケア"を専門とする人たち一般にも, そのまま当てはまるはずです。

両者の間に発生するずれの本質

次にとりあげるのは, 2001年にハワイ沖で発生した「えひめ丸」事件に関係して起こった問題です。周知のように, 宇和島水産高校の実習船「えひめ丸」は, 軍船にありうべからざる遊興的かつ低俗な目的で急浮上したアメリカ海軍の原子力潜水艦による, 夢想だにしなかった下側からの衝突のため

第3章　PTSD理論の政治学

沈没し，高校生を含めて9人が行方不明になりました。
　急遽，現地入りした不明者の家族は，アメリカ軍側から事故について説明を受けたり，事故現場へ案内されたりしていましたが，悲しみや怒りや憎しみは増すばかりで，不眠や苛立ちなどを起こす人たちもいました。そのような状況にあった時，アメリカ赤十字社などの慈善団体が，ホノルルの日本総領事館を通じて，日本語が話せるカウンセラーの派遣を申し出ます。ところが総領事館は，「必要な状態にない」として，その申し出を謝絶したのです。この問題について，ある臨床心理学研究者は次のように述べています。

　　断ったのは家族の意向を領事館が察したためであったと考えるのが自然である。もし家族がカウンセラー派遣を望むと予測されるなら，この申し出は当然実現していたはずだからである。ここにカウンセラーを派遣しカウンセリングを受けさせようとする側と，それを受ける側との間に起きるズレや溝を見ることができる。〔中略〕
　　いったい何が起こったのか，その事実を少しでも正確に知りたい，そして相手方はできるだけ詳しく誠実に説明しようとしてほしい，さらに謝罪の気持の伝わる態度を表明してほしい。それが被害者に対する最低の礼儀であり，とるべき態度である。〔中略〕
　　見も知らぬカウンセラーがやさしげに訪れてくることの見当違いや違和感は，言うまでもないことなのではないか。(小沢，2002年，154–155ページ)

　この時に家族たちが示した"症状"は，PTSD理論を信奉する人たちから見ると，まさしくPTSD類似のもの（あるいは，"急性ストレス障害"）なのでしょう。強度の心理的ストレスがある中で起こった，明らかに"心因性"の変調だからです。そして，この家族たちに手を差し伸べようとしたのは，赤十字社などの慈善的な医療援助を業務とする，中立的で正統的な団体です。にもかかわらず，その温かい申し出は，援助されるはずの側に拒絶されてしまったのです。ここに問題の核心があります。いらぬおせっかいを焼いて，これ以上われわれを苛立たせないでほしいというのが，この時の家族

加害者と被害者の"トラウマ"

たちの偽らざる心情だったのでしょう。
　自分の子どもや夫や父親が，アメリカ軍の遊興的愚行の結果として行方不明になったことに対して，自分たちが心配したり憤ったりして，食事がのどを通らなかったり眠れなかったりするのは，場合によってはパニックのような状態になるのは当然のことではないか。その正常な心の動きを病的なものと勝手に見なして，愛する家族を思う自分たちの気持をないがしろにするつもりか，ということなのだと思います。自分の家族が海中で行方不明になっている時に，落ち着いた気持で捜索活動の進展を待ち，夜には安眠しようなどという考えがあるはずもないでしょう。そのことは，この時に援助しようとする側にいた人たちであっても，同じ立場に置かれれば自然にわかるはずです。
　正常な心の動きの場合，その解消は原則として自然のなりゆきに任せるしかありません。援助は物理的なものに留め，あとは黙って事態の推移を見守るべきであり，できることがあるとすれば，家族側の要請に従って，あるいは家族側の心の動きに即して，控えめに対応してゆくくらいのものでしょう。1990年冬に始まった雲仙普賢岳の噴火で発生した火砕流や土石流による災害の後に，精神保健活動に当たった精神科医も，この問題について同趣旨の発言をしています。

　　災害からしばらくの間は，ショックに打ちひしがれ，悲嘆にくれる時間が被災住民には必要であるので，その間は（応急的処置は別として）カウンセリングよりもむしろ生活支援に重点を置く方が精神的援助にもつながるであろう。（荒木他，1995年，1563ページ）

　これは，実際に援助活動を行なった体験に基づく発言であるだけに貴重です。被災住民には，「悲嘆にくれる時間が必要」なのであり，それこそ，こうした場合の「ショック」が，異常反応たるＰＴＳＤとは異質の自然な反応であることを裏づける有力な証拠でしょう。
　同様に，レイプ犯に80日間も監禁されていたフランスの12歳の少女は，ようやく解放された後，被害者としての立場から，次のような思いをめぐらしています。

第3章　PTSD理論の政治学

　精神分析よりなにより私が必要としていたのは，事件を忘れるためのバリケードだった。私の負った傷は，治療で治していく類のものではない。起こったことを受け止め，自分なりに消化し，普通の生活習慣を少しずつ取り戻しながら，自分ひとりで切り抜けていくしかない。それなのに，誰も理解してくれなかった。〔中略〕
　進んで心を閉ざしたわけではなく，誰の力も借りられないから，だから自分ひとりで乗り切っていくしかなかったのだ。回復に必要なのは治療ではなく，放っておいてもらうことだった。（ダルデンヌ，2005年，194-195ページ）

　このような場合には，いくら被害者の立場に立ったつもりになって"受容的，共感的"態度を示したとしても，被害者を苛立たせる結果にしかならず，まるで的が外れた対応になってしまうのです[註1]。このような逆効果しか生まないようでは，双方にとって悲劇でしかありません。
　「えひめ丸」事件の被害者の家族が抱いていた心情に話を戻すと，第1章でとりあげた，何が起こったのか本当のことを知りたいという強い願望を，ここでも見ることができます。ところが，加害者側は一般に，自分たちが窮地に追い込まれずにすむようにしながら，自らの責任を可能な限り回避ないし矮小化しようとするため，事実をありのままに見つめることも，それを認めることもできません。そのため加害に関する説明も，当然のことながら責任回避的で高圧的か，逆に，及び腰的なものになりがちです。その結果として，両者の間に介入しようとする"心の専門家"たちは，被害者側からす

[註1] もちろん，当事者から要請があった場合には，その限りではありません。第1章で紹介した，東名高速飲酒運転事故でふたりの愛児を失った井上郁美さんは，事故後しばらくしてからですが，実際にカウンセリングを必要として，繰り返し受けていたそうです（井上，2000年，161-164ページ）。
　なお，先のえひめ丸事件の遺族や行方不明者の家族に対しては，一周忌を過ぎてから愛媛県が，希望に応じて，カウンセラーによる月1回の家庭訪問を開始しているそうです（愛媛県，出版年不詳，59ページ）。

ると，加害者側の責任回避に加担する手先のように見えてしまう場合すらあるわけです。

　自分たちが同じ立場に立たされれば，すぐにわかることなのに，好意から援助の手を差し伸べようとする側は，そうした被害者の心の動きを的確に把握することができません。ここが，身体的な支援の場合と根本的に違うところなのですが，手を差し伸べようとする側は，この「見当違いや違和感」が，少なくとも意識の上ではわからないのです。しかし，えひめ丸事件の場合には，"心のケア"をしようとする側が，援助について事前に打診してきたため，まだ救われる余地がありました。善意のつもりで，いきなり押しかけてしまっていたら，場合によっては何らかの問題が発生していたかもしれないからです。

現実に起こった深刻な問題

　このように，"心の専門家"が，正常反応を異常反応ととり違え，政治的理念と治療的行為を分離することのないまま，"心の傷"を負った人々に救いの手を差し伸べようとすると，治療的な援助をしようとしているのか，それとも，相手の気持を逆なでしてまで，政治的な活動を（無自覚のまま）しているのかが，まるでわからなくなってしまいます。政治的活動をしているのだとしても，はたして相手の立場に立って相手のためにしているのかどうかが，そもそも疑わしいわけです。その結果，子どもの虐待の"先進国"とも言うべきアメリカでは，現実にきわめて深刻な問題が発生したのです。

　さすがに最近は下火になってきたようですが，アメリカでは，自分が幼時に虐待されたとして，親を告訴する子どもが続出した時期がありました（たとえば，斎藤，1999年；ライト，1999年）。それは，心の専門家が，主として催眠を使って幼時の"虐待の記憶"を，ほとんどは成人に達した後に引き出すという，きわめて信頼性の低い方法に依拠したことの帰結なのでした。

　子どもたちは，その記憶が事実かどうかが実際には確認されていないにもかかわらず，その記憶が正しいものとして親の告訴を始めたのです。その中には，悪魔崇拝儀式[註2]（Ross, 1995）の中で乳児が虐待されて殺されたなど，現実にはありそうもない出来事を思い出した人たちも少なくありませんでし

第3章　PTSD理論の政治学

[註3]
た。そして，そのような子どもたちの親の中には，自分では子どもを虐待した記憶はないが，子どもがそう言っているのだからまちがいないのだろうとして，法廷で自分の"罪"を認め，潔く服役した男性もいたほどです（ライト，1999年）。

　ことは，それだけに留まりませんでした。信じがたい話なのですが，アメリカ心理学協会に所属する，多くは博士号を持つ心理臨床家（2,709名）を対象に1991年に行なわれたあるアンケート調査によれば，（悪魔崇拝儀式などによる）儀式的虐待があったとする子どもたちを治療した経験を持つ会員は回答者全体の30パーセントにものぼり，そのうちの93パーセントもが，そうした主張を事実として認めているという，とてつもない現状がわかったというのです（Noblitt & Perskin, 1995, p. 56）。それが本当なら，まさに異常と言うべき事態です。

　治療者側から強力な援軍を得た子どもたちによる，このような動きに対抗せざるをえなくなった親たちは，1992年に，子どもたちの主張する"虐待された記憶"が事実ではないことを世間に向けて訴える団体（虚偽記憶症候群財団）を結成するに至ります。この問題については，第1章にも登場したカナダの科学哲学者イアン・ハッキングの著書（ハッキング，1998年）で詳細に検討されています。その背景にある問題点については，さすがにハーマン自身も，自著の中で次のような警鐘を鳴らしています。

　　かつては，確実性を求めようとする〔中略〕ため，治療者たちは，患者たちのトラウマ体験を無視ないし軽視するのがふつうであった。これ

[註2] その原語の satanic (ritual) abuse という言葉は，オクスフォード英語辞典（OED）の最新版（2nd ed. on CD-ROM, ver. 4.0, 2009）によれば，1987年2月22日にワシントンポスト紙で初めて使われた言葉だそうです。なお，この項目は，2004年3月に草案として加えられたもので，それまでの版には掲載されていませんでした。
[註3] やはり催眠を利用して行なわれる"前世療法"でも，これと同じ問題が起こります。催眠状態では，施術者の指示（権威）にできる限り忠実に従いたいという忠誠心のようなものが被術者側に発生するため，それらしきものを作りあげてしまうことがきわめて多いのです（Stevenson, 1994）。

が，今でも治療者に最も多い誤りかもしれないが，最近になって心理的トラウマが再発見されたことで，それとは正反対の過誤が発生するようになった。それらしき生活歴や"症状特性"があると，それのみに基づいて，まちがいなくトラウマ体験があったと患者に向かって断言する治療者が登場するようになったのである。中には，儀式的虐待のような，特殊なトラウマ的出来事の"診断"をもっぱらとするように見える治療者すら出現している。(Herman, 1997, p. 180；邦訳書，282ページ)。

ちなみに，この種の問題をめぐっては，わが国でも，ふたりの心理臨床家の間で論争がありました（『論座』2003年12月号；2004年2月号；周藤，2004年）。これは，"過去のトラウマ"を引き出そうとする治療法を批判した，一方による著書（矢幡，2003年）に対して，もう一方が反論したことに端を発した論争でした。ちなみに，このような論争が[註4]，総合論壇誌に掲載されるようになったことは，わが国でも，カウンセリングや心理療法という分野が既に市民権を得ていることを示すひとつの証拠です。

ついでながらもうひとつだけふれておくと，一方の論者は，その著書（矢幡，2003年）の中で，精神分析療法を筆頭とする原因探究型心理療法を全否定しようとしています。しかしながら，一部にせよ経験的な裏打ち（たとえば，岸田，1982年；ダンブロジオ，2000年；ピッカー，1966年）を持つ方法論のすべてを，演繹的な論証のみによって否定するというやりかたは，科学で認められる方法ではありません。経験には，経験をもって臨まなければならないからです。

話を戻すと，このような状況の中で，治療者は，実の両親にも愛情を注がれたことがなかった（かわいそうな）子どもたちの支えにならなければならないなどの理由をつけて，無条件に患者の"味方"をすることは，患者を悪しき虐待者から救い出し，トラウマの解消に寄与している（はずだ）とする，

［註4］この種の"記憶"をめぐる，より専門的な論争を扱った書籍としては，既にキャシー・ペズデクらによる編著（Pezdek & Banks, 1996）が出ています。この編著書には，ハーマンも寄稿しています。

治療者自身の自己満足以上のものにはならないでしょう。そのような行為は，真の意味での治療にもならなければ，根本的な意味での問題解決にもならず，かえって事態の混迷を深めるばかりか，治療者の存在意義すら疑わしいものにしてしまいます。この点について，ハーマンは次のように述べ，公私を混同する治療者に対して厳しい批判を加えています。

> ふだんは治療関係の境界線を固守している，経験を積んだベテランの治療者の少なからずが，外傷性転移および逆転移の強烈な力のために，治療の限界を踏み外し，救援者の役割を演じようとする。〔中略〕いつのまにか治療者は，深夜や週末にも，さらには休暇中にも患者からの電話を受けるような状態に陥ってしまっているかもしれない。こうした破格の待遇をしたからといって，患者が好転することはまずない。それどころか，自分ひとりでは何ひとつできない，依存的で無能な人間だと患者が思うようになればなるほど，一般にその症状は重くなるのである。
> (Herman, 1997, p. 143; 邦訳書，221 ページ)

一部の治療者は，患者に対する同情心という私情を治療場面に持ち込むことによって，知らず知らずのうちに反治療的な対応をしてしまうのです。両者の間にこのような問題が発生するのは，どうしてなのでしょうか。それは，ひとつにはPTSDという概念そのものに，治療者自身の同情的な気持が入り込みやすい余地があることに加えて，そうした思い入れが，この概念を現実に運用する際の強力な原動力になっているためであるように思います。そうだとすれば，PTSDという概念は，その点でも大きな問題をはらんでいることになります。

加害者と被害者の混在

ところで，前章でふれておいたように，この概念には，他にもさまざまな問題が含まれています。ひとつには，PTSDを起こすとされる人たちは被害者ばかりなのか，それともその中に加害者も含まれるのかという疑問です。もちろん，被害者であるか加害者であるかは，どの立場に立つかによって

加害者と被害者の"トラウマ"

違ってきます。また，被害者でありながら，同時に加害者であることも少なくありませんが，その場合には，それぞれに分けて扱う必要があるでしょう。

後ほどふれるように，アメリカ精神医学協会が提唱する，精神科診断マニュアルの現行第4版（DSM-IV）によるPTSDの定義と，ジュディス・ハーマンの定義（複雑性PTSD。ハーマン，1996年，189ページ）は，出発点が異なるため互いに多少なりとも違っているのですが，自然災害や人為災害によるさまざまな"外傷後ストレス障害"を同一平面上にまとめようとした概念という点では，ほとんど共通しています。

第1章に引用しておいたように，ハーマンは，自著『心的外傷と回復』の中で，「レイプ後生存者と戦闘参加帰還兵との間に，被殴打女性と政治犯との間に，さらには，民族を支配する暴君が生み出す巨大な強制収容所群の生存者と，自らの家庭を支配する暴君が生み出す秘密の小強制収容所の生存者との間に」(Herman, 1997, p. 3; 邦訳書, xivページ)，共通して存在する同質のトラウマによって，PTSDが発生すると述べています。そして，このようにひとつの概念で幅広い現象を説明できることが，PTSD理論の（おそらく最大の）長所とされているわけです。とはいえ，さまざまな被害者が同列に並べられている中で，"戦闘参加帰還兵"だけは，きわ立って異質に見えます。

戦闘参加帰還兵のPTSD

PTSDという考えかたが社会的に認知されるようになったのは，ベトナム帰還兵が，帰還後ある程度の時間を置いてから，神経症的な，あるいは自虐的な一連の症状群（たとえば，シェイタン，1984年）を示したり，アルコールや薬物の依存症になったり，犯罪に手を染めたりする(Daniel, 2008)という報道が相次いだことがきっかけでした。そして，その後しばらくの間は，PTSDと言えば，ベトナム帰還兵が示す症状を指す言葉だったのです。

しかしながら，戦闘参加帰還兵は，特に，明らかな侵略戦争だったベトナム戦争の歴史的本質を考えると，本来は加害者のはずです。しかし，ひとつには，"フラッシュバック"などの症状が，他の"トラウマ"による"PTSD"と共通しているように見えるため，被害者たちと同列に並べられることになったのでしょう。ハーマンが主張するように，PTSD理論が政治性を

謳(うた)い，被害者側に立つのであれば，なおのこと，戦闘参加帰還兵という加害者が被害者と同列に並べられていることに，疑問を差し挟まざるをえなくなるように思います。ところが，ＰＴＳＤという脈絡では，これらの帰還兵が，本質的な意味で，はたして被害者として扱われているのか，それとも加害者として扱われているのかが，いまひとつはっきりしないのです。

その点を明確にするため，次に，ハーマンの主張を検討してみましょう。以下，ハーマンの著書からそのまま引用します。なお，原文には改行がありませんが，読みやすくするため，適当に改行を入れておきました。

　　人間的なつながりが壊れ，その結果として外傷後ストレス障害〔ＰＴＳＤ〕が発生するおそれが最も高まるのは，生存者が暴力による死や残虐行為を目撃した時ばかりではない。それに積極的に関与した時も同じなのである。戦闘場面を目の当たりにすることによるトラウマが強度なものになるのは，暴力による死が，何らかの高尚な価値や意味という点でもはや正当化されえなくなった時なのである。

　　ベトナム戦争では，戦闘によって勝利を収めるという目標の達成が不可能になり，戦果のものさしが人殺しそのものになり下がり，敵側の戦死者数(ボディーカウント)をその指標にするようになった段階で，兵士たちの士気は深刻な低下をきたした。このような状況で，心理的障害が最も持続しやすくなる条件は，死の場面に遭遇することばかりでなく，むしろ悪しき意図を持つ無意味な破壊行為に関与することなのであった。

　　ベトナム帰還兵を対象にしたある研究では，その20パーセントほどが，ベトナムでの兵役期間中に残虐行為を目の当たりにしたことを認め，それ以外の9パーセントが，自ら残虐行為に関与したことを認めたという。ベトナムから帰還した後に，最も強い症状を示したのは，残虐な蛮行を目撃したかそれに加担した者たちであった。このことを裏書きする，ベトナム帰還兵を対象にして行なわれた研究がもうひとつある。残虐行為に加担したことを認めた者は全員が，戦争終結後10年以上経過した時点でも，外傷後ストレス障害を示していることが明らかになったのである。(Herman, 1997, p. 54; 邦訳書，80ページ)

加害者と被害者の"トラウマ"

　この引用文を読んでも、やはりいまひとつ不明確です。アメリカが勝つ見込みがなくなって侵略戦争が正当化しきれなくなり、無意味な殺戮や蛮行を繰り返すばかりになったため、兵士たちの士気がいやおうなく低下し、そうした状況の中で、「悪しき意図を持った無意味な破壊行為」を目撃したり、それに「積極的に関与」したりすることが、後年、最も重い症状の出現に結びつくという経過が主張されているところまでは、もちろんわかります。しかしながら、後年の症状の原因となる"トラウマ"は、単に残虐行為を目撃したことに起因しているということなのか、積極的にせよ消極的にせよ、残虐行為に関与させられるという被害者的立場に立たされた非主体的状況に起因しているということなのか、自分の責任で残虐行為に関与したという主体的状況に起因しているということなのかが、依然として不明瞭なのです。

　また、後半部の原典に当たるナオミ・ブレスラウらの論文（Breslau & Davis, 1987）や、ロバート・ローファーらの論文（Laufer, Brett & Gallops, 1985）を読んでも、いまひとつはっきりしません。それとも、そこまで深く考える必要はなく、正当化されえない無意味な残虐行為を目撃したりそれに関与したりすれば、それだけで、後年、ＰＴＳＤを発症する"トラウマ"になるということであり、その時、本質的に加害者だったのか被害者だったのかはどうでもよい、ということなのでしょうか。いずれにしても、釈然としないことに変わりはありません。[註5]

　ただし、「暴力による死が、何らかの高尚な価値や意味という点でもはや正当化されえなくなった時」に、そのトラウマが強度なものになるという主張に注目すると、もう少しわかりそうです。ここでは、その行動が正当化されれば、強いトラウマにはなりにくいということを言っているように見えます。侵略戦争の場合、平時であればきわめて凶悪な犯罪となる行為が、平然と、しかも大規模に行なわれる場合が少なくありません。戦場でそうした行

［註5］実は、ここにきわめて重要なヒントが隠されていたのです。要するに、ハーマンが、本来引用すべき同じ著者による別の論文を、なぜか引用していなかったのでした。その問題については第5章の最後段で検討します。

為が正当化されるのは，国家という絶対的権威によるお墨付のもとで，直接には上官の命令による軍事行動の一環として行なわれるからです。その場合には，戦時国際法に違反しない（あるいは，当事国が，違反していないと強弁する）限り，それは犯罪ではなく，りっぱに任務を果たしたことになり，叙勲の対象にすらなるわけです。

その場合，行為者自身にその責任はないとされるため，当人が，良心の呵責による葛藤でも起こさない限り（つまり，自分が罰せられても，その命令を拒否すべきだったなどと，心底から後悔でもしない限り），強い"トラウマ"は残らないということなのかもしれません。その脈絡からすると，逆に上官の命令がないまま，自分たちの判断で積極的に残虐行為に及んだ時のほうが，他者に責任を押しつけることができない分，強い"トラウマ"が発生しやすくなるという可能性が考えられそうです。その場合には，この"トラウマ"の原因は，後悔・自責の念ということになるでしょう。しかし，そのような考えかたは，少なくとも現在のPTSD理論の枠内にはなさそうに思えます。

ところで，DSM-IVによるPTSDの診断基準を見ると，外傷後ストレス障害と診断するためには，最低でも次の2条件が必要とされていることがわかります。

1　実際に死亡したり重傷を負ったりするような（あるいは危うくそのような目に遭いそうな）出来事を，あるいは自分や他人の身体が損なわれるような危機状況を，体験ないし目撃したか，そうした出来事や状況に直面した
2　当人が示す反応としては，強い恐怖心や無力感や戦慄(せんりつ)がある
　【備考】　子どもの場合には，むしろ行動の混乱や興奮という形で表出することもある

この2条件を見る限り，自らが残虐行為に加担した場合であっても，それが消極的なものであれ積極的なものであれ，その後に恐怖や無力感や戦慄に駆られさえすれば，それだけで，PTSDが発症するための必要条件を満たしたことになるようです。この診断カテゴリーを作成した側にそのような意図

加害者と被害者の"トラウマ"

があったかどうかはともかくとして，加害者としてであってもかまわないことが，これであらためてはっきりしたと言えるでしょう。[註6]

本書のテーマの核心は，もちろん，過去のトラウマが，本当にPTSDとされる症状の原因なのかどうかということなのですが，今ここで問題にしているのは，そのこと自体ではなく，PTSD理論に内的整合性があるかどうかということです。内的整合性に欠けると，やはり何か違和感が残り，釈然としないわけですが，そればかりではありません。内部矛盾のある理論は，どこかで事実をゆがめているに違いないのです。

ストレスという概念が内包する暗黙の前提

ところで，一般に"ストレス"というものは，本来的に被害的なものという暗黙の大前提があるようです。そのため，上官の命令に――あるいは，上官の命令はないものの，その場の空気に――しぶしぶ従うという，被害者的な立場で残虐行為に加担した場合ならともかく，自分の意志で積極的に残虐行為を行なった場合には，それがトラウマに，しかも強いトラウマになるという発想は，一般には生まれにくいように思います。その場合には，戦争"犯罪"の責任が，加害者たる当人自身にあることになるため，一般の犯罪者もここに含めなければならなくなるでしょう。そうすると，「PTSDの概念〔は〕犯罪者にはなじまない」（石塚他，1999年，205ページ）という常識に基づく大前提があるため，ここに大きな齟齬が発生してしまいます。

つまり，トラウマのようなものが存在するとした場合，本来的にストレスや"トラウマ"は被害的なものだという暗黙の前提と，自らの判断で積極的に残虐行為に関与した時のほうが強い"トラウマ"として残るのではないかという推論とは相容れないわけですから，そのうちのどちらかがまちがっているということです。前者の立場では，人間を環境に翻弄される受動的存在と（暗黙裡に）見なすのに対して，後者の立場では，人間の主体性を重視し

［註6］この問題については，アイルランドの司法臨床心理学者フィリップ・H・ポロックが，殺人犯の"PTSD"について考察した論文の中で詳しく検討しています（Pollock, 1999, pp. 187-89）。

ています。そのため，後者の立場では，"トラウマ"のようなものがあるとすれば，先述のようにそれは，当事者の後悔・自責の念に関係して発生する可能性を考えることになるでしょう。

　話を戻すと，ハーマンによる先の引用文には，「残虐行為に加担したことを認めた者は全員が，戦争終結後10年以上経過した時点でも，外傷後ストレス障害を示していることが明らかになった」という記述があります。その一方では，実際に残虐行為に関与しながら，それを正しい行為だったとあくまで主張ないし強弁する人たちが必ずいるはずで，むしろそちらのほうが圧倒的に数が多いでしょうが，その人たちの場合には，どの程度の比率でPTSDが発生するのでしょうか。これらは，PTSD問題の本質や，その背景に潜む人間の主体性という側面にかかわる，きわめて重大な問題です。そうした検討をするためには，PTSDという診断カテゴリーがDSMに導入されたいきさつを，ある程度にせよ知っておいたほうがよさそうです。

　PTSDという診断カテゴリーが，DSMに採用されたのは，第1章で述べておいたように，1980年に刊行された第3版（DSM-Ⅲ）からでした。DSM-ⅢによるPTSDの定義（巻末の付録1参照）は，先に引用しておいたDSM-Ⅳの場合とは少々違って，「一般に，人間がふつうに経験する範囲外にある，心理的外傷となる出来事の後に起こる特有の症候群」となっています。このように，DSM-Ⅳと比べるとかなり漠然としたものだったのです。

　この診断カテゴリーがDSMに採用されるに当たっては，著名な精神分析家であったエリク・エリクソンを師とする，アメリカの精神科医ロバート・J・リフトンが，後に盟友となる精神科医チャイム・シェイタンとともに，大きな貢献をしています。この事実を考慮に入れないと，PTSDにまつわるいくつかの問題を適切に理解することはできないように思います。そのため，少々長くなりますが，わが国ではまだあまり紹介されていないようでもあるので，次にその経過を，紙幅の許す範囲で詳細に辿っておきます。

PTSD概念がDSMに導入されるまで

リフトンの関与および貢献

　ロバート・J・リフトンは，1950年代前半に，連合国軍の精神科軍医と

して日本と韓国に駐留した経験から,東アジア,とりわけ日本に強い関心を寄せるようになりました。そして,除隊後しばらくの間,一家で京都に移り住み,わが国の青年を対象にして,その心理と歴史的変化の相関関係を研究しています。その中で,「彼らの自我意識と世界観を探ってみると,日本が世界でただ一つ原子爆弾の洗礼を受けた国であるという事実が,極めて重要な役割を演じていることに気づいた」のです。1962年4月のことでした。

行動の人であるリフトンは,翌月には,早くも広島市内に居を移し,それから半年近くの間,あらゆる階層からなる70名以上の被爆者を対象にして,原則として2時間ほどに及ぶ面接を2回ずつ行なったのです(リフトン,1971年,3–10ページ)。それによって得られた証言をもとに,1967年,自らの名を世に知らしめることになる名著『死の内の生命——ヒロシマの生存者 Death in Life: Survivors of Hiroshima』(1971年,朝日新聞社)を出版したのでした。リフトンは,その面接調査の過程で劇的な経験をしたことについて,次のように述べています。

> 元来,私は心理学者であるから,個人的面接において不愉快な事実を取扱うことには慣れているはずであり,これまでのところ,対象にある程度の距離を置いて解釈することができたはずである。ところが,このような慣れにもかかわらず,また,原爆問題については,いろいろな形で予備知識は持っていたにもかかわらず,私の心には,被爆者から直接聞いたような事実をそのまま受け入れる準備ができていなかったのである。何故なら,今や私は原爆問題といった生やさしいものではなく,目の前に坐っている一人の人間の経験という,恐ろしい事実と対決しなければならなかったからである。いずれにもせよ,初めのあいだは面接が終ると,肉体的にも精神的にも強い衝撃を受けて,ぐったりしてしまうのがふつうであった。〔中略〕
>
> 数日すると私の反応も徐々に変化して行った。私はそれまでと少しも変らない恐ろしい体験に耳を傾けていたのではあるが,恐ろしさそのものよりも,それらの体験のなかにくり返されるある種の形態〔罪業感や心的麻痺など〕に気づき初めてきたのである。〔ママ〕ということは,〔中略〕被

爆者と私自身のあいだに,ある程度の距離を保つようになったことを意味するものである。実をいうとこのような距離は,学問的に必要であったばかりでなく,私の感情を支える点からも必要だったのであり,いわば恐ろしいものに対して心の扉をとざす自己防衛手段だったのである。〔中略〕被爆者自身,私とまったく同じように,心理的閉鎖という手段を用いて,恐ろしい体験から身を防いでいたのであり,私は二次的にそれをくり返したにすぎない。(リフトン,1971年,9ページ)

　この引用文からわかるのは,良心の人であるリフトンが,被爆者に,単なる研究対象としてではなく,さらには人種的偏見を持つこともなく,自分と同一地平上にいる人間として接していることです。そのため,被爆体験に耳を傾けるリフトン自身も,被爆者たちの証言に強い衝撃を受けたわけです。そして,精神分析を専門とするリフトンは,この被爆者たちの体験の一部と,被爆者たちに接したことによる自らの体験とを,人間が持つ防衛機制の働きによるものと考えました。つまり,大量殺戮に巻き込まれた人々や,天変地異による,あるいは人為的な大災害に遭遇した人々は,その恐ろしい体験から自らを守ろうとして,「心理的閉鎖 psychological closure」ないしは「心的麻痺 psychic numbing」という心理機制を働かせ,いわば「心の扉をとざす」というのです。

　後にリフトンは,ある対談の中で,「それ以来,私の研究は全て,このヒロシマでの六カ月間のプリズムを通した形となっています」(リフトン,野田,1995年,78ページ)と述べています。広島での激烈な体験やそれを基盤とした着想が,リフトンの生きかたや研究の原点になっているのです。

　その一方でリフトンは,全体主義的な政治体制の内側にいる人間にも,最近に至るまで強い関心を一貫して示し,その方面の研究も精力的に行なっています。そして,自らがユダヤ人でもあるため,ナチス・ドイツに協力した医師たちが,人の命を救う立場にあるはずなのに,なぜユダヤ人の大量虐殺に手を貸したのかという問題を扱った『ナチの医師たち *The Nazi Doctors*』という著書を執筆したことに加えて,世界的な新型テロの先駆けとも言うべきオウム真理教を扱った『終末と救済の幻想——オウム真理教とは何か』

加害者と被害者の"トラウマ"

(2000年, 岩波書店) などの著書も出版しています。

また, ベトナム帰還兵の実態から自国の軍国主義および, それに寄り添う軍事精神医学を痛烈に批判した『あの戦争からの帰郷——犠牲者にも処刑者にもあらざるベトナム帰還兵 Home From the War: Vietnam Veterans Neither Victims Nor Executioners』という著書や, 原爆投下50周年を記念して, スミソニアン航空宇宙博物館で企画されていた原爆展が, 復員軍人会や国会の猛烈な反対に遭って中止を余儀なくされた, いわば国辱的事件に触発されて, アメリカ人の原爆観を余すところなく描き出した『アメリカの中のヒロシマ』(共著, 1995年, 岩波書店) という著書もあります。

ところで, 第二次世界大戦および朝鮮戦争の帰還兵の治療が盛んだった頃のDSM (1952年発行の第1版) には, 「甚大ストレス反応 Gross stress reaction」という診断項目がありました (巻末の付録1参照)。当時のアメリカの精神科医たちは, これをもとにして, 帰還兵が示す症状の診断や治療を行なっていたのです。ところが, その後 (1968年) に公刊された第2版では, その項目が, はっきりしない理由で (Spitzer, First & Wakefield, 2007, p. 234) 削除されてしまいます。それが, PTSDという診断名となって次のDSMの第3版 (DSM-III) で返り咲いたのは, ひとつにはリフトンがベトナム帰還兵に強い関心を寄せるようになったおかげなのでした。

自らもベトナム帰還兵である, オクラホマ大学の社会学者ウィルバー・J・スコットは, PTSDという診断カテゴリーがDSMに導入されるまでの経緯を, そこで重要な役割を演じた数名の関係者へのインタビューを交えて, 臨場感あふれる筆致で詳しく説明しています (Scott, 1990)。次に, スコットによるこの論文と, 国際外傷性ストレス研究協会の会長を務めたこともある精神科医サンドラ・L・ブルームによる同趣旨の論文 (Bloom, 2000) をもとにして, その経過を再現してみましょう。

ベトナム帰還兵に見られた症状や問題行動

後にリフトンたちとともに, PTSDがDSMに導入される際に多大な貢献をすることになる (今は亡き) サラ・ヘイリーという女性が, 1969年9月, 修士課程を修了して, ボストンの復員軍人局 (VA) 医療センターに精神医

第3章　PTSD理論の政治学

学ソーシャルワーカーとして着任しました。出勤初日の午前中，ヘイリーは，極度の恐怖と興奮を示す初診の帰還兵の受け入れ面接を担当したのですが，その男性は，自分の所属する歩兵小隊が，南ベトナムのミライ（ソンミ村）でたくさんの女性と子どもを殺したことを告白したのです。本人は1発も発砲しなかったそうですが，その後，虐殺に関与した数人の仲間から，このことを口外したら命はないと思え，と脅迫されたそうです。そのうちのひとりは，おまえが口を割らないうちに殺してやる，とまで言ったというのです。

　この男性は，受診の2，3日前から極度の不安定を示すようになり，恐怖に駆られて休息や睡眠がとれなくなりました。そして，昔の仲間たちが自分を殺そうとしてあたりをうろいている，と訴えたのです。しかし，そのことを裏づける客観的証拠はどこにもありません (Scott, 1990, pp. 297-98)。

　ヘイリーは，ミライで大虐殺があったことを，その時点では知りませんでしたが，第二次大戦中に諜報活動に従事していた父親から，小さい頃，戦時中に起こった虐殺の話を聞かされていたため，この帰還兵の話を文字通りに受けとります。その何日か前に当たる9月16日に，連合通信社（UP）が「ミライの大虐殺」事件を初めて報道している（首謀者とされるカリー中尉は9月5日に告発された）[註7]ので，後にヘイリーは，この男性が不安定を起こしたきっかけは，その報道にあったのではないかと思うようになりました。

　復員軍人局の医師たちは，この帰還兵の主張を，精神分裂病の被害妄想によるものと判断します。当時のアメリカの精神科医の常識では，ベトナムからの帰還兵が，自らの戦闘体験に関連して不安定になったり，そうした体験を繰り返し口にしたりしても，それは，戦闘体験とは別の原因で起こった神経症や精神病の症状と考えられることが多かったのです (*ibid.*, p. 298; Rosen, Spitzer & McHugh, 2008, p. 3)。

　以前からベトナム戦争に強く反対していたリフトンは，同じ年の11月

[註7] この日は，ニクソン大統領が35,000名の兵をベトナムから引きあげる命令を発した日であり，最初の報道は，アメリカ軍が虐殺を公式に認めた69年11月13日ということになっています。ちなみに，大規模な虐殺はアメリカ国内ではほとんど報道されなかっただけで，実際にはベトナム各地で発生していました (本多, 1982年, 47-48ページ)。

加害者と被害者の"トラウマ"

に，ニューヨーク・タイムズ紙の報道でミライ事件の存在を知ります。そして，現場にいたものの虐殺には加わらなかったという先の帰還兵と，ヘイリーを介して対面するのです。その帰還兵の証言を聞いたリフトンは，自国の政府に強い憤りを覚え，即座に行動を開始します。12月には，「民間人が戦争犠牲者になるのはなぜか」という論文を週刊誌に寄稿し，翌月の1970年1月には，上院の小委員会で，ベトナム戦争が帰還兵に及ぼす心理的影響について証言するのです。

義憤に駆られたリフトンは，その後，志を同じくする，やはり精神分析を学んだ精神科医チャイム・シェイタンとともに，地元ニューヨークのラジオ放送を通じて呼びかけを行なったのを手始めに，政治的活動を精力的に展開します。まもなく起こったアメリカ軍のカンボジア侵攻を機に，アメリカ全土の学生たちが反戦運動に立ち上がったのですが，その時，オハイオの州兵が州立大学の学生たちの反戦デモ隊に向かって発砲し，十余名が死傷するという事件が発生したのです。

リフトンとシェイタンは，アメリカ軍のカンボジア侵攻とオハイオ州の学生デモ隊銃撃事件とを糾弾する集会を開きます。それを契機として，リフトンたちは，自らの主張に共鳴してくれる「ベトナム戦争に反対する帰還兵の会」（VVAW）のラップ・グループとの交流を始めました。ラップ・グループとは，自分たちの思いを忌憚（きたん）なく語り合えるサークルのことです（リフトン，1984 年，146–153 ページ）。その年の11月には，VVAWの会長が協力と助言を求めてきました。それに対してリフトンたちは，精神科医としてではなく反戦運動家として，VVAWのメンバーたちと行動をともにするようになったのです（Scott, 1990, pp. 299-300）。

リフトンとシェイタンは，71年3月にワシントンで開催されたアメリカ矯正精神医学協会（AOA）の年次総会で，ベトナム帰還兵の問題を扱うパネル・ディスカッションを企画します。会員が精神科医ばかりのアメリカ精神医学協会と違って，AOAの場合，精神保健関係のさまざまな専門家も会員になっているので，こうした試みにはむしろ好都合でした。このパネル・ディスカッションには，800人ほどの会員が出席しました。

第3章　PTSD理論の政治学

時代の要請

　そのひと月後，拳銃を持った黒人のベトナム帰還兵が，強盗に入ろうとした食品雑貨店の店員に，自らは発砲しないまま射殺されるという事件が発生します。その帰還兵は，2年半ほど前に，軍人にとって最高の勲章を，時のジョンソン大統領から直々に授与されていたのでした（Bloom, 2000, p. 28）。ベトナム戦争の歴戦の勇士が，その2年半後には，雑貨店に強盗に押し入る形で，あえなく射殺されてしまったのです。ベトナムから帰国して英雄にまつりあげられても，元の社会生活にうまく再適応することができないのではないか。それにしても，ベトナム帰還兵の少なからずが，犯罪を犯したり，アルコール依存症や薬物中毒に陥ったり，ホームレスになったり，自殺したりするのは，なぜなのか（Scott, 1990, p. 300）。

　それまでなら問題にもされなかったはずのこの事件は，時代の要請に従って，全国ニュースとなって週刊誌にとりあげられたり，前衛劇として演じられたりなど，異例の扱いを受けました。そして，ニューヨーク・タイムズ紙の第一面にも，この帰還兵の生涯を辿る記事が掲載されたのです。それを読んだシェイタンは，大きく心を揺さぶられます。そして，ベトナム戦争に反対し，帰還兵を援助するには，VVAWのラップ・グループと連携して活動を進めるしかないことに思い至ったのでした。そのため，シェイタンはまず，「ベトナム後症候群」について2編の論文を執筆します。

　ラップ・グループでの観察によれば，この症候群は，ベトナムから帰還して9ヵ月から2年半までの間に起こりやすいため，シェイタンは，それを「遅延性甚大トラウマ」と呼び，罪業感，激しい怒り，生贄意識，心的麻痺，疎外感などがそこに見られることを主張します（シェイタン，1984年）。そして，1972年5月に，その論文が，署名入りの特別記事としてニューヨーク・タイムズ紙に掲載されると，「事態が急展開を始めた」のです（Scott, 1990, p. 301）。

　同年11月，リフトンは，『あの戦争からの帰郷』執筆の最終段階に入ります。その中でリフトンは，「個々の兵士が，死に直面したり戦友を助けたりする際に見せた崇高な行動および勇気と，その兵士たちが戦うことを余儀なくされた，醜悪にして凶悪かつ不必要な戦争」とを完全に区別して扱いました

(*ibid.*, p.301)。そして，残虐行為はあらゆる戦争につきものだが，ベトナムのアメリカ軍は，倫理観や誠意を欠いていたため，その傾向がより強く見られたことを指摘します。加えて，絵空事的な戦争認識を捨てて何よりも現実を直視すべきであること，ベトナムで起こった残虐行為の責任の一端はベトナム戦争自体にあるのであって，ベトナムで戦ってきた帰還兵に，その責任を全面的に押しつけるべきではないことを訴えたのです (Lifton, 1973, p. 167)。

リフトンの見解によれば，精神科医（および従軍牧師）と軍司令部が，現地での兵力を維持するために結んだ「いかがわしい同盟」によって，"仮の世"が作り出されたが，そこでは，「生き残るために，あらゆる側面で内的堕落」が起こり，主としてそれが，兵士たちが本国へ帰還した後に，本来の人格をとり戻して社会復帰を遂げる際の妨げになっているというのです(*ibid.*, p. 167)。

リフトンたちの政治的活動

リフトンとシェイタンは，その後も精力的に根回しを続けます。AOAや専門的な発表媒体や一流大学との間に伝(つて)を作ってから，全国的な草の根運動を束ねる情報センターを立ちあげることにしました。そのため，全国キリスト教会協議会その他の機関に対して，問題を抱えるベトナム帰還兵が一堂に会する会議を開催するための，費用の提供を求めたのです。呼びかけの結果，いくつかの教会から援助が得られ，73年4月に，ベトナム帰還兵の感情的要求をテーマに掲げた全国会議が，セントルイスで開催されるに至るのです。そこには，復員軍人局（VA）本部の職員も，要請に応じて10名ほどが出席しました。

その会議では，帰還兵たちの感情的要求を満たすには，どのような方法が最も適切かという問題について，3日間にわたって率直な意見が交わされました。その結果，自分たちの抱えるさまざまな問題が広く一般に見られるという事実を否定しようとするVAに対して，多くの帰還兵が怒りやうらみの念を抱いていることが判明するのです (Scott, 1990, pp. 302-303)。

第1回全国会議が終了するまぎわに，運動を自発的に進めるための組織として，全国復員軍人財源計画という団体の設立が決定され，11名の理事

が選任されます。そして，その会長に，ジャック・スミスという元海兵隊員が選ばれました。大義のためには自らの主張を貫き通す熱血漢であるスミスは，当初こそアメリカの介入は正しいと信じてベトナムで戦ってきたそうですが，その実態を知ってからは，「われわれの意図するものが何であったとしても，やりかたをまちがえた」と思うようになっていました。

スミスは，1970年に起こったアメリカ軍のカンボジア侵攻の後，あらためてベトナム戦争の意味を考えるようになり，まもなくVVAWに入会したのですが，そのラップ・グループに，たまたまリフトンとシェイタンがいたのです (ibid., p. 303)。

この頃，シェイタンの自宅の電話が盗聴されたり，ベトナム帰還兵の組織およびその協力者やリフトンからシェイタンに届いた郵便物が勝手に開封されたりなどの妨害工作があったそうです (Bloom, 2000, p. 32)。当然のこととはいえ，リフトンやシェイタンたちの活動を快く思っていない一群の人たちがいたのです。また，リフトンらのラップ・グループに，FBIの情報部員が潜入していたこともあるそうです (リフトン，1984年，152ページ)。

DSM-Ⅲ策定作業の開始

時を同じくして，APAの内部でも，これまでにない緊急事態が発生していました。DSM-Ⅱで，治療の対象として扱われている同性愛の位置づけをどうすべきかという問題です。そして，その決着をつけるための会員投票に端を発した改革の波のおかげで堰が切れ，DSM-Ⅱを全面的に改定しようという機運が生まれたのです。この年の2月に発行された『総合精神医学輯録 Archives of General Psychiatry』という，アメリカ医学協会（AMA）が発行する，月刊の精神医学専門誌に，先のサラ・ヘイリーの論文 (Haley, 1974) が掲載されます。これは，虐殺を告白するベトナム帰還兵の治療について初めて書かれた記念碑的論文でした。この出来事は，いよいよ機が熟しつつあることを，関係者たちに教えてくれたのです。

そして，74年6月には，DSM-Ⅲの策定作業が始まったことが発表されます。ちょうどその頃，財物損壊罪で告訴されたベトナム帰還兵を，"外傷性戦争神経症"という診断名を使って弁護しようとする官選弁護人が現われ

ます。それに対して裁判長は，そのような診断名はDSM-Ⅱに存在しないとして，その法廷戦術を却下したのです（Scott, 1990, pp. 303-304）。

　この弁護士は，DSM-Ⅲ策定の責任者であった，コロンビア大学の精神科教授ロバート・スピッツァーに電話して，DSM-Ⅲでは，戦闘に関係して発生するストレス反応をとりあげる用意があるのかと質^{ただ}します。それに対してスピッツァーは，その予定はない，と答えたのです。このことは，ある新聞記者を通じてシェイタンに伝えられました。あらためて現実を突きつけられて衝撃を受けたシェイタンは，速やかに行動を起こす必要性を痛感し，コロンビア大学時代以来，旧知の間柄にあるスピッツァーの説得工作に，リフトンとともに乗り出したのです。戦闘関連ストレスのための診断カテゴリーが必要なことを裏づける実証的証拠なら，データ主義を標榜するスピッツァーを十分納得させられるほどあるはずです。

　したがって，そこに焦点を絞って努力を重ねさえすれば，戦闘関連ストレスという診断項目が，DSM-Ⅲに正式に採用されることは決まったようなものです。ベトナム帰還兵に対する国民の認識を変えるには，ある種の疑問をもたせる必要があることに思い至ったリフトンたちは，まず，ニューヨーク市内のラジオ局から，ベトナム帰還兵に関連する番組を終日放送し，聴取者に意見や質問を求めるという方法を使いました。そこに，州立マンハッタン病院院長のジョン・タルボットが登場します（*ibid.*, pp. 304-305）。精神科軍医としてベトナムに駐留した経験を持つタルボットは，DSM-Ⅱに準拠したのでは"ベトナム後症候群"の多くに診断がつけられないことを知って，困惑していたところでした（Bloom, 2000, p. 35）。

　後にAPA会長に就任することになるタルボットは，コロンビア大学医学部時代の同僚であり友人でもあるスピッツァーとは，簡単に接触できます。州精神医学協会ニューヨーク市支部の支部長でもあったタルボットは，APA内部でこの問題が注目されるようにするため，シェイタンたちを支部の月例会に招いて，"ベトナム後症候群"について発表させました。そのかいもあって，75年に開催されたAPA年次総会で，スピッツァーとの対面が実現したのです。

　一方，シェイタンは，ベトナム帰還兵の問題に最初に注目したサラ・ヘイ

リーが，自分たちのグループに参加してくれたことで，非常に喜んでいました。それまでシェイタンたちは，VAをほとんど避け続けてきた帰還兵たちとともに，VAとは無縁のところで活動していたのですが，それに対してヘイリーは，VA内部の帰還兵を対象にした治療に，ずっとかかわり続けてきたからです（ヘイリー，1984年；Scott, 1990, p. 305）。

　その後もシェイタンたちは，さまざまな専門家の集まりに，やつぎ早に参加しました。そのように人目を引く活動を続けたおかげもあって，2ヵ月後に開催されるAPA年次総会で，「ベトナム帰還兵――依然として続く再適応問題」というテーマのシンポジウムが開かれることになったのです。そして，リフトンとシェイタンのふたりが，そのシンポジストとして招かれたのでした。その総会で，リフトンたちと顔を合わせたスピッツァーは，既に他の専門家がベトナム帰還兵の研究をしていることを指摘します。その専門家たちの結論では，ベトナム帰還兵が示す症状は，新たな診断カテゴリーを設けずとも対応できるとされていたのでした。

　ニューヨークに戻ったリフトンたちは，新たに診断カテゴリーを作る必要があることを実証するための作業に着手します。その際，医師ではないどころか，学歴すらほとんどない元海兵隊員のジャック・スミスを，その任に当たらせるという英断を下しました。作業部会は，この診断カテゴリーを「戦闘後症候群」と名づけ，その裏づけとなるものを組織的に集め始めます。リフトンたちは既に，強制収容所の生存者も，社会復帰の過程でベトナム帰還兵と似通った反応を示すことに気づいていました。そのため，作業部会は，この診断カテゴリーを，戦闘後症候群を包含する一般的現象として考えるようになります（ibid., p. 305）。

道が開ける

　この年（1975年）の夏，作業部会は，スピッツァーをニューヨーク市内の病院の昼食会に招いて，それまでどのような検討を重ね，どれほどの努力を傾けてデータを収集してきたかを伝えます。その報告を受けたスピッツァーは，反応性障害の小委員会を公式に設置することを約束しました。そこで検討した成果を，DSM-Ⅲ特別委員会に報告させるというのです。そ

加害者と被害者の"トラウマ"

の小委員会は，重症の火傷患者の心理面の治療に携わった経験と，華々しい経歴とを併せ持つ精神科医ナンシー・アンドリーセンを委員長として，スピッツァー自身と別の精神科医の3人で構成されることになりました。その3人は，ともにDSM-Ⅲ特別委員会に所属しています。さらにスピッツァーは，アンドリーセンに指示して，リフトン，シェイタン，スミスの3人と一緒に検討を進めさせるのですが，小委員会は，リフトンたちの作業部会を，DSM-Ⅲの執筆作業に公式に参加させたのです。

その後，作業部会は，重症の労災患者の治療に当たってきた精神科医や，ストレス生理学の専門家の参加を得るなど，次第にその規模を拡大させてゆきます。また，他の大災害の被害者を対象に行なわれた研究を検討する中で，各専門家に協力を要請することを通じて，幅広い分野の専門家たちとの間にも，着々と協力体制が整ってきたのです（ibid., pp. 305-6）。

アンドリーセンを説得できさえすれば，スピッツァーも同意するはずだと考えたリフトンたちは，76年3月にアトランタで開催されたAOAの年次総会の研究討論会にアンドリーセンを招き，新しい診断カテゴリー用に整理した，ニューヨークのラップ・グループのベトナム帰還兵たちの病歴から得たデータを提示します。この時，アンドリーセンは，作業部会が提示したのと同じようなストレス反応を，自らが治療した火傷患者でも観察していることを認めたのです（ibid., pp. 306-7）。後にアンドリーセンは，DSMという方法論そのものを批判するようになります（Andreasen, 2007）。

翌77年，作業部会が集めたベトナム帰還兵の病歴は700例以上になりました。シェイタンたちは，その成果をもとにして，DSM-Ⅲに向けた特別勧告を行ないます。「大惨事ストレス障害 Catastrophic stress disorder」という名称を付したこの診断名は，急性，慢性，遅延性という3通りの現われかたをするとされました。そして大惨事ストレス障害に共通する唯一の重要な要素は，外傷性の出来事そのものであり，その症候群や治療法はその障害の原因や発症のしかたによって違ってくると主張したのです。

その後，ワシントン大学（セントルイス）の研究者たちから，新しい診断カテゴリーを作る必要はないという反対意見が相次いで出されます。しかし，作業部会のメンバーがAPAの反応性障害小委員会の委員を兼任してい

たことや，メンバー同士がよくまとまっていて，政治的に活動的だったのに対して，ワシントン大学の研究者にはそれらの要素が欠けていたため，結局は作業部会に軍配が上がったのでした (Scott, 1990, p. 307)。ここでも，政治的決着が図られたということです。

1978年1月，スピッツァーは，APAの反応性障害小委員会で，作業部会にその成果を発表させます。リフトン，スミス，シェイタンの3人は，交戦地帯における犠牲者が広範囲に出ていること，それらの犠牲者と"人為"災害による犠牲者との間に共通点が観察されること，また，それほどの度合ではないにしても自然災害の犠牲者との間にも共通点が見い出せることを力説しました。

まもなく，スピッツァーたちは，委員会の決定事項たる最終草案を発表し，「外傷後ストレス障害」という診断名を提案します。しかしそこでは，人為災害と自然災害の差は，あまり重視されませんでした。ともあれ，このような経過を辿った末に，リフトンたちの長年の努力がここに結実し，「外傷後ストレス障害 Post-Traumatic Stress Disorder」という項目が正式にDSM−Ⅲに導入されることになったのです (*ibid.*, p. 307)。合衆国政府や復員軍人局という体制側を相手に，草の根運動を展開して戦ったリフトンたちは，このようにして勝利を得たのでした。

リフトンたちが努力を重ねていたのと時を同じくして，新たな診断カテゴリーをDSM−Ⅲに導入させるべく活動していたグループが，もうひとつありました。そして，双方のグループが互いの存在を知らず，連繋を持たないまま活動を続けた結果，PTSDと解離性障害という診断カテゴリーが，DSMに別々に採用されたのでした (Bloom, 2000, p. 37)。これが，DSMによる診断基準と，解離性障害を重視するハーマンらの臨床家による基準とが並存することになったひとつの理由なのかもしれません。そして，このような経過で作りあげられた診断基準が，大幅な変更のないまま，1994年刊行のDSM−Ⅳに継承されて，現在に至っているのです。

その後も続く疑念

しかしながら，PTSDという診断カテゴリー自体や診断基準のあいまい

さに対して疑念を表明する研究者は，その後も跡を絶ちませんでした（North et al., 2009 参照）。それどころか，この概念に対する疑念は，2013年5月に刊行が予定されているDSM-5に向けて，ますます増大しているふしがあるのです。そのひとつは，原因となるストレスを受けてから6ヵ月以上が経過してから初めて発症する"発症遅延型"PTSDに対する疑問です。

　先述のようにシェイタンは，ラップ・グループでの観察から，この症候群がベトナムから帰還して9ヵ月から2年半までの間に起こりやすいと考えていました。このように，帰還後かなりの年月を経てから深刻な症状を見せるベトナム帰還兵がいたからこそ，ヘイリーやシェイタンやリフトンは，事態を深刻に受け止め，PTSDという疾患単位をDSMに導入するための活動を精力的に展開して，導入に成功したわけです。ところが，最近の研究者の中には，この遅延性PTSDの存在自体を疑う者が少なからずいるようなのです［註8］（Spitzer, First & Wakefield, 2007, p. 239）。

　たとえば，76件の関連論文から，厳密な基準に基づいて絞り込んだ10件の論文（戦闘体験に関する，総計23例を扱った7件と，自動車事故に関連する，総計4例を扱った3件）を検討した，ある総説論文は，当該のストレスに遭遇してから，無症状のまま6ヵ月以上が経過した後に初めて発症した事例は，現実にはきわめて稀だと主張しています。そして実際には，「それまでにもかなりの症状が出ており，それに新たな症状がひとつ加わる」形をとる例がほとんどだというのです（Andrews et al., 2007, p. 1324）。747名の帰還兵を対象にして，最近，アメリカで行なわれた調査でも，同様の結果が得られているそうです（Frueh et al., 2009）。

　ところで，第二次世界大戦で戦争神経症がどこで最初に発症したかを，アメリカの陸軍および海軍の医療統計課に保存されている資料から調べた古い研究があります（右ページの表参照）。その研究によれば，奇妙なことにその発症は，「戦闘中」や「戦闘後」よりも，「国内，海外派遣前」のほうが圧倒的に多いと

［註8］2011年5月現在，発症遅延型は第5版の草案にもそのまま残されていますが，ストレスを受けてから6ヵ月後に初めて症状が出るという形をとる必要はなく，それまでにも少しは出ていてもよい，というふうに変更されています。

表3-1 発症の場所と配備の形態

	全発症数	即任務遂行不能状態に陥ったことによる離脱例の比率	軍務復帰後に任務遂行不能状態／管理的離脱例の比率	即任務遂行不能状態／管理的離脱例の比率	原隊復帰例の比率
国内，海外派遣前	328	45.4	48.0	71.6	25.1
戦闘中	265	21.9	21.7	38.9	20.3
戦闘後	149	53.0	44.3	73.8	20.0
海外での非戦闘状態／海外での非戦闘状態から帰還後	180	43.3	35.3	63.3	37.3
総計	922	39.5	35.5	61.0	24.9

Brill & Beebe (1955). *A Follow-Up Study of War Neuroses*. p. 236 の表195より。

いう結果が得られています。また，「海外での非戦闘状態」と「海外での非戦闘状態から帰還後」がまとめて集計されているので明確なことは言えないものの，この場合の離脱率も，戦闘中より高くなっています。それらを，PTSDという考えかたで説明するのは難しそうですが，このことは当面の問題とは無関係なのでとりあえず別にすると，発症数としては「戦闘後」よりも「戦闘中」のほうが多いとはいえ，任務遂行不能状態に陥った比率は，逆に戦闘後のほうがはるかに高いという結果になっています。この研究が対象としているのは戦争神経症ですが，PTSDの場合も，これと同様に考えてよいと思います。

戦闘後，どれほどの時間が経過してから発症したのかが不明なので，はっきりしたことは言いにくいわけですが，これらの発症数や発症率を見る限り，「当該のストレスに遭遇してから無症状のまま，6ヵ月以上が経過した後に初めて発症した事例は，現実にはきわめて稀」とは断定できないようです。

したがって，シェイタンらの観察を，単なる勘違いとして即座に却下するのは難しいことになります。シェイタンは，「遅延性甚大トラウマ」という診断名を設けようとしていたほどなので，前章の最後に引用しておいたアレン・ネルソンさんの事例のような発症遅延型も，実際には少なからずあったはずだと思われるからです。発症遅延型事例の問題については，第5章であらためて

加害者と被害者の"トラウマ"

検討することにします。

　一方，PTSDと診断された，121名のクロアチア戦争帰還兵を対象にして，健忘や侵襲的症状（フラッシュバックや悪夢）などについて行なわれた研究によれば，"トラウマ"の原因となる出来事を体験した場合，それ特有の記憶の仕組みがあることを裏づける証拠は，実際には存在しないとされています（Geraerts *et al*., 2007）。そうすると，一部の研究だけで明確なことは言えないものの，そのような角度から見ても，PTSDとされる症状が起こる原因は，やはり特有のストレスや仕組みにあるわけではなく，むしろ（"ストレス脆弱性"という考えかたはともかくとして）当事者側に内在する他の要因に関係している可能性が高い，という結論になりそうです。

　現行のDSMは，別の方面でも問題を引き起こしています。復員軍人局医療センターを受診する人たちの中に，実際には戦闘に参加していなかったのに，参加していたと詐称する人たちが，かなりの比率で混入していることが明らかになっているのです（たとえば，Baggaley, 1998; Frueh, 2005; Rosen & Taylor, 2007; Sparr & Pankratz, 1983; Wessely, 2005）。

　また，実際に戦闘に参加しているか否かで，症状や受診回数や投薬量に差があるかどうかを調べた最近の研究によれば，両者の差はほとんどないことが，改めて明らかになっています（Frueh, 2005）。

　2007年春，『不安障害雑誌 *Journal of Anxiety Disorders*』（第21巻2号）は，DSM-5の刊行に向けて，PTSD概念の問題点を根本から洗い出すべく，9編の論文を収めた特集を組みました。そして，「PTSD概念とそのデータベースへの異議」と銘打たれたこの特集を総括する論文のうちの1編は，PTSD概念をDSMに導入した，当のロバート・スピッツァーが，ふたりの共著者とともに執筆しているのです（Spitzer, First & Wakefield, 2007）。

　スピッツァーを含む3名の専門家は，翌08年にも，『英国精神医学雑誌 *British Journal of Psychiatry*』第192巻1号の巻頭を飾る「論説」で，この概念が臨床の場で拡大されすぎたことに対して警鐘を鳴らし，DSM-IVの規準Aは必要条件でも十分条件でもないこと，規準Bの一部については，他の疾患でも同じような症状が見られるので，PTSDの診断基準としては意味を持たないことを明言するなど，PTSD概念の根本的見直しを提言していま

す（Rosen, Spitzer & McHugh, 2008）。ことここに至っては，リフトンも（故）シェイタンも，さらには，発症遅延を旨とする複雑性PTSDという概念を唱えてひとり気を吐いているハーマンも，既に蚊帳の外に置かれているようです。

リフトンのPTSD概念の不明瞭性

　話を戻すと，PTSDという診断基準がDSM-Ⅲに導入された後，シェイタンは，「すべての診断は政治的行為である」（Shatan, 1985, p. 3）などと，時代精神に即して穿った発言をしていますが，それを別にしても，PTSDという診断カテゴリーがDSMに導入されるまでの経過を眺めると，ベトナム反戦および帰還兵救済を旗印に掲げた政治的活動のおかげで，この診断カテゴリーが，同種の"ストレス障害"を取り込みながら拡大され，それが，政治的考量を経てDSMに導入されたことがはっきりとわかります。実際にリフトンは，「最初から，われわれの研究の治療的側面と政治的側面は，同時進行してきた」（Lifton, 1978, p. 212）と述べ，そのことを明確に認めています。また，PTSDという診断カテゴリーが，外傷性の出来事という点で共通性があり，症状に類似性が見られるというだけでまとめ合わされたものにすぎないことも，これまでの検証によってはっきりしました。

　先述のようにリフトンは，70年1月に，「ベトナム戦争が帰還兵に及ぼす心理的影響」について，上院の小委員会で証言していますが，それは，アメリカ軍の兵士たちが，ベトナム兵（民族解放戦線）の捕虜や民間人に対して残忍な行動をとってきたという事実に関するものでした。そのような側面が存在する限り，「ミライ事件のような大虐殺が発生することは避けられない」（Lifton, 1973, p. 17）わけですが，ここでの核心は，そうした残忍な行動がなぜ起こるのか，という点にあるはずです。

　1995年にリフトンは，ある精神科医との対談の中で，次のような発言をしています。

　　この〔ラップ〕グループに参加し，このことについて深く考えた後の帰還兵らの反応は興味深いものでした。彼らは，「そういった状況にあったことは確かだが，それでも我々は責任を負わねばならない」と言った

加害者と被害者の"トラウマ"

のです。言い換えれば，あの時代，あるいは状況は，彼らの行為に大きな影響を及ぼしたものの，最後に決断を下した個人に責任がある。平常心を保ち，状況を理解し，倫理的な判断を下すことが人間には求められるのだ，というわけです。しかし，彼らは，「個人だけの責任でもない。我々を戦場に送り込んだ社会の責任でもある」と付け加え，あの戦争について彼らをだましたアメリカ社会に対して激しい怒りを覚えていました。これは複雑な問題なのですが，ここには真の葛藤が見られます。（リフトン，野田，1995年，87ページ。傍点＝引用者）

このようにリフトンは，兵士個人の責任を認めても，「ここには真の葛藤が見られ」るとして，葛藤のほうを重視しているようです。別のところでは，「交戦地帯における犠牲者」という表現も使っているわけですが，自著『あの戦争からの帰郷』の副題が，カミュの著書のタイトルを引いて「犠牲者にも処刑者にもあらざるベトナム帰還兵」となっていることからしても，やはりリフトンは，ベトナム帰還兵の"PTSD"の発症には，そうした葛藤が関係していると考えていたのでしょう。しかし，"トラウマ"と葛藤とは互いに異質な概念です。一方，活動家というよりむしろ臨床家だったらしきヘイリーは，この問題に関連して，さすがに鋭い発言をしています。

> 不幸なことに今日では，戦争神経症の抑うつ状態や戦闘と関連した罪悪感に対する伝統的な治療方式はその個人に責任を問うことをやめ，もっと高い権力者に責任を転嫁しようとする。つまり患者はただ命令に従っただけだとする。このような御都合主義と単純化された治療方針はベトナム復員兵にとっては一般に侮辱的で我慢のならないものである。たいていのベトナム復員兵は社会の支持も得られぬままに，5年も10年も前の戦争体験を何とか消化しようとして，苦しんできたのである。免罪は必要である。しかし，それは治療チームの保護と制約のもとでじっくり時間をかけて行なわれなければならないのである。（ヘイリー，1984年，207ページ）

第3章　PTSD理論の政治学

　この指摘を見ても，一般の治療者と被治療者の間には，やはり大きなずれのあることがわかります。多くの治療者は，ひたすら患者を"受容"し"免罪"しようとするのでしょうが，患者の苦悩の焦点は，そこにあるわけではありません。自分たちはとり返しのつかない大罪を犯したという後悔・自責の念が，上官の責任を持ち出しても消えないことで苦しんでいるのです。したがって，あなた方に罪はないと慰めても，かえって相手を苦しめるだけで，問題の解決からはむしろ遠ざかってしまうわけです。患者をその先に導くことができなければ，治療者としての存在意義はありません。
　いずれにせよ，PTSDとされる症状が存在すること自体はまちがいないので，その原因は必ずあるはずです。それを突き止めようとする立場からすれば，ここに大きな不満が残るわけです。

"アメリカの良心"
　加害者たるベトナム帰還兵が，「人間がふつうに経験する範囲外にある……ほとんどの者に著しい苦痛を引き起こす」出来事を経験した（DSM-Ⅲ）ことによってPTSDを発症したというのであれば，広島と長崎に原爆投下を決定した，あるいは投下を実際に決行した人たちにも，同じくPTSDが起こってもよさそうなものです。ところがふしぎなことに，実際にはそうではありません。そのことは，クロード・R・イーザリー少佐の事例を見ると，逆にはっきりします。
　イーザリー少佐は，原爆投下に先立って広島上空へ飛来した観測機「ストレート・フラッシュ」号の機長でした。同機は，ウラン型原爆「リトルボーイ」を搭載する「エノラ・ゲイ」号が広島上空に到達する前に，当日の広島市上空に晴れ間があるかどうかを，エノラ・ゲイの機長であるポール・ティベッツ大佐に知らせるという重要な役割を担っていたのです。レーダーを用いた投下ではなく，目視による投下が必須条件になっていたからです。
　戦後の1947年に空軍を退役した後，イーザリーは，FBIが捜査に乗り出す事件に関与したのですが，不起訴になって放免され，テキサス州ヒューストンで石油会社のガソリンスタンドに就職しました。そして，地元の夜間大学法学部に籍を置き，仕事と法律の勉強を両立させようとしています。こ

105

加害者と被害者の"トラウマ"

の頃から悪夢が起こるようになり，生活も荒れ始めたため，その挑戦はまもなく失敗に終わります。その年の晩夏，ガソリンスタンドの仕事に戻った頃から，自分は空軍少佐であり，日本へ特別な任務を帯びて飛行し，たくさんの人が死ぬことになったが，自分には多少なりともその責任があるということを，同僚たちに向かって口走るようになったのです。

　その数ヵ月後，イーザリーは，原爆の犠牲になった子どもたちの社会復帰に役立ててほしいという趣旨の手紙を同封し，広島市長に宛てて数百ドルの現金を郵送しました（小坂，2005年，34-36ページ）。その頃，明らかな異変が現われます。妻とともに郷里の繁華街を歩いていた時，イーザリーは，顔面を蒼白にして，妻を抱えて逃げ出そうとしたのです。

　　　妻君によると，イーザリーは，それからのちは，子どもを見てもギョッとして立ちすくむ日が多くなったそうだ。無心に遊ぶアメリカの子どもの姿が，原爆で身を焼かれ，傷つき，泣き叫ぶ"広島の子ども"に見える，というのだった。
　　　するとイーザリーは，いつもきまって「やめろ，子どもが燃えている！」という，のちに有名になったことばを，悲しげに叫ぶのだ。〔中略〕
　　　やがてイーザリーは，深夜，いきなりガバとはね起き，これものちに有名となったことば――「投下せよ！」をふたこと，みこと，ぶきみな声で叫びだし，そのことばの上にくずれるように身を投げだす，という異様なふるまいがつづいたのである。（田口，1968年，25-26ページ）

　まもなく，イーザリーは睡眠薬自殺を図り，3日後に精神科病院へ入院しました。そして，その病院を退院すると，49年に100ドルの偽造小切手を振り出したのを皮切りに，奇妙な違法行為を次々と重ねます（小坂，2005年，44ページ）。バートランド・ラッセルをはじめ，平和運動に邁進していた一部の人たちは，こうした一連の症状を，イーザリーが原爆投下に関与したことを深く後悔した結果なのではないかと考えました。そのためイーザリーは，「アメリカの良心」と呼ばれるようになったのです。精神科では精神分裂病と診断されたので，この一連の症状は，分裂病によるものか，原爆

投下を後悔したことによるものかの，どちらかということになるわけです。

　イーザリーは，広島や長崎の惨状を自分の目で見ているわけではありませんが，悪夢や"フラッシュバック"や自虐的行動を含むその症状は，DSMの基準からすれば，"発症遅延型"PTSDと診断できそうです。そうすると，仮にイーザリーの症状が原爆投下を後悔したことに関係しているとすれば，実際に原爆の製造や投下に関与した人たちの中にも，また，戦後になって広島や長崎に入り，とてつもなく悲惨な状態にある被爆者たちを目の当たりにした，アメリカの軍人や科学者やジャーナリストたちの中にも，そうした症状を示した人がいてよさそうなものです。ところが，そのような人は，イーザリーの他にはほとんどいないようなのです。ベトナム帰還兵のPTSD発症者の多さと比べると，あまりに奇妙です。

PTSD理論の政治学の亀裂

人種的偏見の一方向性

　ところで，太平洋戦争終結前後のアメリカ国民は，真珠湾への奇襲攻撃やバターン死の行進に端を発した強い復讐心とともに，日本人全体に対する人種的偏見をきわめて強く持っていました。終戦前年の44年12月に行なわれた世論調査では，「戦争が終わったら，日本に対してどういう処置をとるべきだと思うか」という質問に対して，13パーセントが「日本人の全員殺害」を，33パーセントが，日本という国家の崩壊を望むと回答したのです。また，45年12月に「フォーチュン」誌が行なった世論調査では，「日本が降伏する前に，もっと原爆を」使えればよかったと回答した者が22.7パーセントにものぼったそうです（ダワー，2001年，113-114ページ）。

　第二次世界大戦中にイタリア方面作戦で爆撃機の射手を務めた経験を持ち，戦後にケネディ政権とジョンソン政権で閣僚を歴任したスチュワート・ユードルは，当時の資料を丹念に検証した末，次のような発言をしています。

　　〔連合国軍は〕ドイツに対しては基本的に戦略目標の爆撃しか行わなかったのに対し，日本に対しては本土が爆撃可能範囲に入るやいなや徹底的な焼尽作戦が行われている事実を見れば，その反日感情の強さがう

加害者と被害者の"トラウマ"

かがえよう。

　この〔軍事施設のみを狙う日中高高度精密爆撃から夜間無差別爆撃への〕方針転換が日本の民間人に与えた影響は甚大であった。大戦の最後の五カ月にアメリカの爆撃機が殺した日本の非戦闘員の数は、ヨーロッパにおける連合国軍の空爆で三年の間に犠牲になった市民の総計の四倍から五倍に上っているのである。六月の初め、スティムソンは日記に、今やアメリカは「ヒトラーを超える」残虐行為を行っているのではないかという懸念を記している。（ユードル、1995年、100-101ページ）

　新婚旅行で京都を訪れたこともあり、日本通としても知られていた、そのヘンリー・スティムソン陸軍長官は、原爆の配備が完了する前に、通常（無差別戦略）爆撃により日本が破壊し尽くされてしまい、その威力を十分示すことができなくなるのではないかという懸念も、同じ日の日記に記しています（Stimson Diary, June 6, 1945）。そのこともあって、原爆の効果をはっきり確認できるようにするため、いくつかの都市については通常爆撃を禁止し、あえて無傷のまま残しておいたのです。原爆投下の第一目標は、人口密集地であり盆地でもある京都市でした。しかし、数多くの文化人が住み、日本の精神文化の中心地でもある古都を原爆で破壊し尽くせば、「このような無慈悲な（wanton）行為が日本人に遺恨の念を植えつけ、その結果、日本人はわれわれよりもロシア人になびく可能性があり、長い占領政策を不可能にする危険がある」（Stimson Diary, July 24, 1945；長谷川、2006年、256ページ）という、まさに政治的考量の末、スティムソンは、京都を投下目標からはずします。その代替目標として選ばれたのが、それまで原爆の効果を測るのに適さないとされていた、坂の多い街・長崎だったのです（吉田、1991年）。

　それに対して、空襲で都市を焼き尽くされた側の日本人は、加害者たるアメリカをうらむということをほとんどしませんでした。日米関係の評論家として知られていた硬派ジャーナリストの清沢洌（きよし）は、第二次大戦中につけていた『暗黒日記』の昭和20年4月16日の項に、次のように記しています。

　　これらの空爆を通して、一つの顕著な事実は、日本人が都市爆撃につ

き，決して米国の無差別爆撃を恨んでも，憤ってもおらぬことである。僕が「実に怪しからん」というと，「戦争ですから」というのだ。戦争だから老幼男女を爆撃しても仕方がないと考えている。〔中略〕昨夜も，焼き出されたという男二人が，僕の家に一，二時間来ていたが，「しもた家が焼かれるのは仕方がない，戦争なんだから。工場が惜しい」と話していた。日本人の戦争観は，人道的な憤怒が起きないようになっている。(清沢，1960年，325ページ)

　これは，一晩で10万人もの民間人が焼死した3月10日の東京大空襲，3月12日の名古屋大空襲，3月13日の大阪大空襲，3月17日の神戸大空襲よりも後の話です。そしてこれは，清沢の当時の住居に間近い川崎や蒲田が，まさに夜間無差別爆撃に遭って，千人が死亡，1万5千人が重軽傷を負った翌日のことであり，「焼き出された男二人」とは，まさにその被災者かもしれないのです。
　東京の上智大学から疎開していた広島の修道院（長束修練院）で，8月6日朝に不運にも被爆した，ドイツ出身のジーメス神父も，同様の発言をしています。この修道院は，広島市街を一望できる山の中腹にあり，院長が医師でもあったため，自然発生的に被爆者たちの救護所になりました。

　あの日からあとでも，私は広島市民の口からアメリカ人に対する非難の声をほとんどきいたことがないし，アメリカに対する復讐心のような感情を抱いた人をみたこともない。人々は，あの恐るべき打撃を，ただ戦争にはつきものの不幸として受け入れ，非難の対象とすべきものとは考えてもいないようである。この戦争の全期間をつうじて，一般人のあいだに敵国に対する憎悪といったようなものはあまり認められなかった。ときに新聞がそのような感情をあおりたてようと試みたこともあったが，すべて徒労におわった。(ジーメス，1970年，386-387ページ)

　人種的偏見は，ほとんどの場合，このように一方向性のもののようです。では，アメリカに対して極度に温和な態度をとった日本人は，アジアの人々に対してはどうだったのでしょうか。この問題については次章で検証します。

加害者と被害者の"トラウマ"

事実の直視，人種的偏見の強度，"ＰＴＳＤ"の発症可能性

　先述のスミソニアン原爆展の開催阻止運動は，広島や長崎の地上の惨状を写し出した写真を展示することに対する強い嫌悪から起こったと言ってまちがいありません。多くのアメリカ人は，キノコ雲を上空から眺める形の写真や，破壊された建物が写った写真を見る分には，ほとんど抵抗はないのですが，被爆死した遺体や，強烈な熱線でひどい火傷を負った被爆者や，焼けただれた所持品の写真には，きわめて強い嫌悪感を示します。そのため，第二次世界大戦の元兵士たちは，原爆投下に批判的な展示をすることは歴史を歪曲するものであると，声高に訴え始めたのです。それが端緒となって全国的な問題にまで発展し，事実上すべてのマスコミがそれに同調して，展覧会が中止に追い込まれたわけです（斎藤，1995年；ハーウィット，1997年）。

　では，この元兵士たちは，人種的偏見を持っていたことに加えて，広島や長崎の地上の惨状を直視するのを忌避してきたおかげで，運よくＰＴＳＤの発症を免れたということなのでしょうか。それとも，地上の惨状を直視するとＰＴＳＤを発症することになるので，それを（意識でわかっていたかどうかはともかくとして）極力避けようとしてきたということなのでしょうか。そのようにでも考えない限り，ＰＴＳＤ理論の内的整合性は保てないように思います。

　こうした元軍人たちの態度の背景には，"原爆トラウマ"と呼んでもよさそうな"心的外傷"がありそうです。[註9]リフトン自身も，「人々がヒロシマと向き合わない最大の理由は，われわれ自身の持つ気後れ――集団的な形での精神的麻痺――である」（リフトン，ミッチェル，1995年，上巻，xiv ページ）と説明し，実際にも「ヒロシマという，アメリカ人にとっての最大のトラウマ the full trauma of Hiroshima to Americans」（Lifton & Mitchel, 1995, p. 343）という表現を使っています。

　1945年8月15日の終戦とともに，時の大統領ハリー・トルーマンは，アメリカ戦略爆撃調査団を日本へ派遣して，ドイツで行なわせたのと同じよ

[註9] この問題については，別著『アメリカの"原爆トラウマ"』（仮題）として刊行する予定です。

第3章　PTSD理論の政治学

うに，戦略爆撃の効果に関する調査を命じます。その調査は，110名以上の調査員によって，45年10月から12月までの6週間をかけ，かなり徹底して行なわれました (United States Strategic Bombing Survey, 1946, p. 1)。同調査団は，それによって得られた証言やさまざまな調査結果を検討した末，2発の原爆投下の必要性について，最終的に次のような結論に到達しています。

　　生き残った日本の指導者たちの証言が裏づけるところでもあるが，すべての事実を詳細に調査した結果に基づく当調査団の見解は，たとえ2発の原爆が投下されなかったとしても，たとえロシアが参戦しなかったとしても，たとえ上陸作戦が立案ないし考慮されなかったとしても，日本は，1945年12月31日までには確実に，おそらくは同年11月1日までに降伏していたであろう，というものである (United States Strategic Bombing Survey, 1947, p. 26)。

　この調査報告が結論的に述べている通り，広島と長崎に相次いで投下された原爆が実際には必要なかったとすれば，2発の原爆投下による犠牲はいったい何だったのか，という強い疑念が湧き上がります。このことを，「悪しき意図を持った無意味な破壊行為」を目撃したり，それに「積極的に関与」したりすることが，後年，最も重い症状の出現に結びつく，というPTSD研究者の主張に照らすと，戦後，広島や長崎の被爆者の惨状や，東京や大阪の無差別爆撃による被災者の姿を目の当たりにしたアメリカ人たちにPTSD類似の症状が出ていないらしいのは，ますます奇妙に思えてきます。[註10]
　また，ベトナムでは，侵略する側にいて，残虐行為に加担した帰還兵たちにPTSDが発生しているのに対して，広島と長崎では，被害を受けた側にのみPTSDが起こったとされていることになるわけで，この点も，PTSD理論の破綻を示す有力な証拠になるでしょう。

───────
[註10]　その稀な例外としては，アメリカ海兵隊の写真班の一員として，戦後，被爆してまもない長崎に上陸し，被爆した市民たちの間に入って私的な写真を密かに撮影していたジョー・オダネルさんがいます（オダネル他，1995年，111ページ）。

111

加害者と被害者の"トラウマ"

とはいえリフトンは、「三十年後〔になっても依然として〕、多くのアメリカ人は、原爆投下にかかわったヒロシマの操縦士や他の人々は皆、気が狂ったか、自殺を試みたか、留置場に入ったと信じ続けている」ことも指摘しています（リフトン、ミッチェル、1995年、下巻、43ページ）。このように、広島と長崎への原爆投下が正しかったと主張する人たちが多い反面、アメリカ国民の間には、原爆投下にかかわった人たちはひどく苦しんでいるに違いないという、事実とは相容れない思い込みもあるのです。

アメリカ軍は、45年9月に長崎に、10月に広島に部隊を派遣します。残留放射能は無視できる程度と考えていたため、兵士たちは予防策を講ずるよう指示されてはいませんでした。防護服もつけず、死体の処理をはじめとする清掃作戦に従事し、夜は爆心に近い建物の内外で就寝したのです。長崎に駐留した兵士は2万人以上にのぼり、その一部は数ヵ月間も市内に留まりました。後に、これらの兵士たちは、入市被曝をしていたことが判明するのです。長崎での経験を、ある退役軍人は次のように語っています。

「あの原爆がどういうことをしたのかは、現地に行って見るまでわかりませんでした。〔中略〕われわれは、ああいうの（原爆）を2発、軍事施設に落としたのじゃないんです。女子どもの上に落としたんですよ。わが国が、永遠に眼をそらすわけにいかないのは、まさにそのことだと思うんです」（Lifton & Mitschell, 1995, p. 258）

事実の直視と人種的偏見の強弱と"PTSD"の発症とは、どのような関係にあるのでしょうか。また、ベトナム戦争帰還兵のPTSDが、純粋な加害者としての"トラウマ"によるものかどうかはまだはっきりしませんが、そのような原因によって起こると仮定すると、どうなるでしょうか。その場合、PTSDとされる症状を起こす人々の中に、さまざまな被害者と並んで、ベトナム帰還兵ばかりでなく、一般社会の凶悪犯罪者も含めなければならなくなるように思います。PTSDとされる症状の原因がどのようなものであれ、そのような対応をすれば、PTSD理論は、狭量な政治性を脱して、少なくとも内部矛盾のより少ない理論になるはずです。

第4章　PTSD理論の心理学　1——心身の反応が起こる原因

ふつうの市民が戦場で残虐行為を引き起こす理由

　個人的な加害行為によってPTSD類似の症状が出る可能性については，PTSD理論の信奉者の間でも，既に20年以上前から検討されていて（たとえば，Harry & Resnick, 1986; Kruppa, Hickey & Hubbard, 1995; Thomas et al.,1994），2007年3月に開かれた日本トラウマティック・ストレス学会（第6回大会）でも，「加害者に認められるPTSD類似の症状」という演題のシンポジウムが催されています。そこでは，4名の発言者のうち2名が，それぞれ複数の事例を発表した後，座長が，「被害者だけではなく加害者にもPTSDに類似した症状が生じる可能性がある」と総括しています。その因果関係の当否は別にしても，こうした方向からも研究が行なわれるようになったことは，PTSD研究の歴史のうえで画期的なことだと思います。

　本章と次章では，主体的な加害行為がPTSDの原因になりうるかどうかを，それとは別の角度からあらためて検討することになりますが，その前に，大量殺戮などの非道で残虐な行為がどうして起こるのか，その理由について考えることにします。その理由の検討が本章の大部分を占めるため，本書の論旨から外れるように見えるかもしれませんが，ある程度にしてもそれをきちんと把握しておかないと，主体的な加害行為とPTSDとされる症状との間に関係があるのかどうかについての検討や，あるとすればどのような関係なのかについての推測が難しいように思います。

ふつうの人間から非道な兵士へ

　ナチに協力した医師たちにしても，ベトナムで捕虜や民間人を大量虐殺したアメリカ兵にしても，虐殺集団から離れれば，稀な例外を除いて，残虐性

加害者と被害者の"トラウマ"

とは無縁のごくふつうの市民です。そのようなふつうの人々が，上官の命令があるにせよ，その場の空気にのみ込まれるという形をとるにせよ，そろいもそろって残虐行為に加担してしまうのはなぜなのでしょうか。これは，多くの人たちが疑問に感ずる，実にふしぎな現象ですが，人類発祥の昔から数え切れないほど繰り返されてきたという事実を考えれば，このうえなく重要な問題と言えます。西洋を代表する知識人と謳われたアーサー・ケストラーは，アメリカ合衆国による広島・長崎への原爆投下や，ナチス・ドイツによるユダヤ人大量虐殺を筆頭とする，こうした現象の総体を，現代文明への皮肉を込めて，人類の存亡にかかわる「種族的自殺」の一環と見なしていました（ケストラー，1969年，434ページ）。

この問題を検討するに際しては，まず，実際にどれほどのことが起こるものかをはっきりさせるため，そのような行為を実際に行なった人たちの証言に耳を傾けてみましょう。たとえば，日中戦争で中国大陸を転戦した元日本兵は，自らが行なってきた，正当とされる戦闘行為とは完全に異質な民間人に対する残虐行為について，次のように告白しています。

　　俺たちは兵隊にとられて戦地に来たことから，人を殺し，野荒らし，窃盗，強盗，放火，強姦と，法律で悪いとすることは全部し尽した。これだけのことを内地でしたならば，一生涯監獄の中で暮らすことになる。監獄ならまだよいほうで，死刑になるだろう。死刑も一回や二回では済むまい。命が幾つあっても足りはせないだろう。（曽根，1988年，209ページ）

「兵隊にとられて」とあるように，この男性をはじめとする元日本兵たちは，その点では自分たちを被害者と考えながら，その一方では，ベトナムのアメリカ兵（たとえば，ネルソン，2003年；本多，1981年 a，第5部）にも勝るとも劣らないほどの残虐行為を，無用にして極悪非道な行為ということを十二分に承知しつつ，もう一方では，日本が勝っている限り「大目に見られるはずだ」という甘い期待を抱きつつ，中国大陸で平然と続けたのです。ふつうの社会生活であれば，稀に見る凶悪犯しか起こさないほどの凶行を，

第4章　PTSD理論の心理学　1

かなりの比率の兵士が何度となく繰り返したのですが，にもかかわらず，アメリカのベトナム帰還兵とは違って，ほとんどは，それほどの良心の呵責や"PTSD"（戦争神経症）を起こすこともなく，平然としていられたようです。そのような蛮行を重ねてきた人たちの中には，人の命を救う立場にある医師（青木，2005年；野田，1998年；森村，1983年；吉開，1981年）もいれば，人を教え導いたり人の道を説いたりする立場にある教師や僧侶（笠原十九司，2006年，40ページ；曽根，1988年，183–185ページ）もいるのです。

　侵略戦争で残虐行為が頻発する理由については，これまでにもいくつかの仮説が提出されています。リフトンは，後にPTSDを起こす要因になるかどうかは別にして，「残虐行為を生み出す状況 atrocity-producing situation」という概念を唱えています（Lifton, 1973, p. 65）。これは，それまで人殺しなどしたことのない，善良な「ふつうの人々が，容易に残虐行為に及んでしまうような心理的および軍事的状況」（Lifton, 2004b, p. 416）のことです。アメリカ軍にとって初めての戦闘形態となった，前線なきゲリラ戦を特徴としたベトナム戦争の場合，それは，次のような条件がそろった時だそうです。

1　「無差別発砲容認地帯」——事実上，誰に向かって発砲してもかまわないとされる地域にいたこと
2　「敵方の戦死者数」——〔民間人と敵の区別が困難なことから〕戦闘員と民間人の識別を絶えず迫られるため消耗しきっていたこと，および，敵を何人殺したかで，部隊長同士が張り合っていたこと
3　姿の見えない敵に戦友が殺されたことで悲しみ怒りながら，何としてでも"敵"を見つけ出し，その仇を打ちたいという切迫した心理状態に陥っていたこと
(Lifton, 2004a, p. 4)

　大量殺戮は，単独ではできないため，必然的に集団の行為になります。社会生活を営んでいる時にはごくふつうに暮してきた，復員すれば，ごくふつうの市民に戻るはずの個々の兵士（ベトナム戦争の場合のアメリカ兵は，ほとんどが，貧困家庭出身の20歳前後の青少年）が，いともたやすく虐殺集団に加わってしまうのは，リフトンによれば，こうした「残虐行為を生み出す状

115

加害者と被害者の"トラウマ"

況」に置かれるためだと言うのです。

　誰に向けて発砲してもよいと，侵略する側（の上層部）が勝手に決めた地域にいて，たとえば，姿の見えない敵のしかけた地雷によって目の前で戦友の脚が吹き飛ばされたり，密林に潜むゲリラに上官が狙撃されたりして，復讐心が煮えたぎっている状態で，敵が潜んでいるとにらんで急襲した近くの村に，ただ農民しかいないように見えても，疑心暗鬼に陥ったり，血気に逸ったりするあまり，「プラトーン」というアメリカ映画に描き出されているように，時として，老人や女性や子どもを中心とした村人たちへの暴行や虐殺が始まるということです。とはいっても，戦果が得られないまま自陣に戻るのを恐れ，あせった小隊長がひとこと命令を発するとか，憤懣や復讐心を抑えようともしない凶暴な一部の兵士が口火を切るとかのきっかけは，やはり必要になるでしょう[註1]。

　残虐行為が容認された状況は，その暴走集団にきわめて強い吸引力を生み出すため，残虐行為に加担するのを嫌う兵士をも屈服させる力を持っています。しかしながら，その一方では，自分で手を下すことに強いとまどいやためらいを隠せない新兵も少なくないはずです。平時とそうした異常時との間に高くそびえるその壁を，ごくふつうの人間が比較的簡単に乗り越えることができるのは[註2]，各人が一種の解離状態に入ることにより，別の自己（"代役"）が作りあげられるためだと，リフトンは考えます。かくして，その"第二自己"

[註1] あるいは，最初からその基準が下達されていることもあるようです。ベトナムの戦場を長期取材した本多勝一が（南）ベトナムのビエンホア基地の病院で取材した18歳のアメリカ兵に，「地雷が爆発したら，見える限りの農民を皆殺しにして報復することもあるという噂もきいたが，本当か」という質問をしたところ，その兵士は「本当だ」と認めています（本多，1981年a，182ページ）。

[註2] 中国大陸の日本軍は，新兵たちにその「度胸をつけさせる」ため，杭に縛りつけた捕虜や農民を銃剣で突かせる「刺突」と呼ぶ訓練を組織的に行なっていました（たとえば，本多・長沼，1991年，371ページ；三笠宮，1994年，55-56ページ）。その"入門式"を経て，人を殺したことのない陣営から，殺したことのある陣営へと移行するのです。この過程については，曽根の著書（1988年）の「普通の人間から戦場の兵隊」という章や，本多・長沼の著書（1991年）の「殺人教育」という章などに詳しく描かれています。

第4章　PTSD理論の心理学　1

のおかげで，本来なら（いわゆる良心の監視があるため）強い嫌悪や不快を感ずるはずの行為に，造作なく手を染めることができるようになり，それによって残虐行為を生み出す状況に適応できるというのです（Lifton, 2004a, pp. 4-5）。

リフトンの概念の不足

　リフトンの考えでは，「残虐行為を生み出す状況」に置かれた人間は，そうした状況に適応するための手段として，第二自己を作りあげることになるわけですが，では，そうした状況に「適応」しようとするのは，どうしてなのでしょうか。人間は，環境に自動的に適応するように作られた機械ではないのですから，その行動が重要なものであればあるほど，自分（の意識）を説得するための理由（口実）とは別に，その主体的理由が必要になると思います。しかしながら，精神分析という受動的人間観を着想の基盤としているためか，リフトンは，その点について特に考えてはいないようです。

　それに対して，日中戦争の特に初期に，筆舌に尽くしがたいほど残虐な行為を中国人に対して行なってきた元日本兵たちは，リフトンが列挙したものと多少なりとも重なり合う条件に加えて，それ以外の要因についても異口同音に語っています（たとえば，朝日新聞山形支局，1991年；東，1987年；笠原十九司，2002年，第Ⅰ章；曽根，1988年；中国帰還者連絡会，1984年；星，2002年；本多・長沼，1991年；森山，1975年）。それは，おおよそ次のようなものです。

1　〔対ソビエト戦に備えて精鋭を温存すべく，多くは家庭を持つ年長の在郷軍人が召集されたため〕応召すること自体に，そもそも不満があったこと
2　遺書を書くことを命じられるなどにより，生きて帰れないことを思い知らされ，自暴自棄的になっていたこと
3　上官による"絶対服従"の命令に従わなければ，即座に殺害される可能性があることを含め，自分のほうが重罰を科せられてしまうこと
4　予想外の苦戦を強いられたうえに，不満足な装備のまま，さらなる進撃を迫られたことなどから，憤懣や復讐心が高まっていたこと
5　個々の部隊や兵士が，互いに戦功を競い，先陣を争っていたこと
6　中国人を人種的に見下し，人間として扱おうとしていなかったこと

117

7 あわよくば上官にとり入ろうという下心があったこと
8 上官や部下などから，臆病者や腰抜けと見下されたくない，仲間はずれになりたくないという切実な思いがあったこと
9 "勇気"や"権力"を誇示したいという願望があり，さらにはそれらを誇示することに快感を覚えたこと

　精神障害を持つ兵士のための入院治療施設（国府台陸軍病院）に勤務した経験を持つ精神科医・井村恒郎は，戦争神経症の発症に関係する軍隊生活でのストレスとして，「家族や友人からの隔離」，「絶対的な命令・服従の対人関係」，「個人的自由の欠如——私的な欲望や理想の断念，一身上の問題の放棄」，「訓練にともなう身体的苦痛」，「破壊的攻撃的行動の強要」をあげています（井村，1965年，357ページ）。これらは，意に反して徴兵された人たちが共通に抱いていたはずの不満であり，したがって，残虐行為を引き起こす動機になりそうな要因と言えるでしょう。加えて，特に日露戦争以降の日本軍の特徴として，糧食の補給を極端に軽視した作戦計画を立てていたため，現場の将兵たちが中国人からの"徴発"を余儀なくされたこと（藤原，1985年，2001年）や，捕虜は作らないという日本軍の伝統的原則に反して，大量の投降者が出たことも，大規模殺戮の一因になっています。
　また，上の第7-9項の，「上官にとり入ろうとする下心」や，「臆病者や腰抜けと見下されたくない，仲間はずれになりたくないという切実な思い」や「権力を誇示したいという願望」から，あえて残虐な行為を，上官を喜ばせるために，あるいは娯楽やうさ晴らしとしか思えないような形で行なう兵士も，現実には少なくなかったようです（たとえば，曽根，1988年，96-97, 179-180ページ；本多・長沼，1991年，29ページ；Lifton, 1973, pp. 104-5）。数年前に，女性兵士を含むアメリカ兵が，イラクのアブグレイブ刑務所で行なって国際問題になった，奇怪な虐待や残虐行為を考えると，そのような由々しき側面が実際にあったとしても，何らふしぎなことではないでしょう。
　また，虐殺の現場に直接関係しているわけではありませんが，中国大陸の日本軍の場合，おそらくもうひとつの要因がありました。それは，大義のない侵略戦争という実態を覆い隠すため，軍部や政府が手を替え品を替えて，

国民にその戦争を支持させるべく誘導した[註3]のに対して，国民の側もそれに積極的に応えたことでした（吉田，1997年，166-171ページ）。政府は，日本軍による残虐行為を国内的にも国外的にも包み隠す一方で，そうした誘導を通じて侵略の正当化を図ろうとしたわけです。そして，戦意高揚のため，ほとんどは誇張して，あるいは作話を交えて伝えられる戦勝の報道に接するたび，歓呼した国民は，提灯(ちょうちん)行列などのお祭り騒ぎまで演じたのです。

　先の9条件は，並列的なものではなく，互いに重なり合っているものもあれば，主従の関係になっているものもあるでしょう。したがって，肝心なのは，どの条件がより上位にあるか，つまり，どの条件がより本質的なものかを見きわめることです。

　ハーバード大学の精神科医ウィリアム・B・ゴールトは，アメリカ本土の基地で軍医として勤務していた間に，残虐行為を目撃したり，それに関与したりしたベトナム帰還兵たちから，聞きとり調査を行なっています。ゴールトは，そうした残虐行為を引き起こす原動力となる条件として，帰還兵たちの証言をもとに，次の6項目を列挙しています。

1　〔現実に，市民の中にゲリラが潜入していたこともあって〕自分たち以外のものは，子どもや老人を含めて，すべて敵に見えてしまうこと
2　敵や東洋人はすべて人間以下の存在に思えること
3　上官から命令が下されたおかげで，あるいは誰が命令を下したのかはっきりしない状況のせいで，責任感が希薄になること
4　集団からの圧力があること，消極的な態度が軽蔑されること，復讐的な激情が内在していることなどから，衝動的行動を起こしやすくなっていること
5　特に，精神病質的な側面が表出しやすい戦闘状況では，衝動的な性向

[註3] そのため，当時は，国民学校（現在の小学校）の教科書でも，「八紘一宇」という（誇大的，偽善的）理念を謳いあげる（入江，2001年，171ページ）一方で，大義なき"事変"を正当化するために，「暴支膺懲(ようちょう)」――思いあがった生意気な中国に鉄槌を下すべし――などという本末転倒の標語まで作り出し，それが流行語にもなったのです。

119

を強く持つ反社会的な者が主導権を握りやすいこと
6　扱いの容易な，命中率の高い銃器が即座に使える状況にあること

(Gault, 1971, pp. 451-53)

　ウエスト・ポイント陸軍士官学校で心理学教授を務めていたデーヴ・グロスマンも，自著『戦争における「人殺し」の心理学』（2004年，ちくま学芸文庫）の第4部で，集団虐殺が起こる要因を検討しています。しかし，元日本兵たちが語る，先述のような動機や，ゴールトの掲げる上の条件と比較するとはっきりしますが，このグロスマンやリフトンが列挙する条件には，「集団からの圧力」や，「上官に気に入られよう，とり入ろうとしていたこと」，「上官や部下などから，臆病者や腰抜けと見下されたくないという切実な思い」といった，いわば対人的な個人的動機が含まれていません。特にリフトンが列挙しているのは，あくまで「残虐行為を生み出す状況」（および，そこに含まれる怒りや復讐心やあせりをはじめとする感情的要因）とそれに適応するための解離状態，さらには，残虐行為をはじめとする「恐ろしい体験から身を守る」ための「心的麻痺」という受動的，非主体的要因以上のものではありません。ここには，主体的要因が欠落しているのです。
　しかし，それだけでは，リフトンが先の対談の中で引用しているベトナム帰還兵が，「そういった状況にあったことは確かだが，それでも我々は責任を負わねばならない」（リフトン・野田，1995年，87ページ）と，自らの責任を明言していることが説明できないはずです。そこに主体的な要素があったことを，行為者自身がきちんと認めているからです。それに対してサラ・ヘイリーは，行為者自身がその責任を承知しながら，それを認めきれないことで苦しんでいるという現状をほとんどの治療者が理解していないことで，歯がゆい思いをしていたのでした。

外部からの規制と行為者自身の責任

　では，残虐行為は，逆にどのような条件があれば影を潜めるのでしょうか。都市部での残虐行為の場合で言えば，それは，一時的に"無法地帯"と化していた地域で，取締りが本格化するなどにより，曲がりなりにも治安が

回復することです（吉田，1985年，180—183ページ）。つまり，内部規制が強化され，少々甘いものであるにしても，それに違反すると罪に問われるような状況にならない限り，簡単には収まらないということです（松岡，2002年，75ページ）。

ところで，日中戦争当時の日本軍の場合，上官の命令には絶対服従を強いながら，実行者は必ずしも免責されないというふしぎな規定がありました。実行者も責任を問われる余地があったのです。のみならず，この規定は1943年に"改悪"され，命令はすべて適法かつ無謬なので，発令者は命令について法的責任を問われることはないが，受命者は絶対服従しなければならず，かつすべての責任は行為者にある，とされました（大江，1981年，150–151ページ）。いずれにせよ，"建前"としては行為者が全責任を負うことになっており，個々の兵士はそのことを承知していたはずなのです。

一方，どの国の軍隊も，国際的な（日中戦争で言えば，わが国の政府は，国際連盟脱退後も，暗に一目置いていた欧米からの）非難を恐れるため，残虐行為が公認されることはありません。それどころか，「焼かず，犯さず，殺さず」と呼びかけるパンフレットが，全兵士に配布されることすらあったのです（本多，長沼，1991年，31–32ページ）。それが正当な戦闘行為ではないことを，上層部は十二分に承知しているからです。にもかかわらず，抑止する力が全くなかったということは，直接的な影響力を持つ外部からの規制がない限り，残虐行為は阻止できないということです。そのため，少なくとも身内の間で"大目に"見られない限り，そうした行為に手を染めるのは難しくなります。したがって，部隊の統率者が，部下の逸脱行為を容認しない場合には，残虐行為は起こりにくくなります（大谷，2007年，23ページ）。

このような直接の規制がない場合には，当事者の意志や判断という主体的要因が，自らが残虐行為に関与するか否かの決定因となり，ここに当事者の"自己責任"が（"建前"とは別に）逃れようもなく発生するわけです。この問題を検討する前に，そうした主体的要素の対極にある，上官からの命令という要因がどれほど大きな役割を演ずるものなのかを，念のため見ておくことにします。仮にその命令に受動的に服する以外の道がないとすれば，本来的には（"建前"とは別に）当事者の責任は発生しえないし，逆に，そうでは

ないとすれば、その分だけ当事者の責任が重くなるからです。

ミルグラムの貢献

ミルグラムが行なった実験の背景

アメリカの傑出した社会心理学者として知られていたスタンレー・ミルグラムは、社会的行動に関係する要因として、対人的動機を最も重視していました。著名な社会心理学者であったゴードン・オルポートを師とするミルグラムは、リフトンが一時期、医学部精神科に所属していたエール大学の心理学部に准教授として在籍していた間に、社会心理学では最も重要なものとして数えられるようになる、有名な実験を行なったのです。[註4]

その一連の実験は、ひとつには、5、6名もの精神科医によって「正常」と鑑定された、一介の小市民たるアドルフ・アイヒマン（アーレント、1969年、20ページ）が、500万人ものユダヤ人を強制収容所に送り込みえたのはなぜなのか、という積年の難問を解明するために行なったもの（Blass, 1998, p. 49）で、人間の心のうちに潜む、権威への服従心に焦点を当てた心理学実験でした。この研究は、政治的な動機づけによって行なわれたと言えるでしょうが、その方法論に政治性は関与していません。ミルグラムは、厳密な科学的方法に基づいた卓抜な実験法を、学生たちと試行錯誤を繰り返しながら練りあげ（Russel, 2011）、それにより、ひたすら真理を探究しようとしたのです。

リフトンは、ベトナムのアメリカ兵が残虐行為に関与したのは、それなりの状況に置かれたためであり、ある意味でやむをえなかったと考えたためか、いわば状況証拠を並べただけで、それ以上の実証的追究をしていないのに対して、ミルグラムはそうではありませんでした。社会生活では想像すら難しい、ナチが行なったような民間人に対する残虐行為を、ふつうの人たちが、上官の命令に従って平然と実行できるのはなぜなのか、その理由を、戦争という特殊な状況ではなく、ふだんの市民生活の中で、現実にありそうな、さまざまな場面や条件を設定しながら、巧妙な方法を使った心理学実験を積み

[註4] 専門家の間では、ミルグラム実験への関心は今なお高く、*American Psychologist* 誌（第64巻1号）は、2009年に「服従――当時と現在」という特集を組んでいます。

重ねることによって，徹底的に追究しようとしたのです。

　ミルグラムは，著名なゲシュタルト心理学者で，先駆的な社会心理学者でもあったソロモン・アッシュの助手を，オルポートに命じられて1年ほど務めたことがあります。アッシュは，それまでアメリカで支配的だった，動物や人間を単純な精密機械と考える行動主義心理学に，批判的な立場に立っていました。そして，「人間の社会的行動は，社会的圧力に対して受動的に反応するものというよりは，やはり，はるかに合理的な過程なのであって，その場で取捨選択可能な行動を積極的に比較考量した末の産物なのである」（Blass, 2004, p. 27. 傍点＝引用者）と考え，集団の動きに同調しようとする人間の行動について実験的研究を続けていたのです。人間の主体的な判断や行動を，科学的方法を用いて研究していたということです。

　具体的に言えば，それは，たくさんの被験者が，明らかにまちがっている同じ選択肢を次々と選び続けた場合，最後の被験者は，それに同調するか，それとも同調せずに，自分の判断で正しい選択肢を選ぶかを調べるための実験でした。この一連の実験では，最後の被験者以外は，正しくない選択肢をわざと選ぶさくらを使うという手法が用いられました（ブラス，2008年，42-43ページ）。このような方法を用いることで，人間は一般に集団の圧力に屈するものなのか，それとも，その圧力に抗いつつ，自分が正しいと思う見解を貫こうとするものなのかを，実験的に研究したのです。その結果，自分より前の人たちが，明らかにまちがっている同じ選択肢を次々と選ぶ場面を目の当たりにすると，6，7割もの被験者が，それに引きずられて，同じまちがいを犯してしまうのです。いわゆる"数の力"です。

　ミルグラムは，アッシュの，特に被験者を騙して行なう実験法に大きな影響を受け，自分でも同じ手法を利用するようになるのです（同書，89ページ）。

服従実験の手順

　ここで，ミルグラムが行なった実験をご存じない方々のために少々詳しく説明しておくと，それは次のようなものです。まず，記憶と学習の実験と称して，地元紙の広告などにより参加者を募ります。被験者は，一部の実験を除いて全員が，未熟練労働者から専門職までの幅広い職業を持つ，20代か

ら50代の男性でした。それに対して，エール大学心理学部の「立派な」実験室の入口で参加者を迎える実験者は，グレーの実験衣を着た，「幾分いかめしい」雰囲気を持つ，小柄で痩身の30代前半の男性（高校の生物学教師）です。実験者があえてグレーの服を着ていたのは，白衣を着た医師とまちがえられると，医師という明らかな社会的権威に対する服従と区別できなくなるのを，ミルグラムが嫌ったためでした（同書，100–101 ページ）。

　実験者は，時給と交通費（計4ドル50セント）を手渡した後，ふたりを，くじ引きで教師役と生徒役に振り分けます。罰が学習に及ぼす効果を研究していることを実験者が説明すると，生徒役は別室の椅子に座らされ，両手をひもで縛りつけられたうえ，手首に電極をつけられます。生徒は，教師から口頭で伝えられる，対になった複数の単語を記憶しなければならず，教師の側は，生徒が解答をまちがえるたびに電気ショックを送らなければなりません。

　教師役は，広い実験室に案内され，いかにもりっぱな送電器の前に座らされます。その装置の前面パネルには，15ボルトから450ボルトまでの31個のスイッチが，「弱いショック」から「危険」，さらには最高度の不気味な「ＸＸＸ」までの表示とともに，15ボルト刻みできちんと並んでいます。教師は，生徒がまちがえると，最初に15ボルトの電流を，その後は，生徒がまちがえるたびに1段上の電流を生徒に流さなければならないと指示されます。その際，生徒は，何年か前に病院で，深刻なものではないが，心臓の具合がよくないと言われたことを口にします。電気ショックを受けると危険かもしれないことを，それとなく教師役に伝えるわけです（同書，101–108 ページ）。

　しかし，実際には電流は流されず，生徒役の中年男性が，ショックの目盛に応じて，それらしい芝居をしているだけなのです。実は，くじにしかけがあって，生徒役には，いつも同じ人物が選ばれるようになっていたのでした。学習実験を装ったこの実験の目的は，電気ショックを受けるのをいやがる生徒に対して，次第に強い苦痛を与えるよう命じられる場面で，教師役の被験者が，大学（この場合は名門大学）の心理学研究室の実験者（による心理学実験）という権威に，どこまで従うかを見ることにありました。そして，実験が終了した段階で，実際には電気ショックは送られていなかったという事実とともに，実験の真の目的が，被験者たちに明かされたのです。

第4章　PTSD理論の心理学　1

　ここで，少々注意事項があります。戦争の場合で言えば，上官の命令には正当の枠内に収まるもののほうが多いはずなので，そうした命令に服従するほうが正当な場合が多いことになるわけですが，ミルグラム実験は，不当な命令に人間がどこまで従うかを明らかにしようとするものなので，不当な命令のほうが圧倒的に多いという条件設定になっています。本章で問題にしているのも不当な残虐行為に関するものなので，ミルグラム実験では，どこまでが正当な命令・服従に当たり，どこから先が不当になるかという疑問を絶えず念頭に置きながら，以下の解説をお読みください。

ミルグラムが浮き彫りにした，権威に対する強い服従心

ふつうの人たちがどこまで服従するか

　ショックを与えられた生徒が苦痛を訴える様子を見聞きすると，教師役の被験者に葛藤が起こり，それが次第に強くなります。生徒の反応はあらかじめ決められていて，75ボルトでは不満を口にし，150ボルトでは絶叫して実験の中止を求めます。電圧が上がるにつれて，生徒の抗議は次第に強く感情的なものになり，270ボルトでは，「うわあああ！　ここから出せ。ここから出せ。ここから出せ。出せ。聞こえるか。ここから出せ」といった苦悶の金切り声をあげるようになっています。315ボルトでは，「もう答えないって，言っただろう」と，ものすごい叫び声をあげ，質問にも答えず，ショックを受けるとすさまじいうめき声をあげます。ただし，生徒役の姿が見えないほとんどの実験条件では，あらかじめ録音されたテープを用い，それを生徒役の実験協力者がテープレコーダを操作して，教師役の被験者に流して聞かせていたのでした（ブラス，2008年，116-117ページ）。

　そして，ショックの目盛が330ボルト以上になると，生徒からは何の反応も返ってこなくなります。したがって，"学習実験"としては，それ以上続けても全く意味のない設定になっているのです。にもかかわらず，6，7割もの被験者が，最高レベルの450ボルト（生徒から反応が返ってこなくなってから9段階目）の電気ショックを生徒役に与えるところまで進めてしまったのでした。

　これは単なる心理学実験にすぎないため，本来は，罪もない見ず知らずの

加害者と被害者の"トラウマ"

相手に対して，最初に抗議を受けた電圧以上には，電流を流すのが難しいはずです。では，被験者はその段階ですぐに拒絶して実験室から出て行ったのかと言えば，そのような行動をとった者は，特殊な条件で実施された実験を除いて，現実にはひとりもいませんでした。しかし，葛藤を起こした被験者はたくさんいて，実験者に不満を訴えた被験者も少なくなかったのです。実験者は，教師役の被験者から実験を中止したいという申し出があると，そのつど，あらかじめ決められた返答をしました。次の通りです。

第1回勧告　おつづけください
第2回勧告　実験のために，あなたがつづけることが必要です
第3回勧告　あなたがつづけることが絶対に不可欠です
第4回勧告　迷うことはありません。つづけるべきです

（ミルグラム，1975年，40ページ）

これらは，1回目の勧告で効果がなかった場合には2回目を，それでも効果がなかった場合には3回目の勧告を用いるというふうに順番になっていて，実験者がきっぱりとした調子で教師役の被験者に伝えることになっています。そして，4回目の勧告を受けても被験者が実験の中止を求めた場合にのみ，実際に実験が中止されることになっていました。ところが，断固たる態度で実験者が勧告を行なうと，被験者のほとんどが折れてしまい，苦しみながらも実験を続行したのです。

そして，実験条件によって多少の違いはあるものの，かなりの比率（この実験条件〔＝実験1〕では，65パーセントほど）の被験者が，最高の電圧である450ボルトの電流を流すところまで行ってしまったのです（137ページの表4-1参照）。本当に電流が流されていれば，ほとんどの場合，生徒役は死亡するか，瀕死の重傷を負うかしていたはずです。自分の判断で行動し，個人の自由を享受しているはずのアメリカ人がこのありさまだったため，これは，ミルグラムにとっても，まさに非常に意外な結果だったわけです（ブラス，2008年，123ページ）。

"正統な権威"の持つ力

　1時間4ドルの報酬で募集されて実験に参加したという関係でしかない被験者が，戦場でもなければ，緊迫した状況でもない（はずの）単なる大学の実験室で，なぜここまでの"重犯罪"を犯してしまうのでしょうか。電流を流すのをやめたければ，実験者と対決し，決裂するだけでよいのです。途中で実験をやめても罰則があるわけではないことが最初に告げられているので，それくらいのことなら，わずかな勇気がありさえすればできるはずです。にもかかわらず，大多数の被験者は，極力それを避けようとして，実験者への抗議が却下されると，「科学実験を自分のせいで中止したら申しわけない」などの理屈をつけて自ら（の意識）を説得しながら，多くは苦しみつつ実験を継続してしまうのです。

　ここで最も重要なのは，単に時給をもらって大学の心理学研究室での実験に参加しているという関係にすぎないのに，仮にそこで説明されていた通りのことが起こっていたとしたら，6，7割の人たちが，実際に傷害や傷害致死という最悪の違法行為に手を染めていた，という事実です。先述のミライ集団虐殺事件について考察する中で，ミルグラムは，一連の実験によって得られた結果をもとに，ふつうの人間が残虐行為を行なう理由を，リフトンともゴールとも違う視点から明快に述べています。

　　　各人には良心が具わっており，多かれ少なかれ，良心が，他の人々に対する破壊衝動の無制限な発散を抑制するのに役立っている。しかし，人間が体制的構造のなかに人格を埋没させると，自主的人間が姿を消して新しい動物が出現する。その動物は，個人的道徳の制約に妨げられることなく，人間らしい抑制から解放され，権威による賞罰のみを気にする動物である。〔中略〕
　　　人々のかなりの部分は，命令が合法的〔legitimate＝正統な〕権威からきていると思っているかぎり，行為の内容には関係なく，良心に制約されず，言われた通りのことをする。（ミルグラム，1975年，244-245ページ。〔　〕内は引用者の補足）

加害者と被害者の"トラウマ"

　ここでミルグラムが言っているのは，命令が自ら「正統な権威」と認める存在から発せられたと思い込んでいることが最大の条件であり，それ以外の要因はいずれも副次的なものにすぎないことが明らかになったということです。このことは，行動の責任をその権威に押しつけることができるという以上の意味を持っています。それは，人間は一般に，見ず知らずの相手がどれほど苦しもうが，その権威に，積極的にあるいは喜んで——最低でも，不本意ながら——服従するようになるということです。誰にでもわかることですが，これは，いくら強調しても足りないほど重要な事実です。
　この問題についてミルグラムは，次のように解説しています。

　　権威に服従している者が良心の掟に反するように見える行為をするとしても，彼は道徳感覚を失っているのだと言うのは，正しくないであろう。そうではなく，道徳感覚が根本的に異なった点に集中したのである。彼は，自分の行為に対して道徳感覚をもって反応しない。むしろ，今や彼の道徳的関心は，権威が自分に期待していることをどれほどうまくなし遂げるかという点に向けられる。戦争中，兵士は，ある村に爆弾を落とすのが悪であるかを考えない。村を破壊したことを恥とも罪とも感じない。むしろ，自分に課せられた任務をどれほどうまくなし遂げたかによって，誇りまたは恥を感ずる。（同書，25ページ）

　ここには，権威に対する服従という受動的心性ではなく，もっと積極的な**〈忠誠心〉**のようなものが発生（あるいは表出）していることがわかります。これは，単なる服従とは少々異質なもののように見えます。このことは，アンリ・ベルクソンの言う「閉じた道徳」（ベルクソン，1979年，270ページ）に通ずる，きわめて重要な問題です。人間の**〈心の進化〉**という脈絡に位置づけて考えるべき現象なのではないかということです。事実，ミルグラムも，この実験から得られた成果を，正統的進化論の観点（適者生存という概念）から解釈しようとしています。そして，人間は「潜在的服従能力をもって生まれ，この能力が社会の影響と相互作用して服従的人間をつくり出すのである」（ミルグラム，1975年，169ページ）と述べるのです。この解釈が正しいかどうかはと

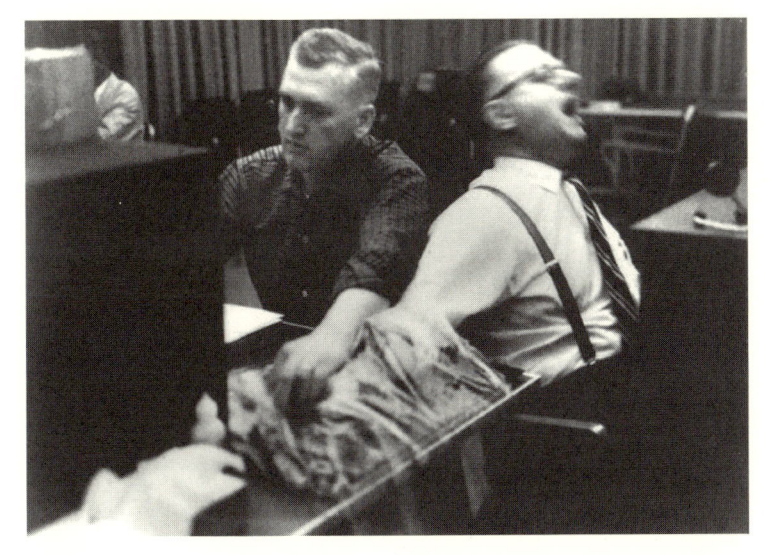

図4-1 ミルグラム実験（接触条件）での教師役と生徒役。すぐとなりで生徒役が大声をあげて苦しんでいるのに，教師役は，平然とした態度で忠実に任務を遂行している様子がよくわかる。Milgram, 1974, p. 37 より再掲。

もかくとして，ミルグラムは，指揮命令系統が十全に機能する背景に潜んでいる，いわば生物学的な素地を浮き彫りにしたことはまちがいありません。

忠誠心の発生

多くの被験者は，権威への服従を迫る圧力と，それに対して自らの良心から浴びせかけられる非難との間に起こる"葛藤"のため，ある時点から，まさに「苦しみながら」実験を続けたわけですが，一部には，実験者への完全な服従を示す人たちもいました。その典型例は，ある37歳の男性です。したがって，この男性の場合は「苦しみながら」ではなく，実験者の指示に忠実に従って自らの"使命を果たす"ことに，ある意味で喜びを感じながら実験を続行したわけです。

この男性は，この時の実験条件（実験4＝接触条件）に従ってすぐ横に座っている生徒が，電気ショックをやめてほしいと繰り返し懇願しても，それに耳を貸すことなく，ロボットのように実験を続けたのです（上図参照）。生

加害者と被害者の"トラウマ"

徒を抑えつけて電気ショックを与えている間，男性は，硬い表情を崩しませんでした。生徒の反応がなくなってから9段階目に当たる450ボルトの電流を送った後，実験者のほうを振り向いた男性は，「これからどうするのですか，先生」と，次なる指示を実験者に仰いだというのです。「声の調子は，尊敬がこもっており，生徒は言うことを聞かないが自分は喜んで協力するという気持が溢れていた」のでした（同書，69ページ）。これは，軍隊でいえば，「上官を喜ばせたいという願望」に由来する行動に当たるはずです。

この実験条件では，生徒が教師のそばに座り，生徒は自分でショック盤に手を載せなければなりませんでした。しかし，150ボルト以降は，生徒がそれをいやがるようになる（そういう設定になっている）ため，教師は生徒の手を自分でショック盤にむりやり載せて電気ショックを与える必要があったのです。ミルグラムによれば，その場合，生徒は「激しく抵抗し，苦悶に満ちた悲鳴をあげていて，見るに堪えない光景だった」（ブラス，2008年，126ページ。傍点＝引用者）そうです。そのような行動を引き出すためにこの実験条件を工夫したミルグラム自身にすら，教師役の被験者のふるまいが，予想をはるかに超えて，生徒役の男性に対してはあまりに高圧的かつ凶暴に，実験者に対してはあまりに従順かつ卑屈に映ったということです。

ミルグラムは，この脈絡で，思わずわが目を疑うほどの事例を紹介しています。それは，実験の数ヵ月後に行なわれたグループ・ディスカッションの中でも，生徒に電気ショックを送り続けたことに迷いはなかったと明言している，40代前半の退役軍人です。そして，「これは実験なんだ。エール大学には事情はわかっているんだ。それが大丈夫だと言うんだから，大丈夫なんだ」と自らに言い聞かせたことを打ち明け，次のように述べたのです。

> まだショックの水準が八つ残っていたときに，彼（生徒）は本当にヒステリーのようになり，警察を呼ぶとか，何とか言いました。それで，先生を三回，呼び出しました。三度とも先生は「つづければいい」と言ったので，次のショックを送りました。すると，彼は答えなくなり，かすかな声さえ聞こえなくなりました。わたしは，「ああ，ああ，死んじまった。ままよ，やろう，やっちまおう」と言いました。そして，どんどん進

んで四五〇ボルトまでいってしまいました。〔中略〕本当にわたしは，わたしたちがドアをあけるまでには，あの人は死んでいるだろうと思っていました。彼を見たとき，わたしは「えらい，本当にえらい」と言いました。でも，彼が死んでいたとしても，わたしは悩まなかったでしょう。わたしは任務を果たしたのです。（ミルグラム，1975 年，125–127 ページ）

単なる心理学実験で，自分の手で人を殺してしまったとしても，任務を全うしたので「悩まなかった」だろう，というのです。これは，正常の範囲を大幅に逸脱した，過去の失態の過剰防衛的な合理化というものですが，この事例で興味深いのは，その一方で，自分の責任についても，及び腰的に語っていることです。実験終了後，実験者の質問に対して，この男性は，次のように答えています。「自分のことより，あの方のことを心配してました。〔中略〕先生がここにおられなかったからです。もし先生がここにおられたら，たぶん全然心配しませんでした。つまり，私がこういうショックを送ったおかげで，もしあの方が亡くなっていたとしたらですね，私の側に責任が──ショックを送った責任がある気がしたんです」(Milgram, 1974, p. 87)。

実験者が全面的に責任を負うべきだという思いと，ここまでのショックを送ってしまった責任は自分にあるという思いのはざまで，一時にせよ，この男性は揺れ動いていたのです。このぐらつきは，容認される枠内での服従と，それを超える服従との境界を──つまりは，権威に対する正当な従属と自らの責任との境界を──明確にするうえで，重要なヒントになるはずです。また，「もし先生がここにおられたら，たぶん全然心配しませんでした」という発言も重要です。後ほど述べるように，この実験者のような一時的権威の場合，その場に立ち会っていることが，権威であるための必要不可欠な条件になっているということです。

ここでいったん現実の世界に戻ると，広島に原爆を投下した，特別仕様のB29 戦略爆撃機「エノラ・ゲイ」の機長だったポール・ティベッツも，また同じ命令を受ければ，もう一度，迷わず原爆を投下すると公言していたそうです。あくまで任務を忠実に遂行することが，よき軍人の証であったし，今でもそう確信していると言いたいのでしょう。その時，投下を命ずる上官

に対しては,「尊敬がこもっており……自分は喜んで協力するという気持が溢れて」(同書, 69 ページ) いるはずです。

　そのティベッツにも, 医学進学課程に籍を置いて, 外科医を志していた時代がありました。人を救いたい気持が多少なりともあったということなのでしょう。しかし, 現役の医師たちと間近に接する機会があったため, 医師という職種は「命を縮める仕事」だという印象を抱くようになり, 急遽, 進路を変更して空軍パイロットになったのだそうです (Freeze, 2003)。しかしながら, 太平洋戦争の初期には, 自分が投下した爆弾によって被害を受ける民間人に対して,「かわいそうだ」と思う気持を, まだ抱いていたのです。

　そのような同情心がある限り任務を全うできないと考えたティベッツは, そうした自分の"弱さ"を克服しようとして, プロ意識に徹し,「戦時には, 感情に流されるべきではない」と考えるようになるのです。命令を発する側からすれば, 重要な作戦を任せられる, まさに頼もしい軍人へと, 自らの意志により大変身を遂げたわけです。

　ティベッツは, 終戦後まもなく, 科学者の一団に混じって長崎を訪れています。しかし, 原爆による悲惨な被害状況を目の当たりにした後にも, "感情麻痺"のためか, 広島と長崎は「原爆による破壊効果を研究」するのに理想的で「それまで手つかずの良好な目標」だったと, 平然と (あるいは偽悪的に) 語っていたそうです (Lifton & Mitchell, 1995, pp. 230-31)[註5]。それは, ティベッツが当時まだ現役だったからということではありません。退役後も, 一貫して同じ姿勢を示し続けていたのです。

　自分が命令に忠実に従うことで, 大量の非戦闘員をいかに残虐に殺戮する結果になろうとも, それにまつわる判断や感情は, このようにして完全に棚上げされるのです。そこには, 過去の行為の正当化や権威への忠誠心があり, さらにその裏には, 徹底的な〈**主体性の否定**〉や〈**反省の回避**〉が見え隠れしています。ここまで自分を殺して (換言すれば, 自己欺瞞を貫徹して)

[註5] ちなみに, ティベッツはマンハッタン計画の実行側の中心人物だっただけに, この発言は重要です。原爆投下がアメリカ政府による実験だったことを, はからずも裏書きする発言になっているからです。

任務に徹することができれば，不安定が入り込む余地はないのかもしれません。逆に言えば，残虐行為に加担したりそれを目撃したりすることによって"PTSD"を起こすような人たちは，リフトンが被爆者の面接を始めた頃のように，自分の感情を麻痺させるのに失敗したということなのでしょう。

"状況主義"の限界

ところで，ミルグラムは，個人の主体性ではなく，個人が置かれた状況のほうを重視する，自他ともに認める「状況主義者」だったそうです（ブラス，2008年，132，368ページ；Zimbardo, 2004, pp. 26-27）。その点では，リフトンと同じ陣営に属していたのですが，リフトンが現象的な状況として列挙した条件を，ミルグラムは，より本質的なレベルで解明しているように見えます。権威への強固な服従心という，人間にあまねく存在する，きわめて重要な要因をみごとに浮き彫りにして見せたからです。

とはいえ，それが事実であるにしても，ミルグラム自身も認めているように，ふだんは善良な市民が平然と大量殺戮に加担してしまう理由が，それによってすべて説明できるわけではありません。残虐行為を娯楽やうさ晴らしとして行なう例や，被害者を苦しませるためにあえて残酷な方法で殺害する例などは，権威への服従心だけではとても説明できないでしょう。そのためミルグラムは，「このような実験からナチス時代についての一般的な結論を出すのは……かなりの論理の飛躍がある」（ブラス，2008年，354ページ）と考えていたそうです。他にも有力な要因があることを認めていたのです。

ミルグラムの実験によって白日の下にさらされたように，人間は一般に，自らが権威と見定めた相手に服従しようとする性向を意識下に抜きがたく持っているわけですが，逆に言えば，そうした権威に対して自らの（正当な）意志——この場合は，非服従——を貫き通すことに，きわめて強い抵抗が働くということです。これは，私の言葉で言うと，幸福否定に伴う正当な自己主張の否定，あるいは主体性の否定ということになります。いずれにせよ，その結果として，7割近くの人たちが，白昼の単なる心理学実験室で，現に殺人を犯しかねないほどの重大事が，次々と発生してしまうのです。これが，大学の心理学実験室でなく，戦場であったとすれば，その結果は明白です。

133

加害者と被害者の"トラウマ"

権威に反逆することに対する強い抵抗——主体性の否定

頼るべき権威を替える

　ミルグラムの実験でも，全員が服従したわけではありません。典型的な非服従の態度を示した被験者も，もちろんいるのです。そのうちのひとりは，ある一流神学大学の教授でした。この男性は，生徒が解答を誤り，電気ショックを送らなければならなくなった時，苦々しそうな表情を見せるようになったのです。そして，150ボルトの電流を送ってからは，それ以上の実験を続けるのをためらったのでした。

　実験者は，例によって，生徒の抗議を無視し，実験を続けるよう指示します。ところがこの被験者は，名門大学心理学教室所属の実験者という肩書にひるむどころか，実験者を，自分がしていることの意味がよくわかっていない愚かな専門家として扱ったのです。要するにこの男性は，「実験者の命令と生徒の命令とを対等に扱い，服従から不服従へ移ったというよりはむしろ，自分が服従すべき相手を変えた」（ミルグラム，1975年，73ページ）ということです。それ以降は，実験者にではなく，かねてから自分が上位に置いている神に従うことにしたわけです。

　このような事例を見るとはっきりするのは，残虐行為を中止したこと自体はよいとしても，これでは本質的な解決にならないということです。ひとつには，自らが従うべき権威（この事例では神）を選び直して，その権威の命ずるところに従って行動するようになったにすぎないため，新たな権威がまちがっていた場合，同じような誤りを繰り返しかねないからです。しかし，それよりもっと大きな問題があります。それは，相変わらず権威というものに従おうとしており，自らの主体的判断に基づいて行動しようとしているわけではないため，その点では，何も変わっていないことです。このような角度から見ても，正当な要求はもとより理不尽な要求に対してすら，自らの主体的判断を優先させるのはいかに難しいかが，ますますはっきりしてきます。

葛藤と苦悶

　別の権威を選び直すという，ある意味で姑息な道をとらず，生徒が苦しん

でいるという事実を知りながら，あるいはそれを目の当たりにしながらも，実験者の指示に従わざるをえないという思い込みを依然として続ける一般の被験者の場合，その場面で見せる様子はただごとではありませんでした。神などのより上位にある権威に従うことにすれば，自分の判断を棚上げすることができますが，そのような"宗旨替え"でもしない限り，強い抵抗に直面する状態が必然的に続くからです。生徒が死んでいたとしても悩まなかったと明言しながら，その一方で緊張したことを認めた，先の退役軍人にも，その端緒が見られたことは，既に述べた通りです。ミルグラムは，1963年にある心理学専門誌に発表した，服従実験に関する，記念すべき最初の論文で，その時点で生ずる現象について，次のように記しています。

　　被験者の多くは，この実験状況〔実験１〕の中で，特に，さらに強い電気ショックを与える際に，不安定の兆候を示した。多くの場合，その緊張度は，社会心理学の実験的研究では稀にしか見られないほど極端なものであった。被験者たちは，発汗し，体を震わせ，どもり，唇をかみ，うめき声をあげ，体に爪を立てた。これらは，例外的な反応というよりはむしろ，本実験に特有のものであった。
　　被験者が緊張していたことを示すひとつの目印は，引きつった笑いが決まって見られることであった。40名の被験者のうちの14名が，引きつった笑い声と表情をはっきり示した。そうした笑いは，全く場違いのものに思われ，奇異な感じですらあった。制御不能の本格的な発作も，3人の被験者に観察された。一度は，実験の中止を求めなければならないほどの激しい痙攣発作が観察された。この時の被験者であった，46歳の百科事典のセールスマンは，この制御不能で見苦しい自らのふるまいにひどく当惑した。(Milgram, 1963, p. 375)

このような現象が起こるということは，そこから先は自らに責任が生ずることを，意識的，無意識的に感じ始めた証拠と考えなければなりません。権威に責任を転嫁してすませることができない段階に明らかに入ったことを，行為者自身が認めたということです。この苦悶が起こり始める時点こそが，

いわば権威への安定的服従と自らの責任の発生との分岐点になるはずです。いずれにしても，権威からの命令があっても，やはり行為者自身の責任が別個に存在することが，ますますはっきりしてきたわけです。

　では，被験者たちに観察されたこのような心身の反応は，自らの責任を自覚するようになったことから生じた葛藤ないし良心の呵責の結果として起こるものと考えるべきなのでしょうか。それとも，私の言う幸福否定に伴う反応とみてよいのでしょうか。あるいは，実は両者は，本質的に同じものなのでしょうか。この点を明らかにすることは，このうえなく重要です。それがはっきりすれば，こうした身体反応と"PTSD"の関係を明らかにするための有力な手がかりになるはずだからです。のみならず，そのことを通じて，人間が権威に反抗することに対して強い抵抗が一般に見られる理由の解明に，一歩も二歩も近づくことができるのです。

服従心が発生しにくい状況

　ミルグラムは，さまざまな学歴や経歴を持つ幅広い年齢層の男女を対象に，18種類の条件を設定して服従実験を行なっています。その結果，明らかになったのは，被験者の服従率が，実験条件によって大幅に異なるという事実でした。ある高名な心理学者が指摘するように，このことは，ふしぎにもあまり注目されておらず，服従率の高さばかり強調されるきらいがあります (Zimbardo, 2004, p. 27) が，極度に服従心が高まった実験条件がある一方で，被験者全員が実験者と決裂するに至った実験条件もいくつかあるのです。どの実験条件の時に服従心が低下したかがはっきりすれば，服従に必要なのはどのような条件なのかを，逆に明らかにすることができるはずです。

　ミルグラム実験をまとめて示した，右ページの一覧表の下段にあるように，次の3条件では，最高水準の電気ショックを送った被験者はひとりもおらず，送った電気ショックの最高値の平均は，いずれの場合も，生徒役が初めて激しい抗議をする150ボルトでした。

- 生徒の側が，自分に電気ショックを送るよう被験者に要求するのに対して，実験者はそれを禁止するという条件（実験12）

表4-1 服従実験の条件と服従率

	最大ショック水準の平均（ボルト）	最高のショックを送った比率（％）
実験18（40名） 別の実行者役がショックを送る	421	92.5
実験1（40名） 教師と生徒が互いに見えない	405	65.0
実験5（40名） 殺風景な実験室	368	65.0
実験8（40名） 女性の被験者	371	65.0
実験16（20名） ふたりの権威の一方が被害者になる	353	65.0
実験2（40名） 別室にいる生徒の声が聞こえる	368	62.5
実験6（40名） 職員の交替	333	50.0
実験10（40名） ある会社の建物	316	47.5
実験3（40名） 教師と生徒が近い位置	312	40.0
実験9（40名） 被害者が条件をつける	321	40.0
実験4（40名） 教師と生徒が接触	268	30.0
実験7（40名） 実験者がその場にいない	272	20.5
実験13（20名） ふつうの人が命令を出す	244	20.0
実験17（40名） ふたりの仲間が反逆する	240	10.0
実験12（20名） 生徒がショックを送れと要求する	150	0.0
実験14（20名） 権威が被害者になる	150	0.0
実験15（20名） ふたりの権威が矛盾した命令する	150	0.0

ミルグラム『服従の心理』（河出書房新社）57, 88, 89, 132, 133, 162ページの表から作成。最大ショック水準の平均値はボルトに換算。実験11は，被験者がショックのレベルを選択したので，この表には含まれていない。なお，被害者とは，電気ショックを受ける側のこと。

加害者と被害者の"トラウマ"

- 権威が生徒役として電気ショックを受ける側になり，まちがえるたびに，ふつうの人がショックを送るよう命令するという条件（実験14）
- 権威がふたりいて，矛盾した命令を発するという条件（実験15）

　以上の結果からあらためて明らかになるのは，被験者は，自分が権威と見定めた相手の指示にこそ従おうとするのであって（実験12），それ以外の者の指示には（特に，それが権威に害をもたらすようなものであれば，なおのこと），全く従おうとしないことであり（実験14），どちらが上位かを決めかねるふたりの権威から，矛盾した命令を同時に受けた場合には，どちらに従ったらよいのかわからなくなるので行動を起こさない（実験15）ということです。つまり，自分が指示を受けることになっている場面では，大多数の人間は自らが従うべき権威を絶えず探し求め，いざその相手を見定めると，しかるべき状況では，万難を排してその権威に従おうとするが，それ以外の状況では，世間や自分の常識に従って行動することになるわけです。
　逆に，服従率が格段に高かった（40名中37名＝92.5パーセント）のは，被験者は別にいる実行役（さくら）に通電を命ずるだけという条件の実験（実験18）でした。自分で手を下す必要がなくなるだけで，服従率は極端に上昇したのです。この条件の場合，命令を発する側は，自分で実行しなくてよい分だけ，命令が容易になるという側面があるわけで，これこそが，アイヒマンが置かれていた立場なのでした。そして，実行役は，「人員をうまく配置して，いちばん冷酷無情な者だけ」（ミルグラム，1975年，166ページ）に任せれば，万事が首尾よく運ぶことになります。ナチの強制収容所では，その役割を，仲間の被収容者たちに暴力を振るうことで快感を覚えるような，カポーと呼ばれる「サディスト」たちが果たしていたのです（フランクル，2002年，141-142ページ）。

服従と正当な主張の対比的現われ

　ミルグラムの実験には，興味深い事例がたくさんありますが，そのひとつは，権威が不在の時には，人間は世間の良識に従って行動するものであることを明確に示す事例です。ミルグラムは，被験者にひと通りの実験条件

を伝えた後に，不測の事態のため実験者が席をはずさざるをえなくなる状況を，巧妙に設定します。この条件の実験では，教師役と生徒役をさくらが務め，真の被験者は記録係になるよう誘導されるのです（実験13a。他の服従実験とは異質なので，先の表4－1には含めていない）。そのため，被験者は，自分で生徒に電気ショックを送らずにすむようになる代わりに，教師役がショックを送る場面を，目の前で見せられることになるわけです。

　実験者は，席をはずす前に，生徒がまちがえるたびにショック水準を1段ずつ上げるよう指示していたわけですが，実験者が不測の事態を装って不在になった後は，教師役があらためて同じ方針を打ち出すのです。その結果どうなったかというと，この実験での条件は実験者が求めていたものと全く同じだったにもかかわらず，16名の被験者全員が，教師役と決裂したのでした。実験者がその場にいない状況では，権威を持たない教師役が発しただけの指示には，たとえその内容が同じものだったとしても，全く効力がないということです。この実験者のような一時的権威の場合には，単にその場にいない時よりむしろ，正統性のない代理がそこにいる時のほうが，その"神通力"が失われる度合いが高いのです。逆に言えば，ふしぎなことに人間は，その程度の存在であっても，目の前にいる限り，自分の人生を委ねてもかまわないほどの権威と見なしてしまう，ということになるでしょう。

　　　五人は，ショックを送るのをやめさせるために，共同参加者〔教師役〕またはショック送電器に物理的力を行使した（送電器の電源を切ろうとした者が何人かおり，腕力で共同参加者をおさえつけた者が四人いた）。大男だったが，ある人は，熱中している共同参加者を椅子から引きずりおろして実験室のすみに投げとばし，彼がもうショックは送らないと約束するまで，動くのを許さなかった。被験者たちは，権威に対しているときにはどれほど消極的に見えたとしても，本実験においては，五人が被害者の保護のために英雄的に奮起したのである。彼らは，ただの人ならおどかしてもいいと感じ，彼の判断を批判し，あるいは自分で彼をこらしめるのをためらわなかった。彼らの態度は，権威が眼の前にいた他の諸実験で被験者たちが一様に示した敬意や礼儀正しさと，鋭く対立してい

加害者と被害者の"トラウマ"

た。(ミルグラム，1975年，137ページ。傍点＝引用者)

　実験終了後，ショックを送る教師役についてどう思ったかをミルグラムが尋ねると，被験者たちは，「中世に生まれていたら，ひどいことをやったに違いない」，「ちょっと残酷過ぎると思った。生徒がもう答えないのに，まだショックを送っていた」などと，一様に憤慨しています(同書，138ページ)。おそらく自らが教師役になった時とは違って，まるで"憑きもの"が落ちたかのように，良識ある社会人として判断し，行動しているのがわかります。

　催眠暗示現象の革命的研究者だったセオドア・X・バーバーは，"深い催眠状態"にある人間に暗示をかけることで，他人に危害を加えるような行動を起こさせることが可能かどうかを検討する中で，「被験者は，何らかの目的があるように見える実験状況で，強力な暗示を繰り返し与えられた場合には，自ら有害と見なす行動を遂行する」(Barber, 1969, p. 196)と述べ，ミルグラム実験の被験者は暗示に従って行動したと考えていたようです。被験者のこの"変わり身"の早さを見ると，バーバーの見解は，うなずけるところがあるどころか，実は大変な卓見なのかもしれません。催眠暗示現象の場合，被験者が暗示に従って，指示された通りに心身の変化を起こすのはなぜなのか，というきわめて重大な謎を解明するための有力な糸口になるからです。

　以上の事実からはっきりするのは，被験者たちは，自分が権威と認める相手に対しては「敬意や礼儀正しさ」を見せ，可能な限り服従しようとしますが，権威と認めない相手に対しては，常識的な判断に従って対応するというふうに，それによって自らの判断や行動を峻別していることです。そうすると，この場合の軽蔑や見下しという態度は，それが独立した動機になっているというよりはむしろ，自分が権威に従う際に，自らの意識を説得するための口実として作りあげ，利用するものという可能性のほうが高そうです。

　したがって，権威への服従の場合と同じく，差別や見下しにも，この実験の場合に見られるような，その場限りの単発的なものと，日常生活で見られるような恒常的なものとの2種類があります。後者は，支配民族という権威をかさに着た，少数民族に対する**人種的偏見**や，正統性ないし定説という権威をうしろ盾にした，異端者に対する**迫害意識**という形をとって現われるわけです。

権威を積極的に権威たらしめようとする意志

　ここで再び現実の話に戻ります。たとえば，第二次大戦中の日本軍では，インパール作戦やガダルカナル奪還作戦に代表される，机上の空論的で無謀な作戦の結果として，最終的に犠牲になった兵士たちを含め，何と全体の6割ほどが，本来の戦死ではなく，栄養不良や栄養失調に起因する病死や餓死を遂げていたのだそうです。「日本軍戦没者の過半数が餓死だった。戦闘の中で華々しく闘って名誉の戦死を遂げたのではなく，飢えと病気にさいなまれ，痩せ衰えて無念の涙をのみながら，密林の中で野垂れ死んだ」（藤原, 2001年, 142ページ）わけです。そうしたむだ死に（柳沢, 2003年, 209ページ）も，戦局を好転させるどころか，悪化させる以外の何ものでもない作戦の結果だったということです（たとえば，NHK取材班, 1995年, 97ページ）が，それも結局は，司令官や参謀の「顔を立てる」だけのために強行されたものが少なくなかったのではないでしょうか。そうした命令に忠実に従った現場の将兵たちは，まさにそのための捨て駒として使われたのです。

　ここには，〈**権威を権威たらしめようとする意志**〉が明瞭に見てとれます。同種の意志は，もちろん，捕虜や民間人の大量虐殺に際しても働きます。たとえば，総司令官という権威を，「感慨無量」と自己陶酔させるためとしか思えないような理由で，大量虐殺が引き起こされることもあるでしょう（笠原十九司, 1997年, 189-191ページ）し，権威が犯した失策を尻拭いするだけのために引き起こされることもあるでしょう。このように，権威を喜ばせたい，権威の面目を躍如たらしめたいと極力努めた結果，自らが「お国のために喜んで」，あるいは「涙をのんで」犠牲者側にまわることもあれば，逆に加害者側に立つこともあるわけですが，いずれにしても，自分から進んでその権威を担いだということですから，騙されていたとしてその責任を免れることはできません。

　したがって，それが騙された結果だとしても，その責任というものがあるはずです（たとえば，佐高・魚住, 2008年）。そして戦争は，「騙すものと騙されるものとが揃わなければ」起らない（吉田, 1995年, 58ページ）のです。

　ところで，オウム真理教の幹部で地下鉄サリン事件の実行犯だった，元医

師の林郁夫は，自らの体験から，自分の責任や主体性が関係する問題について，非常に貴重な証言をしています。ついでながら指摘しておけば，専門家には，ひとりの人間が自らの生涯と引き換えに紡ぎ出したとも言うべきこのような証言を，真正面からとりあげて検討する責務があると思います。

　教団が，地下鉄サリン事件を起こす数日前のことでした。公証人役場事務長の拉致に関連して行なった処置について報告した際，麻原彰晃がふと漏らした「坂本のときはうまくいったんだがな……」という言葉を耳にした瞬間，林は，麻原が信者たちに命じて坂本弁護士一家を拉致させたことに初めて気づきます。

> 　同時に，「まさか，ウソをいっているんだろう！」と思いました。〔中略〕私は聞こえなかったことにしなくてはというように，とっさに思ったようです。〔中略〕これを聞いたからといって，麻原を「くわせ者」と思った覚えはありませんでした。
>
> 　この麻原の発言については，その後，考えたとか，思い起こしたという記憶はまったくありません。〔逮捕後に，すべてを話してから，もう他に覚えていることはないか，と取調べ官に質された時に思い出して話すまで，その記憶は消えていた。〕その後も，弁護人と，平成八年五月前後に麻原の証人尋問に備えて，麻原が私を地下鉄サリン事件の実行犯に指名した理由を分析していった時，ふと思い出すまで，また忘れ去っていたのです。
>
> 　このエピソードは，やはり私にとって掘り返すのが嫌なものの一つでした。努力して掘り返そうと自らに声をかけても，結局，心が嫌がってしまいました。（林，1998 年，379, 383, 386 ページ。傍点＝引用者）

　ここが，自分の中で崇めてきた，"最終解脱者"たる絶対的権威と，自分本来の判断の基盤となる（教団に入るまでは，意識の上でも正しいと信じてきた）世間的良識とが真っ向から衝突する，いわば天下分け目の戦いの最前線です。自分の耳で聞いた事実を優先すれば，自分の心の中で，麻原という権威が完全に失墜することになります。ここで林は，一世一代の選択を迫られたわけです。それまで権威の命ずるままに自分がとってきた行動を，従来

第4章　PTSD理論の心理学

通り無批判に続けてゆくのか，それとも，この地点で立ち止まり，自分本来の（つまりは，自分がそれまですべてを委ねてきた教団ではなく，世間と共有する）判断に照らして正視するのかという，人生最大の岐路に立たされたということです。

　自分にとって「掘り返すのが嫌なもの」すなわち，自らに反省を強く迫る記憶は，この引用文にあるように，積極的に自分の意識から覆い隠そうとするため，いったん思い出しても繰り返し消えてしまうことが少なくないのです。麻原のひとことによって，「すべてがまったく私の思い込みの上に成立したことだと認めざるをえない状況に」陥った時，「何もなかったことにするしかなかった」（同書，383ページ）というわけですが，どう見てもこれは，"マインド・コントロール"によって起こるとされる受動的過程などではなく，麻原という権威を自らの中に何としてでも維持しようとする，明らかに積極的な心の動きによるものです。この種の現象は，程度に違いがあるだけで，誰の場合にもごくふつうに見られます。

　ここが最も重要なところなのですが，実はこれは，権威と自分との対決ということではありません。その権威も，自らの「思い込みの上に成立」しているものにすぎないわけですから，すべては自分の中での対決であり，私の言葉を使えば，自分の〈意識〉と〈内心〉の対決ということになります。どこまでも，（意識せざる）独り芝居だということです。

　この場合の核心は，「掘り返すのが嫌なもの」という言葉の意味です。それまでは，自らが奉ずる宗教教団が高らかに掲げる理想や大義のもとに，その最上階に座を占める，麻原彰晃という絶対的権威の命ずるまま，修行の一環として忠実に"ワーク"に励んできたわけですが，その権威を自分の中で失墜させるということは，それまでの修行を無に帰すだけですむ問題ではありません。燦然と輝いていたはずの天上の世界が，それまで多かれ少なかれ見下しつつ直視を避けてきた俗臭漂う現実の世界によって，一瞬のうちにとって替わられるということなのです。

　もちろん，それだけではありません。それまで"善行"とばかり思い込んで行なってきたものが，またたく間にその装飾をはがされ，それが教団の"共同妄想"にすぎなかったことを自ら露呈してしまうのです。また，その

加害者と被害者の"トラウマ"

"悪行"の実行犯としての(あるいはその共犯としての)責任が,全面的に自分に覆いかぶさってくるということでもあります。戦争中に犯した凶行の場合には,自らに対してさまざまな言い逃れがまだ可能かもしれませんが,この場合はそうではありません。その事実を認めると,それは,国家という,世俗界の絶対的権威によって刑事責任を追及される犯罪以外の何ものでもなくなってしまうのです。

しかしながら,それを嫌うということは,その責任を負うのを,通常の意味でいやがるということではありません。自らが,この程度の人間にだまされ,悪事に手を染めたという事実について,負うべき責任を全面的に引き受けたうえで,自らの行ないを真剣に〈反省〉することに,とてつもなく強い〈抵抗〉が働くということなのです。そして,いったん現実を突きつけられたにもかかわらず,「何もなかったことにする」という路線をあらためて選択し直すと,今度は,その現実の直視を,これまで以上に避けようとする意志が働くことになります。このように,妄想の上に妄想を重ねざるをえない状況に,自分自身を積極的に追い込んでしまうのです。これこそ,まさに"生き地獄"です。

林は,その後,透徹した反省を通じて人格を大きく向上させています(笠原,2004年a,201-208ページ;本書巻末の付録2参照)。イエス・キリストが言うように,「後にいる者が先になり,先にいる者が後になる」(「マタイによる福音書」第20章16節)わけですが,そこから振り返って考えると,それまでの林は,自らの人格を高めるための絶好の素材となる一連の事実を,自分の意識から懸命に遠ざけようとしていたことになります。つまり,「掘り返すのが嫌」だったのは,それが幸福の方向へ進む道だということを,心の底で完全に承知していたため,それを是が非でも回避すべく,そのような思い込みを作りあげたことになるわけです。

いずれにしても,権威の命令のもとでの当事者の責任という問題が,このような形で,さらにはっきりと浮上してくるのです。

第5章　PTSD理論の心理学　2——加害行為と"PTSD"

個人の責任という問題——再考

自らの責任を認めることの難しさ

　あるカルト教団から，大変な苦労をして脱会した男性は，当時の心境を振り返って，「こういう崇高な目的のためには，自分を犠牲にしてもかまわなかった」（ハッサン，1993 年，300 ページ）と率直に告白しています。それまでは，自らの経歴や矜持や将来を無にしてまでも，場合によっては悪辣な事件に加担することをもいとわず，自らがいったん権威と思い決めた相手に忠誠を尽くし続けようとして，その権威を自分の中で維持すべく，きわめて強力な意志を働かせてきたわけです。それは，その権威の責任において行動するということであり，そこで起こした行動については，自らの判断とともに自らの責任をも棚上げしてしまうことにほかなりません。神が背後にいるおかげもあって，極端に言えば，何でもできてしまうのです。そのような事情も手伝って，外部から見れば，実際に「"信じる者"が起こす行動は，時として不気味な様相を呈する」（山崎，1994 年，245 ページ）ことになるのです。

　権威にそこまで忠誠を尽くすと，結局は，権威の意のままに動くひとつの駒になるということなので，自分が本当にしたいこともできなくなれば，考えたいことも考えられなくなるはずです。権威に自分の人生を捧げるということは，自分の人生を半ば放棄するに等しいわけですから，このような生きかたは，自らの真の幸福を避けるための有力な手段にもなるのです。そのため，それまでの過ちを心から認めると，強い反応が起こるとともに，「ものすごい解放感と安堵感」（同書，222 ページ）が湧き上がるものです。それによって，他でもない自分が，権威を利用して自らにかけてきた呪縛を，自ら解き放って自由になるわけですが，そればかりではありません。離脱に伴う

加害者と被害者の"トラウマ"

抵抗を乗り越えた分だけ，人格の成長も起こるのです。

> カルトをやめた人々は，カルト時代の積極的な経験——たくさんの旅行やセールスの経験，外国語の習得，自己訓練，人前で話す技術等々——は全部活かして，それを今後の生活に取り入れる必要があるということを忘れてはいけない。そうすることで彼らは強い人間になれる——たぶんたいていの人よりは強い人間になれるのである。〔中略〕
> 私たちには自由意志があるのだ。自分自身で良い選択をする責任を，決して放棄してはならない。私の考えでは，自分の人格の統合性と責任性を放棄するとき，そこには真の精神的成長はありえない。（ハッサン，1993年，333, 348ページ。傍点＝原著者）

　海外に短期滞在している時などでもそうなのですが，"本拠地"から離れたところにいると，その分だけ本来の抵抗が薄れ，心因性の症状が軽快ないし消失するとともに，ふだんは発揮できないさまざまな能力を発揮しやすくなるものです。逆に，本拠地に戻れば，即座に症状がぶり返すとともに，能力も元の状態に戻ってしまいます。とはいえ，そうであったとしても，本拠地から離れていた間に身につけた経験が消えてしまうわけではありません。それと同じく，カルトという非日常的集団に所属し，絶対的権威のもとで隷属的生活を送ってきたからといって，すべてがマイナスになるどころか，プラスになる面もたくさんあるということです。

　北朝鮮に拉致されて24年後に帰国した蓮池薫さんは，「私は韓国語ができる。『北』での暮らしを空白にせず，負も生かす道がある」（「読売新聞」電子版，2009年6月20日付）と語っていますし，第1章で紹介した，実母から凄絶な虐待を受けてきたデイヴ・ペルザーさんは，「何があったとしても，命を奪われずにすんだのなら，そのできごとは人をより強くするだけ」という瞠目すべき発言をしています（ペルザー，2003年a, 361ページ）。これらの発言も，同じ方向性を持っています。

　要は自分次第なのであって，自分の主体性や責任を否定しない限り，何ごとも，プラスに生かすことができるということです。逆に，カルトから抜け出

したものの，それまでと同じく自分の主体性と責任を否定し続け，新たな権威をひたすら探し求める「宗教難民」（関谷，1993年，4ページ）のままでいるようでは，カルト時代の"トラウマ"に苦しめられることになりかねないでしょう。

「上官責任主義」の否定

　前章に登場したミルグラムは，先述のように"状況主義者"ではありましたが，状況のせいにばかりして，個人の責任を無視していたわけではありません。実際にも，ナチス・ドイツの強制収容所でユダヤ人を大量虐殺した戦争犯罪について，「盲目的な服従をする可能性が誰にでもあるからといって，ドイツ人がその可能性としての残酷さや虐殺を実際に現実のものとしてしまったことが許されるわけでもない」（ブラス，2008年，342ページ）と，実行者にもその責任があったことを明言しているのです。これは，自らがユダヤ人であるためにそう思いたいということではなく，科学的観点から見て，盲目的隷従という要因だけでは，ナチの犯罪のみならず，他の残虐行為も説明できないと考えたためでしょう。

　そうすると，たとえば侵略戦争の場合，服従という要因が大きく関係しているにせよ，"正当"な戦闘と戦争犯罪を切り分ける基準も，やはり行為者個人の責任の認識という点にあると見てよさそうです。ただし，その認識は，意識の上で明瞭になされているとは限りません。ほとんどの人は，その責任をある程度自覚しながら，まだ回避できると思い込んでいるものだからです。ここでも，問題を先送りしようとする傾向がはっきり見てとれます。

　それはそうとしても，勝ち戦で優位に立っている場合ならともかく，負け戦（いくさ）の場合には，ひたすらその悪行を包み隠そうとするものですし，「内地に帰って軍隊から離れても，戦場でした悪いことは絶対に喋（しゃべ）るな」（曽根，1988年，106–107ページ）という命令も現実に下されます。加えて，共犯者以外に対しては，許容ないし看過されるはずだとでも考えない限り，一般にその"罪科"を，少なくとも公の場で口にすることはないものです。かくして，責任の一端が自分自身にあることを十分承知していることが，そのような側面からも明らかになるわけです。

加害者と被害者の"トラウマ"

　しかしながら，その段階と，自らの責任を明瞭に自覚する段階との間には，非常に大きな隔たりがあります。とはいえ，実際にこうした「上官責任主義」の誤りに気づき，それを自ら否定するようになった人たちが，少数ながら存在するのも事実です。たとえば，中国でB・C級戦犯となった，帝国大学出身の元将校は，自らの思想的転回について，次のように記しています。

　　　高度の人道主義精神に心打たれた私たちが持ったのは，二度と再びこのようなあやまちは犯すまい，という決意と，私たちの犯した罪行の対象となった被害者の方々に対する懺悔の心である。それはたとえ命令とはいえ，そのような罪を犯した自分自身に対する限りない怒りと同時に，そのような命令を押しつけた命令者，政策決定者に対する限りない憎しみの根源である。私たちはみずからの罪を認め責任をとる，という基礎の上に，命令者，政策決定者の責任を徹底的に追求する[ママ]義務を感ずる。それは命令者，政策決定者の人間そのものを否定するというのではなく，指導者として真面目に潔よく責任をとれ，ということである。（富永，1996年，164ページ。傍点＝引用者）

　この男性は，自らの責任を完全に認めたからこそ，上官の責任をも徹底的に追及しなければならないとする，揺るぎない姿勢を確立することができたのです。ただし，この男性がこうした心境に到達できたのは，まことに残念ながら，自発的なものではなく，中国の戦犯収容所で行なわれた"認罪学習"のおかげでした。実際に，「このような外的環境の存在しないところで，違法な国家命令への不服従の思想を内面化することはきわめて困難」（吉田，1997年，169ページ）であるのは，まちがいないところでしょう。誰の場合にも言えることですが，外部から迫られることのない状況で，自発的に反省を深めるのは，半ば修行に近いものになるため，きわめて難しいからです。
　一方，ベトナム帰還兵のアレン・ネルソンさんは，"PTSD"に苦しみ，自ら求めて受けてきた心理療法を9年ほど続けた時点で，上官の命令と残虐行為の関係について，さらには自分の残虐行為の動機について，次のような自覚に至ったことを告白しています。これは，残虐行為に内在する自発性

の反省が中心になっているという点で，上の将校のものとは少々異質です。

　そう，自分が殺したかったからそうしたのです。それは私自身の行為であり，だれに指図されたからでもありません。軍も上官も，攻撃命令は下すにしても，あの人を殺せ，この人を殺せと指定するわけではありません。それら一人ひとりを撃ったのは，たしかに私の意志であり，それは，私が殺したいと思わなければ起こりえないことでした。
　私にはほかにも選択肢があったはずです。武器を置くこともできたでしょう。あるいはそもそも，ベトナムに行かなくてもよかった。上官に向かって，「私は人を殺したくない」ということもできた。無論，その結果，処罰され，職を失ったり，監獄に入れられたりしたでしょうが，人を殺さなくてもすんだはずです。
　けれど，そうした選択肢を私は選ばず，殺すことを選んだのでした。兵士が戦場におもむくとき，そこには，ある「したいこと」があるはずです。それは自分の暴力性の解放であり，つまり人を殺すことです。自分がそう考えていることを公然と認めるのは恐ろしいことなので，私たちはそれに気づかないふりをしているのですが，それこそ，戦争が兵士に提供するものなのです。（ネルソン，2006年，72-73ページ）

　人を殺したいという願望が本当にあるかどうかはともかく，ここまでくると，上官への問責という誘惑すらほとんど乗り越えられているように見えます。ネルソンさんは，リフトンが唱える"残虐行為を生み出す状況"という非主体的概念についても，「戦争が兵士に提供するもの」という言葉を使って主体的な形に表現し直しています。リフトンの概念の不足は，まさにここにあったということでしょう。
　「殺したかったからそうした」と口にした瞬間，ネルソンさんは，それまでとは根本から違う心境になりました。「まるで何かが頭の中から飛び出して行ったような感覚，自分の中に漂っていた雲が晴れて，初めて，太陽の光が私にさしてきたような，ある意味で自由な気分」に包まれたのです（ネルソン，2006年，74ページ。付録2参照）。ＰＴＳＤ理論の信奉者からすれば，

加害者と被害者の"トラウマ"

これは"トラウマ"や"PTSD"から解放された結果ということになるわけですが，しかしながらこれは，トラウマやPTSDという脈絡で考えるべきことなのでしょうか。それよりも，自分の非を全面的に認めたことによって初めて到達することができた，悟りのような境地ととらえたほうが，現実に近いように思います。

次に，少々話を戻して，こうした反省という行為は，自発的にどころか，外部から迫られた場合ですら，どれほど難しいものかを，凶悪な殺人事件を起こした人たちを俎上に載せて，リフトンやミルグラムとは少々異なる角度から検討してみることにしましょう。

責任や反省を極度に回避する重罪犯

一般社会の中で，自らの意志で殺人を犯した場合，まず当人の責任能力ということが問題になります。それは，当人が自らの明瞭な発意によりその犯行に及んだのでない限り，その責任を問うことはできないとされているからです。したがって，精神病のため"心神喪失"の状態にあり，善悪の判断がつかなかった[註1]とされる人たちが除外され，それ以外の人たちが犯した犯罪に対してのみ，その責任が問えることになるわけです。

また，過失や不測の事態のために被害者が死亡した場合には，殺害しようとする意志はなかったとして，その責任が減免されます。つまり，精神障害の状態にない者が，その意図を持って人を殺害した場合に限り，殺人罪が適用されるということです。ここに，現代社会の責任観が明確に見てとれま

[註1] 精神障害のため，ことの善悪がわからず，したがって，「責任なく行為した」場合には罪を問わないという，一見すると人道的な思想が刑法（39条1項）にあるわけですが，その科学的根拠はどこかにあるのでしょうか。ちなみにアメリカでは，1982年のレーガン大統領狙撃事件以降，刑事責任無能力の基準は厳しくなる傾向にあり，心神喪失による責任無能力の認定（"心神喪失抗弁 insanity defense"）を廃止する州すら出てきているそうです（岩井，2008年）。その基準が，このような政治的介入によって大きく変動するということは，確たる科学的根拠がないことのひとつの現われのように思います。ちなみに，鑑定者たる精神科医たちには，そうした問題以前に，野田が指摘するような，かなり深刻な問題もあるようです（野田，2002年）。

す。では，凶悪殺人を犯した側は，逃れようのない自らの罪状や責任や被害者について，どのように考えているのでしょうか。

数多くの重罪被告や無期囚および死刑囚と接した経験を持つ小木貞孝（加賀乙彦）によると，その半数は，被害者のことをごく稀にしか思い出さないそうです。また，「彼らにとっては，犯行の瞬間をたびたび思い出すことは不愉快なこと」であり，被害者が幻覚や妄想の中に現われることは全くなく，反省したとしても，その「道徳的反省は，常に真剣味を欠く」というのです（小木，1974年，91ページ）。凶悪な殺人事件を起こした人たちは，このように，自己の犯罪に向き合うことを極力避けようとしているということです（その実例としては，丸山友岐子『逆うらみの人生』〔1981年，社会評論社〕や美達大和『人を殺すとはどういうことか』〔2009年，新潮社〕などが参考になります）。つまり，死刑ないし無期懲役が確定して刑務所に拘禁されている重罪受刑者や，そうした判決が予測される重罪被告の少なくとも半数には，"フラッシュバック"や悪夢をはじめ，"PTSD"として知られる症状など，起こりようもないということです。だからこそ，"フラッシュバック"を起こした重罪犯の事例（たとえば，福原・宮嶋，2000年，94ページ）が，珍しいものとして扱われることになるわけです。

ところが，重罪を犯した被告や受刑者の多くには，オウム真理教の開祖・麻原彰晃を一方の極として，拘禁反応という全く別種の心因性反応が起こるのです[註2]。しかもそれは，PTSDの比ではなく，きわめて高率に発生します。そのことは，一般被告や一般受刑者における発生率と比較した次ページの表を見れば，まさに一目瞭然です。こうした反応は，拘置期間の長さとは無関係に起こります。拘禁反応の発生率は，犯した罪の軽重のみに従って，極端に違ってくるということです。ただし，同じく拘禁反応と言っても，死刑判決を受ける可能性のある重罪被告と死刑囚の多くは，ヒステリー性の症状を

［註2］一般にはその症状は，拘禁反応によるものではないとされていますが，拘置所で麻原に面会した小木（加賀）は，それを拘禁反応と考えているそうです（加賀，2006年，145-153ページ）。なお，麻原彰晃が法廷で示した症状については，拙著『幸福否定の構造』第7章で詳細に検討しています。

表5-1　拘禁反応の発生率

	被　　告		受　刑　者		
	一般被告	重罪被告	一般受刑者	無期囚	死刑囚
拘禁反応の発生率（％）	0.87	68.0	0.16	70.6	61.4

小木『死刑囚と無期囚の心理』（金剛出版）8 ページのデータより作表。
対象となったのは，重罪被告が 50 名，無期囚が 36 名，死刑囚が 44 名。

含め，陽性の激しい活動的反応を重積的に示すのに対して，死刑を免れた無期囚の多くは，陰性で鈍重な神経症的反応や感情の鈍麻を示します（小木，1974 年，8-9 ページ）。

　犯した罪が重ければ重いほど，良心（この場合，私の言う本心）から，強く反省を迫られます。それに対して，重罪被告や無期囚および死刑囚の多くは，少なくとも意識の上で深い反省をすることはないようです。しかしながら，これらの人々に見られる拘禁反応が，一般被告や一般受刑者の数十から数百倍もの高率で発生するという事実からすると，それが反省を避けるための有力な手段になっている可能性が考えられるはずです。この点が明らかになれば，それを"PTSD"と呼ぶべきかどうかはともかく，純粋な加害者にも，それによって症状が出現することがはっきりするということです。

　反省を忌避する理由

　ところで，ある死刑囚は，「今から足かけ十七年前の七月下旬，私はあの方を殺しましたが，ソノ瞬間から私ははげしい吐き気におそわれ（それはむろん観念的な吐き気などではなく），ゆえに私が逃げたのは司直の手から逃げようとしたというよりも，ソノ行為，その絶対的な現実拒否をしたことで突如としてとらえられた吐き気からの逃避を意味していたのでした」（加賀，1990 年，151 ページ）と述べています。自分が犯した犯罪に直面すると，吐き気という強い反応が起こるということは，幸福否定という考えかたからすれば，「自分はとり返しのつかない悪事を働いてしまった」という悔悟の念が，心の奥底にまちがいなく潜んでいることを意味します。しかしながら，こうした反応は，犯罪者が自らの罪を直視した時にしか起こらないわけでは

第5章　PTSD理論の心理学　2

ありません。誰であれ、自らの行動を真剣に反省しようとすれば、あるいは宗教的な修行によって悟りをひらこうとした場合（たとえば、吉本、1965年、97-99ページ）ですら、因果関係の明瞭な同種の反応が、多かれ少なかれ、必ず起こるものなのです（巻末の付録2参照）。したがって、この死刑囚の吐き気は、幸福否定の脈絡からすれば、反省を忌避するための強力な無意識的方策ということになります。

　ベルクソンは、この問題を、決して不正を許さない良心の存在という側面から考察しています。犯罪者は、自らの犯行を隠蔽するために、あるいは自らの犯行が発覚しないようにするために、手がかりや証拠を隠滅しようと万全の努力を傾けることが多いわけですが、そのような行動が見られるとしても、また、重罪を犯した者が自らの犯行を後悔するとしても、先の死刑囚が認めている通り、それは、自分が逮捕され、重い刑罰が下されること自体を恐れるためではありません。

　　犯人の関心は、刑罰を避けることではなくて、むしろ過去を完全に抹消してしまうこと、そしてその罪悪が全然犯されなかったかのように繕うことなのだ。事件のあったことをだれも知らねば、それは無かったも同然と言えよう。してみれば、犯人が、およそ人間の意識に知れそうな点をいっさい抹殺してしまい、このようにして無きものにしたく思っているのは、彼の罪悪そのものなのである。だが、自分の犯行の覚えは消えずに残っている。そこで彼が犯跡を拭い去って身を保ちたく思っているその社会から、ますます強く彼を追放するのは、ほかならぬ自らの罪の覚えなのである。〔中略〕
　　自分の罪を白状すれば、ふたたび社会の成員に戻れよう。〔中略〕彼は人々から罰を受けはしようが、すでに人々のかたわらへ身をおいている以上、彼はいくらか、自分自らを断罪する主体になっていよう。そしてこのようにして、彼の人格の一部分、その最善の部分は、罰を逃れることになる。（ベルクソン、1979年、228-229ページ）

これは、ベルクソンが自著の中で、加害者が自首する理由について考察し

ている部分です。ベルクソンが考えたように，現実にも，まさにその通りの行動を起こす人たちがいます。たとえば，このままでは「人生がだめになると思った」と言って，自ら警察署に出頭した強盗犯（「朝日新聞」2007年7月13日付）や，警察車両で連行される際に，自分を追いかけてつかまえた高校生に「お兄ちゃんのお陰で人生やり直せる」と握手を求めた強盗致傷犯（「朝日新聞」電子版，2009年6月12日付）などがそれに当たります。また，あるベトナム帰還兵は，心理療法を受ける中で，自分は自らの力を誇示しようとしてベトナムの村で残虐行為を働いてきたので，仲間はずれにされて当然であり，特に自分の家族から相手にされなくてしかるべきだと思うようになった，と語ったそうです (Singer, 2004, p. 380)。

　人間は，自分をとり巻く社会から離れて生活することはできません。物理的にできたとしても，心理的には不可能なのです。うそをついて他人を騙すことはできますが，本当の意味で自分を騙すことはできません。そのために生ずる社会からの疎外感を拭い去ろうとして，「社会的自我」が自らに対して下す判決が，いわゆる良心の呵責という形をとって現われると，ベルクソンは考えたのです。

　どの社会でも，自分の犯した罪をきちんと認めない人間は，人間性のかけらもない別世界に住む"人非人"と見なされてしまいます。「悔い改める一人の罪人については，悔い改める必要のない九十九人の正しい人についてよりも大きな喜びが天にある」（「ルカによる福音書」第15章7節）という聖句があることからもわかるように，人間にとって反省というものがどれほど大切なものかを，心底では万人が完全に承知しているのです。だからこそ，ほとんどの人たちが，真剣な反省を多かれ少なかれ嫌うことになるわけです。

　数年前に，小学生無差別殺傷事件を引き起こして裁判にかけられた被告が，二十余名の児童を殺傷した自らの犯行を反省するどころか，法廷で遺族に向かって暴言を繰り返すという，前代未聞の出来事がありました。この殺人犯は，一審で死刑判決が下された後，弁護団が行なった控訴を自らとり下げて刑を確定させ，刑の執行を早めてほしいと，主任弁護人を通じて強く求めました。そして実際に，本人の希望が例外的に叶えられる形になったわけですが，その際，この死刑囚は，刑事訴訟法で規定された「6カ月以内」の

刑の執行を訴え，6ヵ月以内に執行されなかった場合には，「精神的に苦痛を受けた」として，国家賠償請求訴訟を起こす準備すらしていたのだそうです（「朝日新聞」2004年9月14日付夕刊。傍点＝引用者）。

当初はこの死刑囚も，「関係のない子どもの命を奪い，申し訳ない」という反省的な気持をわずかにせよ抱いていたようです（「毎日新聞」2004年3月26日付）。にもかかわらず，その後，逆うらみに転じたということのようなので，この殺人犯は，反省の"つらさ"がより骨身にしみたということなのかもしれません。だからこそ，刑の執行を待つ間の，数年以上という時間の長さが，考えただけでも恐ろしくなったということなのでしょう。

このように，事実は一般の認識とは正反対で，死刑になることのほうが，反省するよりもはるかに容易なのです。実際に，反省するくらいなら死んだほうがましだ，という言葉を吐く人たちが少なからずいることは，周知の事実です。重罪被告は，死刑判決を避けたい一心で罪を認めまいとしているわけではありません。人間の本質に迫るのを回避しようとすることから生ずる，こうした誤解が続く限り，これらの人々の行動を真の意味で理解することはできませんし，したがって，矯正教育を実りあるものにすることもできないと思います。

前章からのまとめと整理

権威への服従と人格の向上

非常に長い回り道になりましたが，ここでようやく本題に戻ります。はたして純粋な加害者に，"PTSD"のような症状は発生するのか，発生するとすれば，どのような形をとるのか，という問題を検討していたのでした。後戻りするようですが，考察を進めるため，ここで必要事項を適宜補足しながら，これまで検討してきた事柄を手短に振り返っておきます。

前章ではまず最初に，ベトナム帰還兵が示したとされるPTSDとの関連から，侵略戦争で発生する残虐行為の動機について検討しました。その結果，残虐行為が起こるためには，ある意味で隔絶された状況の中で，上官からの命令の有無とは別に，身内や周囲から容認されるという条件や，相手を人種的に見下しているという条件が必要であることがわかりました。それに

加害者と被害者の"トラウマ"

対して，直接的な影響力を持つ外部からの規制がある場合には，その行為が処罰の対象（軍法違反）となるため，残虐行為は起こりにくくなります。その場合に肝心なのは，国際法など，より上位にあっても縁遠いところにある権威ではありません。直属の上官の命令や憲兵の存在など，その権威自体は小さくても，その場を支配している権威のほうを，直接対決を迫られる分だけ，優先せざるをえないということです。[註3]

　侵略戦争で発生する残虐行為の動機には，日頃の鬱憤を晴らしたいとか，相手の苦しみを見て快感を覚えたいとか，権力を誇示したいとかの，より低劣で身勝手なものもありますが，対人的要素もきわめて重要です。そこで大きな役割を演ずるのは，個々の将兵が抱いている，上官にとり入りたいという無恥な野望や，仲間はずれになりたくないという悲愴な欲求です。

　続いて，人間は，自分が権威と認める存在から命令が発せられると，極力それに従うべく，信じがたいほど非道なことを，苦しみながらであれ忠実に実行しようとする性向を抜きがたく持っているという事実を，ミルグラムによる一連の心理学実験で得られた成果を通して概観しました。この実験の被験者の多くは，さまざまな心身症状を発現させつつ，何の罪もない相手に対して，不本意ながらにせよ"残虐行為"を最後まで続けたのでした。権威からの命令がある場合とない場合とでは，同じ行為でも動機が違うわけです。

　一部の残虐行為に内在する**権力や快感を味わいたいという動機**は，状況に便乗しただけの利己的動機に入るので，それを別にすると，以上の検討から浮かび上がった，**直接の影響力を持つ権威による命令**，その**権威への積極的忠誠心**，**帰属集団による容認**，その**集団からの排斥に対する強い恐怖心**，**相手に対する**（人

［註3］軍や政府の上層部の場合には，必然的に世界的視野で対応することが求められるため，たとえば日中戦争中のわが国について言えば，国際連盟のくびきを免れていたとはいえ，国際法や，特に欧米先進諸国からの批判が，「直接的影響力を持つ」権威となり，建前ばかりでなく実際にも，そちらを重視せざるをえませんでした（たとえば，曽根，1988年，132-133ページ参照）。ところが，現場には，その威光が，いわば形骸化された形でしか伝わらないため，内地の上層部が真剣に取り締まろうとしても，現場の上官たちが厳しい対応をしない限り，兵士たちの"暴走"を抑えるのは非常に難しいのです。

種的）見下しという5条件は，侵略戦争で起こる残虐行為にしか当てはまらないわけではありません。ナチス・ドイツによるユダヤ人大量虐殺のような，ひとつの国家による"民族浄化"計画であれ，オウム真理教地下鉄サリン事件のような，カルト集団による無差別大量殺人であれ，第1章で紹介した北九州市監禁連続殺人事件のような，家庭内暴力の延長線上にある連続殺人であれ，命令する側と実行する側が分かれている場合には，規模の大小にかかわらず，多かれ少なかれ重要な役割を演ずるのです。そして，その中心には，その規模相応の（カリスマ的）権威（権力者）が存在するはずです。

　自らが権威と認める（あるいは，崇める）存在から発せられた命令に基づいて，見ず知らずの（あるいは，親しい）相手に残虐な行為を行なうためには，自らの良心（この場合，私の言う本心）を抑え込む必要があるわけですが，逆に言えばそれは，自らが意識的，無意識的に認める権威による（有形，無形の）命令を，自らの良識に優先させるということです。そこには，きわめて強い（自らの内心に由来する）誘惑があります。しかしながら，この誘惑を振り切ることができれば，〈**あらゆる権威からの自由**〉という，人格の成長にとってきわめて重要な課題の達成に大きく近づくことになるでしょう。

　ところで，ヴィクトール・フランクルが，主著『夜と霧』に描き出した，ナチの強制収容所のような極限状況で人間が示す行動を観察すると，そこに崇高な人間性が散発的に認められるのはまちがいないとしても，人間の虚栄心や勝ち負けに対するこだわりは，死と隣り合わせの状況にあっても，おそらく生をあきらめでもしない限りほとんど消えないことが，はっきりとわかります。したがって，これらは，最も強い欲求とされる食欲と比べても，さらに強い欲求とみてよいようです。

　したがって，「仲間や上官から，臆病者や腰抜けと思われたくない」という悲愴な願いは，「仲間はずれになりたくない」という切実な思いとともに，その点からしても無視できない，きわめて大きな要因ということになります。かくして，「みえによって人が動かされるとき，しばしばこれらは世にも恐ろしい行為（反社会的，さらには反人格的な）となってあらわれる」（北川，1965年，241ページ）のです。集団からの圧力という問題は，最終的には，こうした欲求に帰着するように思います。

加害者と被害者の"トラウマ"

　この，自分の仲間から軽視ないし排斥されることに対する強い恐怖心は，〈**虚栄心の放棄**〉という，やはり人格を成長させるうえできわめて重要な要素と関係しているはずです。そうすると，権威が発する命令に，特に安定的に服従するためには，正当な自己主張という，人格の成長にとって必要不可欠な要素とともに，こうした，いわば超俗的な要素を極力抑え込む必要がある，という結論になりそうです。

歴史的に見た，権威への服従と自らの責任

　いかなる権威にしても，絶対的なものではありません。従う者がいなくなれば，権威ではなくなってしまうからです。権威であり続けるためには，それを支える人々がどうしても必要なのです。しかるに人間は，どの民族も，古来より権威的存在を頂点に据えた，大小の集団の中で生活してきた長大な歴史を持っています。それを，権威が力ずくで民衆を抑え込んできた結果と考えることには，どうしてもむりがあります。ここで必然的に浮上するのは，積極的に権威を権威たらしめようとする，人間にあまねく見られる強固な意力の存在です。これは，支配民族が持つ属性（その言語，肌の色，風俗習慣）に対するあこがれという形で表出する（本多，1982年，266-267ページ）従属願望と同質のものです。これも，あらゆる権威からの自由という，未来志向的な希求を，無意識的に（場合によっては意識的にも）抑え込もうとする，人間が太古の昔から受け継ぎ，温存し続けてきた保守反動的な意志の現われのように思います。

　ベルクソンは，『道徳と宗教の二つの源泉』の中で，自ら唱える創造的進化論の立場から，人間の道徳を，全く異なる起源を持つものとして，〈**閉じた道徳**〉と〈**開いた道徳**〉のふたつに分けて扱っています（ベルクソン，1979年，270-271ページ）。ベルクソンの考えでは，たとえばイエス・キリストが批判するファリサイ派の人たちの旧態依然とした律法が閉じた道徳で，イエス自身の唱える，時として実行困難な，当時としては新しい価値観が，開いた道徳ということになります。

　　〔会堂に〕片手の萎えた人がいた。人々はイエスを訴えようと思って，

「安息日に病気を治すのは，律法で許されていますか」と尋ねた。そこで，イエスは言われた。「あなたたちのうち，だれか羊を一匹持っていて，それが安息日に穴に落ちた場合，手で引き上げてやらない者がいるだろうか。人間は羊よりもはるかに大切なものだ。だから，安息日に善いことをするのは許されている。」そしてその人に，「手を伸ばしなさい」と言われた。伸ばすと，もう一方の手のように元どおり良くなった。ファリサイ派の人々は出て行き，どのようにしてイエスを殺そうかと相談した。(「マタイによる福音書」第12章10-14節)

　ユダヤの人たちにとって伝統的で神聖な，律法という絶対的権威を公然と無視するイエスが，自ら唱え実践しようと努めた開いた道徳は，それと比べるとはるかに創造的，探検的であるだけでなく，この事例からもわかるように，場合によっては非常に危険な状況を招くことすらあるのです。前者は，権威にひたすら追従，隷属しようとして，意識的，無意識的に自己を偽る(いわゆる，自分を殺す)のに対して，後者は，本来的に自己を偽ることがありません。これは，私の言う〈**本心**〉に忠実という意味でもあります。
　イエスのふるまいを見てもわかりますが，本心に由来する行動は，同時に品性の高い行動でもあるのです。それは"自分に恥じる"ところがないからでしょう。これこそが，「俯仰天地に愧じず」(東，2001年，12ページ)と公言できる行動です。それに対して，自らが従う権威や既存の徳義および利権を守ろうとするファリサイ派の人々は，どの角度から見ても自らの本心に忠実ではないため，じゃまなイエスを殺そうと密かに画策するなど，低俗で悪辣な行動をどうしてもとりやすくなるわけです。
　歴史の流れとして，こうした帰属集団の硬直した規制に基づく閉じた道徳が次第に崩壊し，個々人の本心の判断に基づく開いた道徳へと移行せざるをえなくなっていることと相俟って，さまざまな権威が徐々に，あるいは急速に崩壊しつつあることは，歴史の激動期たる現代に生きるわれわれの誰もが，多かれ少なかれ実感しているところでしょう。これは後戻りできない変化であり，そこに旧体制の閉じた道徳を持ち込もうとしても，せいぜいのところ一時しのぎ的な役にしか立たないはずです。

加害者と被害者の"トラウマ"

人類史的に見ると，多くの権威が崩壊してしまった現代と違い，かつては絶対的な権威やカリスマ的存在が健在でした。世界四大文明の時代には，おそらく99パーセントの民衆が，支配階層の意のままに動かされ，まさに「使い捨て」にされていたのです（鶴間他，2000年，218ページ）。その頃は，使い捨てにされた側にもその意識はほとんどなかったはずですし，権威の命ずるまま，あるいはその意を体して残虐行為を行なった側にも，"虫けらを踏み潰す"程度の感覚で，迷いはほとんどなかったはずです。良心の呵責どころか，権威に忠実に従うことに対して，素直な喜びすら感じていたことでしょう。良心の呵責を感じる，さらには開いた道徳を実践しようとする，いわば目覚めた人たちも，イエスをその筆頭として，いなかったわけではありませんが，その比率は，現代と比べればはるかに低かったでしょう。そうした状況は，国によっては今でも続いているのです（近代以降に起こったわが国の"逡巡なき"残虐行為の実例としては，たとえば，大谷，2007年を参照のこと）。

上官責任主義の"不徹底"と戦争神経症

わが国の帝国陸軍医務局は，1938年（昭和13年）1月，急務となった「戦時神経症」対策のため，国府台陸軍病院（後の国立国府台病院）をその専門治療施設と位置づけました。とはいえ，既に各地の陸軍病院から精神障害患者が移送されてきていたため，実際には37年12月に受け入れを開始しています。一部は同病院に直接収容されました。その結果，45年までの9年弱の間に，全体で10,449人の精神障害患者が入院しました。発病地別の内訳を見ると，国内が33.1パーセント，中国が53.2パーセント，東南アジアその他が13.8パーセントとなっています。その中では，精神分裂病が最多の41.9パーセントを占め，戦時神経症（ヒステリー，反応性精神病，神経衰弱）は21.1パーセントに当たる2,205人でした（細渕他，2002年，879ページ）。

右上の表は，中国大陸での精神障害患者全体の発病地を年度別に示したものです。年度ごとの発病疾患の比率に大きな差がないと仮定すると，37年秋から38年2月頃までの間に残虐行為が最も多発した中支での戦時神経症発症者の比率は，41年をピークとする中国の他の方面と違って，38年にそのピークがあり，その後もしばらく高い状態が続いているので，残虐行為と

第5章　PTSD理論の心理学　2

表5-2　国府台陸軍病院に中国大陸から入院した精神障害患者の発病地別実数の年度別推移

単位は人数

	満州 1056	北支 1026	中支 1642	南支 406
1937	12	35	31	0
1938	52	147	305	18
1939	74	151	251	53
1940	98	165	270	96
1941	230	172	205	100
1942	215	108	155	52
1943	168	104	138	40
1944	184	115	256	38
1945	23	29	28	9

清水編『日本帝国陸軍と精神障害兵士』113ページの表12を改変。ただし，本表には戦争神経症の患者ばかりではなく，精神分裂病など他種の疾患も含まれる。

戦時神経症発生との間には，ある程度の相関関係があるように見えます。

そこで，加害行為に関連して発症した兵士の比率を推計してみると，まず中国本土に投入された陸軍兵力は，45年を除けば130万人前後で推移したようです（纐纈，1999年，51-52ページ）。一方，アジア太平洋地域全体で発症した戦時神経症患者は，38年の場合，全精神障害患者の29.1パーセントなので（細渕他，2002年，879ページ），この比率をもとに計算すると，この年の戦時神経症患者は，中国大陸全体での全精神障害患者（522人）のうち152人になります。130万人中の152人では，問題にならないほどの低率ですが，それでもこれは戦時神経症患者全体の人数であり，加害行為に関連して発症した者だけではないのです。内地に送還され入院治療を受けることのできた戦時神経症患者はごく一部にすぎなかったはずなので，多めに見積もって，実際にはこの100倍の患者がいたと仮定しても，また，その全員が加害行為に関連して発症していたと仮定しても，ベトナム帰還兵の場合と比べると，とてつもなく少数であったことはまちがいありません。

また，同院の病床日誌を精査した一連の研究（清水編，2006年）によれば，

加害者と被害者の"トラウマ"

2,205人のうち,「加害行為について何らかの罪責感を吐露している患者」は,31人(1.4パーセント)にすぎなかったそうです(細渕他,2002年,879ページ)。

以上の数値からも推定されるように,上官の命令に従って,あるいは,その場の空気にのみ込まれて,大量の非戦闘員を惨殺する結果になったとしても,それにまつわる判断や感情は,特に意識の上では,ほぼ完全に棚上げされたのです。そこには,過去の残虐行為の正当化や権威への忠誠心があり,さらにその裏には,徹底的な主体性の否定や反省の回避があるはずです。

このように,日中戦争中の,特に"南京陥落"前後の日本兵の少なからずは,一般社会では稀に見る凶悪犯しか起こさないほどの凶行を何度となく繰り返したにもかかわらず,ベトナム帰還兵とは違って,そのほとんどが,その直後にも復員後にも,それほどの良心の呵責も起こさなければ,戦争神経症も起こさずにすんでしまったようです(野田,1998年,340ページ)。

自らの責任の否定と心身症状

自分の責任を全否定することで心身ともに落ちついていた状態(いわば,偽りの安定期)を抜け出してから,自分の責任を完全に認めて安心立命の境地に至るまでのいわば苦行期に,もがき苦しむベトナム帰還兵たちの様子を,同じ経験をした,先のアレン・ネルソンさんは,次のように描写しています。

> 私も含め,そこ〔グループ・カウンセリングの場〕にいた帰還兵はみな,自分の苦しみについて話すことに慣れていませんでした。それは本当に苦しいことだったのです。多くの帰還兵が,話している間に泣き出してしまったり,床に伏せたり気分が悪くなってしまったりしました。(ネルソン,2006年,66ページ)

これは,ミルグラムの実験で,実験者の意向に逆らえないまま,不本意ながら実験を継続した被験者たちが示した心身症状や,先に引用した死刑囚が起こした吐き気と,おそらく同質のものです。それに対して,元日本兵たちによる真摯な加害証言は,終戦から35年ほどが経過した1980年前後になるまで,ほとんどありませんでした(吉田,1997年,51-56ページ)。良心

の呵責が片隅に残っていても，それが真剣な反省に至るまでには，かなりの時間を要するものなのでしょう（ミライ虐殺事件で終身刑となった〔後に減刑された〕カリー中尉も，「良心の呵責を感じている」として謝罪したのは41年後でした。「読売新聞」2009年8月22日付）。これらの事実からもある程度は推測できることですが，先述の歴史的背景を勘案すると，こうした"心の苦しみ"は，人類が着実に進歩しているひとつの証と言えるでしょう。

　残虐行為に手を染めた人々のほとんどは，それまでの所業を，少なくとも公的には，多かれ少なかれ包み隠そうとするものです。そのことからも，これらの人々はその責任の一端が自分自身にもあることを，やはり十二分に承知していることがはっきりわかるわけです。

　また，ミルグラムの実験によって白日の下にさらされたように，それがいかに理不尽なものであったとしても，たかだか一時の，しかも小さな権威にすぎない相手の"顔を立てる"だけのために，その命令に最後まで喜んで従う人も少数ながらいるわけですが，多くの人たちは，決してそうではありませんでした。その理不尽さに遅まきながら気づいた時点で，いわゆる葛藤と心身の反応とを多少なりとも見せるようになるからです。それは，明瞭な自覚を伴うかどうかは別として，自分自身にも責任があることを行為者自身が認めたことを示す，客観的指標と言えるでしょう。これが，いわば権威への依存的服従と，自らの責任の発生（の自覚）との分岐点になるわけです。

　権威からの指示や命令があった場合でも，行為者自身にも責任があることがますますはっきりしてきたため，最後に，一般社会の中で起こった殺人事件の実行犯を俎上に載せ，自らが犯した犯罪の責任をどのように考えているのかについて，さらには，PTSDのような症状が発生するものかどうかについて検討しました。この場合，権威とは無縁のところで起こる出来事なので，PTSDとされる症状が見られるとすれば，その症状は，純粋に加害行為に関係して発生したもののはずです。したがって，そのことが確認されれば，権威からの命令に従う形で起こる残虐行為とPTSDとされる症状との間に，ストレスやトラウマの結果としてではなく，行為者の負うべき責任（の認識）という点で，因果関係のある可能性がはっきりしてくるわけです。

　ところが，重罪被告や重罪受刑者の大半は，自ら起こした事件に向き合

おうとしない傾向を頑強に持っているのです。その人たちの多くは，ＰＴＳＤとされる症状群とは，いわば無縁の生活を送っているということです。それに対して，多かれ少なかれ事件を直視しようと努めるごく少数の加害者には，反省に対して強い抵抗が働くため，意識の上で自らの責任を完全に認め，その責任から"解放される"時点まで，私の言う反応と同質のものが出現し続けるようです。そして，自らの責任を包み隠すことなく認めた段階で，いわば悟りをひらいたかのように大きな喜びが起こるのです（付録2参照）。

　それに対して，事件への直面を忌避する重罪被告や重罪受刑者の場合には，ＰＴＳＤ類似の症状はほとんど起こらないわけですが，この一群の人たちには，拘禁反応と呼ばれる別種の心因性反応が6，7割もの高率で発生し，それは，一般被告や一般受刑者の比率の数十から数百倍にも当たるのです。

　拘禁反応は，一般には，拘禁によるストレスが原因で起こるとされていますが，本当にそう考えてよいのでしょうか。小学生無差別殺傷事件を引き起こした死刑囚が，刑の執行を早めてほしいと強く求めたのは，「もう無駄に生きたくない」，「これ以上生け捕りにされるのは嫌だ」（「朝日新聞」2004年9月14日付夕刊）という思いに駆られたためだそうです。死刑になるまでの（気の遠くなるほど長い）間，自分の犯した罪から逃げ回り続けなければならないことが，自分には耐え切れないと悟ったということでしょう。そのことと，重罪犯が，自ら起こした事件との直面を極度に避けようとする傾向を持つことを考え合わせると，拘禁反応の原因は，自らの罪状への直面や反省を何とかして避けようとする，いわば姑息な心の動きに関係している可能性のほうが，圧倒的に高いように思います（笠原，2005年，186-196ページ）。

　そうすると，これらの人々に観察される心身症状は，自らの責任の自覚を迫られたことによる"良心の呵責"の結果として起こるものなのかどうかが，次の問題になります。そして，もし良心の呵責によって起こるとすれば，それは，私の言う幸福否定による反応と同じものなのかどうか，という問題が続いて出てくるわけです。

　ここでようやく，純粋な加害行為は"ＰＴＳＤ"とされる症状の原因になりうるのか，なりうるとすれば，どのような形をとるのかという点について検討できる段階になりました。以下，責任の否定とどのように関係している

のかという点に注意しながら考察を進め，しかる後に，先の心身症状が"良心の呵責"の結果として起こるものかどうかについて考えることにします。

加害行為と"PTSD"の関係

最近の研究とその成果

PTSD理論では，かつての"トラウマ"によってPTSDと呼ばれる障害が起こることになっているわけですが，加害行為もPTSDの原因になりうることが明示されているわけではありません。それに対して，前章の冒頭でふれておいたように，加害行為後の犯罪者にPTSD類似の症状が出現する可能性のあることが，20年以上前から，PTSD理論の信奉者の間で少しずつ認められるようになりました。[註4]

その後，このテーマで書かれた書籍も2点 (Grossman, 1995; MacNair, 2002b) 出版され，その一方（グロスマン，2004年）は既に邦訳されています。もう一方の著者でもある，カンザス・シティの心理学者レイチェル・マックネアは，加害者が示す"PTSD"（の原因）を，"PITS"（Perpetration-Induced Traumatic Stress＝犯罪誘発性外傷ストレス）と呼ぶことを提案しています（MacNair, n.d.）。マックネアによれば，そのPITSを最初に観察，記述したのは，ソーシャルワークの創始者であり，1931年にノーベル平和賞を受賞したジェーン・アダムズだということです。ただしマックネアは，文学作品（たとえば，『マクベス』第5幕1-3場）などには，もっと前から，そうした様子が描かれていると主張しています。そうすると，これは，いわゆる良心の呵責によるものと全く区別できなくなります。

[註4] これらは，まだそれほどの数ではありませんが，内外で，特に犯罪学や司法精神医学の専門誌に掲載されるようになっています。海外では，PubMed などのオンライン医科学論文データベースで検索できる文献（たとえば，Evans, 2006; Evans et al., 2007a,b; Rogers et al., 2000）の他にも，通常の検索にかかりにくい，たとえば，Gray et al., 2003; Harry & Resnick, 1986; Kruppa, Hickey & Hubbard, 1995; MacNair, 2002a; Papanastassiou et al., 2004; Pollock, 1999; Thomas, 1994 のようなものがあります。こうした論文があまり知られていないのは，ほとんどの所載誌が，大手の出版社から発行されているにもかかわらず，なぜか PubMed に収録されていないためでしょう。

加害者と被害者の"トラウマ"

わが国で行なわれた重要な研究

　加害者に見られる"PTSD"について，わが国で行なわれた研究は，ほとんどが少数例を対象にした事例研究ですが，世界的に見ると，多数例を対象にした統計的な調査研究のほうが多いようです。しかし，そうした統計的研究の中で特に興味深いのは，千葉刑務所の精神科医・福原泰平らによる調査研究です（福原，2003年；福原・宮嶋，2002年）。これは，海外のものも含め，他の研究とは全く無関係に着想，実施されたもののようで，長期受刑者を収容する刑務所で，殺人ないし致死という罪状によって懲役刑に服している受刑者の中から，無作為に100名を選び出して行なわれたものです。

　海外で行なわれた統計的研究では，エヴァンズらによる最近の研究（Evans et al., 2007b）を除けば，もっぱら，傷害事件や殺人事件を起こして収監されている人格障害者や精神障害者が研究の対象とされています（170–171ページの表5–3参照）。また，いずれの研究でも，対象者を無作為に抽出しているわけではなく，対象とされた者の中で"PTSD"の発生率を調べ，いくつかの要因とPTSD様症状との相関関係を統計的に探っているだけであり，それ以上の探究はほとんどされていないのが実情です。そのため，両者の間に相関関係のあることがわかったとしても，"PTSD"を起こしやすい状態にある人たちだからこそ殺人も犯しやすいという可能性を，理屈のうえでは否定できないわけです（Collins & Bailey, 1990; MacNair, 2002a）。殺人ではありませんが，妻に暴力をふるう132名の男性を，他の条件をそろえた44名の対照群と比較した研究では，実際に"慢性的な外傷症候群"を示す比率が，その人たちの間では対照群よりも高いことがわかっています（Dutton, 1995）。

　それに対して，福原らの研究は，600名ほどの重罪受刑者の中から対象例を無作為に抽出していることに加えて，単なる相関関係ばかりでなく，逮捕や裁判の開始，刑務所への収監という節目に沿って起こった症状の変化についても調査，言及している点に，大きな特徴があります。また，その規模という点でも十分な大きさを持っているので，福原らの研究はきわめて重要なものと言えるでしょう。したがって，この方面の研究者は，特段の注意を払ってこの研究を検討する必要があると思います。

　ついでながらふれておくと，無作為に選び出された100名もの重犯罪者

を対象にして行なわれた，この重要な先行研究は，加害者の"PTSD"の謎を解くための，きわめて重要な手がかりになる可能性が高いにもかかわらず，加害者のPTSDを扱った，わが国のその後の研究（安藤他，2007年；永田他，2007年）では，なぜか完全に無視されているのです。

積極的加害者に見られるPTSDの研究は，私が調べた範囲では，ベトナム帰還兵を対象にした萌芽的研究（Laufer, Gallops & Frey-Wouters, 1984）を別にすると，ミズーリ大学の司法精神医学者ブルース・ハリーらによる，法科学の専門誌に掲載されたもの（Harry & Resnick, 1986）がおそらく最初ですが，なぜかこの研究もほとんど無視されています。内外の論文にも（先のマックネアの著書を含めた）書籍にも，あまり引用されておらず，引用されていても，引用した文献自体がまた孤立しているようなのです。[註5]この興味深い事実も，重要なデータになるかもしれません。

話を戻すと，福原らはまず，殺人あるいは致死という罪名を持つ，事件当時に精神障害の兆候のなかった600名ほどの有期刑者の中から無作為に選び出した100名について，DSM–IVに準拠したPTSD臨床診断面接尺度というチェックリストにより，PTSDを持っていたかどうかを判定しました。そのうえで，殺害の方法，加害者と被害者の関係，被害者の人数，殺害の目的，前科の延べ回数，学歴など十数項目の要因について，PTSD群と非PTSD群とを統計的に（t検定で）比較検討したのです。すると，非常に興味深い結果が得られました。

後悔・自責の念と"PTSD"発症の関係

100名の対象者のうち，加害行為後に"PTSD"を発症した者は，全部

[註5] 加害者の"PTSD"のおおまかな研究史は，キャサリン・トーマスら（Thomas et al., 1994），アイロナ・クルッパら（Kruppa et al., 1995），フィリップ・ポロック（Pollock, 1999），レイチェル・マックネア（MacNair, 2002a），ニコラス・グレイら（Gray et al, 2003），アンドレ・フリールら（Friel, White & Hull, 2008）の論文やマックネアの著書（MacNair, 2002b, pp. 1-4）にそれぞれ要約，紹介されています。そのうち，ハリーらの研究をとりあげているのは，トーマスら，グレイら，フリールらの論文の3編だけです。

加害者と被害者の"トラウマ"

で14名（14パーセント）いることがわかったのですが，"PTSD"が発症したのは，すべての事例で事件の「直後」だったのです。事件後6ヵ月以上を経てから発症する遅延型PTSDはもとより，多少の時間を置いてから発症した事例もなかったそうです（これらの証言は，もちろん当事者たちから得たものですから，厳密に言えば，その信憑性が問題になるでしょう。Kruppa, Hickey & Hubbard, 1995, p. 138 参照）。また，PTSD群は全員が，致死ではなく殺人の罪名を持っていることもわかりました。以上の点から判断すると，この場合の"PTSD"は，事件との間に因果関係があると考えてよさそうです。加えて，PTSDの発生率は，先の十数項目のうち次の4項目で，非PTSD群と比べて有意に（統計的に意味があるほど）高いことも明らかになったのです（福原，2003年，156ページ）。

1　加害者と被害者の関係——被害者が実子の場合（1パーセント水準で有意差あり）
2　殺害目的——心中企図の場合（5パーセント水準で有意差あり）
3　前科の延べ回数——多い場合（5パーセント水準で有意差あり）
4　精神疾患との関係——大うつ病の既往歴を持つ者の場合（5パーセント水準で有意差あり）

それに対して，被害者数をはじめとする他の項目では，いずれも両群間に有意差はありませんでした。殺害の方法としては，生き埋めや焼殺など残虐なものもあるのですが，それらはすべて非PTSD群にしか見られなかったそうです。被害者に対して激しい憎悪を抱き，そのうらみを晴らすために相手を殺害しているため，相手は「殺されるに値することをしたのだから殺されて当然」と，自己の正当性を強弁する者もあったということです（同書，156ページ）。やはり，このように正当化を首尾よく続けることができれば，つまり，後悔・自責の念が意識の上に浮上しない限り，"PTSD"は発症しにくいと言ってよいのでしょう。

加えて，「嘱託殺人など，自分が首謀者ではないと言い逃れのできる人々ではPTSDの出現が低いのに対して，心中などで最愛の我が子を殺したな

どという群では、激しいＰＴＳＤの症状が出ていた」（福原，宮嶋，2002年，109ページ）という観察事実も示されています。こうした、立場による差を教えてくれる所見も注目に値します。いずれの場合も、後悔・自責の念の有無や強弱が関係しているような印象を与えるからです。とはいえ、以上のデータからだけでは、自分が手にかけたにせよ、わが子や身内が死んだことによる強い悲嘆をはじめとする感情や、それにまつわる"葛藤"の結果として"ＰＴＳＤ"が起こったとする可能性を否定することは、残念ながらできません。しかしながら、加害行為自体（によるストレス）にその原因があるという仮説は、ここで棄却できそうです。加害によるストレスという漠然とした理由を超えて、より明示的な理由が浮かび上がってきたからです。

また、ＰＴＳＤ群は、全員が、致死ではなく殺人が主罪名になっているわけですが、その点について福原は、「致死に比べ当人の意志が強く関与する殺人事件の加害者の方が、その精神に外傷を受け易い」ためではないか、と説明しています（福原，2003年，156ページ）。それに対して、副罪名に「強姦、逮捕監禁、死体損壊（ばらばら殺人）、覚せい剤取締法違反、火薬類取締法違反」を持つ者は、ＰＴＳＤ群にはひとりもいなかったそうです。こうした受刑者の場合には、被害者に対して強い怨念や確信的憎悪を抱いていたり、快感優位の性向を持っていたりなど、罪悪感を否定しやすい要素や傾向がそこに潜んでいるためなのではないか、と福原は推測しています（同書，156ページ）。

ところが、母親や恋人、内縁関係の相手が被害者となった事例の中にも、ＰＴＳＤを発症した者はひとりもいなかったのです。これらも、おそらく強いうらみ（すなわち、愛情の否定による逆うらみ）に基づいて相手を殺害し、殺害後もそのうらみを抱き続けていることが多いでしょうから、いわば野放しの戦争犯罪者の場合と同様、自力で反省に向かう（あるいは、罪業感を抱く）のが難しく、そのため"ＰＴＳＤ"の発症に至らなかったということかもしれません。しかし、子どもが被害者になった場合には、不憫という、意識に表出しやすい感情が残るためか、やはり特別ということなのでしょう。

加えて、多数の対象者から得られたデータを統計的に分析した他の研究でも、「ＰＴＳＤ症候群の発生率は、自らの行為を後悔している加害者のほうが高かった」、「相手に危害を加えるべきではなかったと、振り返って考え

表5-3-1 加害者の"PTSD"に関する研究 1
——統計的研究

研究者	対象者の罪状／状態	対象事例数	備考
Kruppa, et al., 1995	触法人格障害者	44	外傷的出来事があった41名中9名が現在診断，14名が生涯診断でPTSDとされた。その半数では対象行為によるトラウマに関係してPTSDが発生した。
Thomspson, 1998	殺人精神障害者	80	80名中42名に，現在診断でPTSDが見られた。そのうちの33名は，対象行為が外傷になったと語った。
Pollock, 1999	1/3に精神科既往歴	80	性犯罪や窃盗，暴力犯罪，故殺，殺人で有罪判決を受けた受刑者が対象。52％が現在診断でPTSDとされた。
福原・宮嶋, 2000	殺人半数ほどに精神科的診断名	8	自分が犯した殺人の場面を夢で再体験して不眠を訴える8名の殺人事件加害者のうち6名が現在PTSDを持っていると診断された。
Spitzer, et al., 2001	触法精神障害者	53	幼児期の身体的虐待が，PTSDの原因となる外傷体験としては最も多かった(報告されたトラウマ全体の33％)が，自らの刑事犯(15％)がそれに次いで多かった。
MacNair, 2002a	復員軍人	1638	1980年代半ばに行なわれた調査のデータを用いた研究。人を殺した者のほうが殺していない者よりも，また，戦闘中に敵を殺した者よりも残虐行為にかかわった者のほうがPTSD得点が高かった。
福原, 2003	致死殺人	100	600名ほどの対象者から100名を無作為抽出し，そのうちPTSDを発症していた14名について事件との関係を調査した（本文参照）。
Gray et al., 2003	触法精神障害者	37	深刻な暴力行為や性犯罪を犯した37名の精神障害者のうち33％がDSM-IIIRでPTSDの診断基準を満たした。
Papanastassiou, et al., 2004	殺人精神障害者	19	家族を殺害した者は，PTSDを発症しやすかった。罪業感の存在とPTSDの発症の関係は1パーセント水準で有意であった。
Evans, et al., 2007b	殺人未遂傷害，殺人	105	殺人や傷害罪で有罪となった105名の若い犯罪者の46％が犯行の侵襲的記憶を持っており，6％がPTSDの診断基準を満たしていた。

表 5-3-2 加害者の"PTSD"に関する研究　2
――事例研究

研究者	対象者の罪状／状態	対象事例数	備考
Harry & Resnick, 1986	親族の故殺	3	精神障害やその疑いのある者が、意識の変容状態の中で、それぞれ自分にとって重要な女性を殺害した後、PTSDを発症。
Thomas, et al., 1994	実子の殺害 心中の失敗	1	妄想を抱いて無理心中を企て、自分だけ助かった34歳の女性が、侵襲的症状やフラッシュバック、繰り返す悪夢などのPTSD症状を示した。罪業感や自責の念が強かった。
青島ら, 1996	親族の故殺	2	日常的に暴力をふるう父親を刺殺した17歳の男性と、同棲中の女性の長男を撲殺した20歳の男性の事例。事件後、「両患者は重度の不安・希死念慮」を抱いた。DSM-IVのPTSD診断基準を満たした。
Rogers, et al., 2000	雇用主の故殺 大うつ病	1	日頃から私生活や仕事ぶりや人格を批判していた雇用主の女性を、激情に駆られて刺殺した51歳の女性。4年の服役後、退所調整期間中にうつ病再発。侵襲的症状や刃物の回避症状からPTSDと診断。
石塚ら, 2003	実子の殺害 心中の失敗 うつ病性障害	1	27歳の女性。事件1週間後から、不眠や事件の反復想起、娘を絞殺した感覚の再体験、それに伴う不安感などが持続的に出現。
安藤ら, 2007	実子の殺害 心中の失敗？ うつ病	1	大うつ病性障害と診断される40代の女性の事例。子どもが小学校に入学した頃から不眠やめまいが出現。4ヵ月後に子どもを絞殺して自分も死のうとしたが失敗。幻聴や妄想などの軽快後に、PTSD類似の症状が出現。
永田ら, 2007	同室患者の殺害 統合失調症	1	高校時代から自閉、被害妄想などがあった36歳の男性。入院中に同室の患者を絞殺。措置入院後、症状が軽快すると、PTSD類似のフラッシュバック、驚愕反応などが出現。

　これらの表は、これまでに行なわれた加害者の"PTSD"に関する主な研究を、事例研究と統計的研究とに分け、発表年順に並べたものです。わが国の研究は、学会の口頭発表によるものも含めておきました。MacNair の研究は帰還兵を対象にしたものですが、最初から加害者として扱っているので、ここに含めておきました。なお、これら以外に、「犯罪者のトラウマ反応」(Byrne, 2003) という論題の、加害者の"PTSD"を扱った論考もあります。

ている者のほうが，侵襲症状および回避症状の得点が高いことがわかった」（Gray et al., 2003, pp. 27 & 38）という所見が得られています。これらも，加害行為に関係して発生する"ＰＴＳＤ"とされる症状群が，後悔・自責の念から生じていることの裏づけになりそうです。また，「残虐行為に関与した黒人兵は，自らの所業により深刻な外傷を受けた。これらの黒人兵たちは，概して，ベトナム人たちに対する同情心を口にした。〔中略〕そのため，蛮行に加わった場合には，強い心的葛藤を覚え，自らのふるまいに強い罪悪感を抱いた」という報告もあります（Laufer, Gallops & Frey-Wouters, 1984, p. 79）。

それに対して，同じく残虐行為に関与した白人兵の場合には，それとは正反対の結果になっています。つまり，多くの場合，ベトナム人に同情もしなければ，葛藤や罪悪感も全く抱かず，"ＰＴＳＤ"を起こすこともあまりなかったのです（ibid., p. 79）。この問題については，後ほど詳しく検討します。

いずれにしても，これまでの結果はすべて，後悔や自責の念に関係して"ＰＴＳＤ"が発症したという推定を支持する方向にあります。次に紹介するのは，残虐行為から"ＰＴＳＤ"を発症したとして苦しんでいたアレン・ネルソンさんによる証言です。

　　　ＶＡ〔復員軍人局〕で紹介されたお医者さんの治療を受けた帰還兵は，「いったいベトナム戦争での経験のなかで，何があなたをいちばん悩ませていますか」と質問されました。すると，ＰＴＳＤにかかっていると見られる帰還兵の90パーセント以上が，「子どもを殺したこと」と答えたそうです。私の答えもそうでした。赤ちゃん，幼児，一〇代の子ども，若い人々を殺してしまったということについて，多くの帰還兵が苦悩していたのです。（ネルソン，2006年，40ページ。傍点＝引用者）

侵略戦争での残虐行為に関係して発生した"ＰＴＳＤ"の中には，何らかのきっかけからその行為に意識を向け，その罪業に直面せざるをえなくなったために起こすものが，おそらく相当の比率にのぼるわけですが，それは，その行為を後悔することに関係しているということでしょう。この証言を見ると，やはり子どもを殺すことは，どのようにしても（たとえば，成長す

ればいずれ敵兵になるからなどの理屈をつけたところで）正当化しきれないということです。「犯跡を拭い去って身を保ちたく思っているその社会から，ますます強く彼を追放するのは，ほかならぬ自らの罪の覚えなのである」（ベルクソン，1979年，228ページ）と，ベルクソンが述べている通りです。

　ここで，ひとつ指摘しておきたいことがあります。表5－3－2（171ページ）の最下段に収録しておきましたが，長期入院中の統合失調症（精神分裂病）の男性が，「病的体験に影響され」て同室の患者を絞殺し，別の病院に措置入院させられた後に，「自責的言動に加え，加害行動のフラッシュバック，驚愕反応」などを出現させたという事例が，わが国の精神科医によって報告されています（永田他，2007年，3ページ）。それによると，この男性は，分裂病の急性症状が治まると，「自らの加害行為の情景が繰り返し浮かぶというフラッシュバックを起こし，強い恐怖や不眠」を訴えるようになったのだそうです（同書，3ページ）。この研究では，分裂病の症状と"PTSD"症状を異質なものとして扱っていますが，その着想自体は，海外で行なわれた同種の研究の出発点でもあるので，特に珍しいことではありません。

　しかしながら，これまでの私の経験からすると，分裂病の患者が，自らの行動の責任を，一部にせよ自分から認めるとは，どうしても考えられません（笠原，1976年；2004年a，160ページ；2005年，124-128ページ）。この点については次章で詳しく説明することになりますが，そのことから推定すると，この場合の"PTSD"は，一般の分裂病症状とは異質なものだとしても，第3章で紹介したクロード・イーザリーの場合と同じく，罪業妄想的な症状を核として作りあげられたもののように思います。いずれにせよ，イーザリーの妄想のほうがはるかに精緻です。また，これらが妄想的なものだとすれば，少なくとも意識の上には，真の意味での罪業感は全くないことになります。妄想は，何もないところに発生するのが特徴だからです。

罪業感と"PTSD"の消長

　福原の研究で，症状の持続期間が3ヵ月未満の"急性PTSD"を起こしていた者は，14名中4名（28.6パーセント）だったのに対して，残りの10名（71.4パーセント）は，持続期間が3ヵ月以上に及ぶ"慢性PTSD"でし

た。この調査は，刑が確定し刑務所に収監されてしばらくしてから実施されたわけですが，その時点でも依然として"PTSD"が続いていた者は，ひとり（7.1パーセント）しかいませんでした。これら14名に見られた"PTSD"の消長は，次に示すように大変興味深いものです。これは，凶悪犯罪者という個人的加害者の"PTSD"の原因を突き止めるうえで，きわめて有力な手がかりになりそうです。

14例中4例（28.6パーセント）では，事件直後から続いていた"PTSD"が，逮捕と同時に消失しているそうです。したがって，残る10例では逮捕された後にも症状が続いていたわけですが，そのうちの1例（7.1パーセント）は裁判が始まった時点で，8例（57.1パーセント）は刑務所に収監された後に，それぞれ軽快したというのです（福原，2003年，157ページ）。つまり，自分の罪が公的に問われたり，その償いの期間が始まったりなどの節目の時点で，症状が落ち着いたということでしょう。あたかも，自分がそれにより人間として救われたと思い，安堵したかのようです。

それに対して，調査時まで症状が持続していた唯一の事例は，一家心中を図って，妻とふたりの子どもを殺害したものの，自分だけ死に切れなかったという，特殊な立場に置かれた男性でした（同書，156ページ）。この男性は，「大うつ病とアルコール依存症」と診断されていたそうですが，そのことが例外的経過を辿った原因に関係しているかどうかはわかりません。とはいえ，うつ病になる人たちの場合，"病前性格"としても症状の一環としても，強い自罰（自分を過度に責める）傾向が一般に見られるので，その点が，"PTSD"症状が持続した理由に関係する可能性は否定できないでしょう。同じような立場の女性が"PTSD"を発症したという報告は，他にもいくつかあります（安藤他，2007年；石塚他，1999年；Thomas et al., 1994）。

先述のように，加害者の"PTSD"に関する研究は，アメリカの司法精神医学者ブルース・ハリーらが先鞭をつけた領域と言えますが，そのハリーらは，司法精神医学の専門誌に掲載された論文で，次のように述べています。

　　　任務の一環として人を殺害する戦闘兵や警官が受けるストレスもかなりのものであるが，殺人犯はそれ以外の問題にも対応を迫られる。兵士

や警察官は，同僚や上官の承認を得ているが，ベトナム帰還兵の場合，世間から温かい支持を得ることはできなかった。しかしながら，復員軍人の支援団体に援助を求めることは，少なくともできた。それに対して，殺人犯は，世間からあらわな非難を受ける。有罪の判決は，国家からこのうえなく不名誉な烙印を押され，世間から拒絶されたことの証(あかし)なのである。〔中略〕

　戦闘による殺人は，一般社会の注目を受けることはないであろうが，警官や殺人犯の行為は，世間からかなりの注目を受けるであろう。戦闘兵や警官は見ず知らずの他人を死亡させる可能性が高いが，外傷後ストレス障害を起こす殺人犯は，最愛の相手を殺害している可能性が高いのである。(Harry & Resnick, 1986, p. 612)

"PTSD"を起こす殺人犯は，「最愛の相手を殺害している可能性が高い」という指摘は，福原の所見とは相容れないものの，そのような加害者を何度か見てきた経験に基づくものなのでしょう。この着想は，やはり後悔や自責の念がそこに潜んでいることを前提にしているように思います。それに対して，それでは「その症状の過剰さや持続時間が説明できにくい」（永田他，2007年，4ページ）という主張があります。そのような疑問が生ずるのは，これらの症状を加害行為への通常の後悔や自責によって起こる正常反応と考えるからでしょう。異常反応とすれば問題はないのです。事実，後悔・自責の念に関係して"PTSD"が起こると考える専門家が，先の研究者を含めて何人かいるのです。代表的な発言としては，次のようなものがあります。ただし最初のいくつかには，後悔や自責の念以外の要因も含まれています。

- 「結果的に相手を死に至らしめる，加害者による他者への暴力行為は，その犯行が，特に，当人の概念的枠組みに基づく自己像を打ち砕くものである場合には，外傷を引き起こすことがある」(Pollock, 1999, p. 193)
- 「PTSDは〔中略〕，喪の作業の失敗として引き起こされた」（青島他，2003年，86ページ）
- 「PTSDは，加害者と被害者の関係が親密なものであれば重度になり

やすい，という仮説を立てた」(Gray et al., 2003, p. 36)
- 「致死に比べ当人の意志が強く関与する殺人事件の加害者の方が，その精神に外傷を受け易い」(福原，2003年，156ページ)。
- 「背景となる心理状態が，PTSDでは自らの死に対する恐怖心であるのに対し，PTSD類似の症状〔加害行為による症状〕では自らの加害行為に対する後悔や悔悟の気持をたぶんに含み，また懲罰への不安も少なからずあると予想された」(永田他，2007年，5ページ)
- 「家族を殺害した者は，PTSDを発症しやすかった。〔中略〕罪業感の存在とPTSDの発症との関係は統計的に有意であった」(Papanastassiou et al., 2004, p. 70)
- 「〔戦争神経症の原因は〕加害行為に対する罪悪感によるもの」(清水，2006年，245ページ)
- 「永富さん〔中国大陸で残虐行為を繰り返してきたB・C級戦犯〕の感情鈍麻は，心的外傷後ストレス障害（PTSD）を発症させない精神構造になっている」(野田，1998年，207ページ)

このように，治療者や研究者たちは，加害行為や残虐行為に関連して発生する"PTSD"の場合，それに対する後悔や自責の念が発症の原因に関係していることを，意識的，無意識的に想定しているのです。逆に，被害者の"PTSD"が本人の後悔や自責の念によって起こると考える研究者はほとんどいないはずです。したがって，同じ"PTSD"という言葉を使っても，被害者に起こるものと加害者に起こるものとは，完全に異質な機序によって発生することが想定されていることになります。これも，PTSD理論が（原因論として）破綻していることを示す有力な根拠になると思います。これらの研究者は，自分たちが全く異質な，少なくとも2種類の原因論を想定していることで，PTSD理論が破綻するとは考えていないようです。

これまでの検討から浮かび上がってきたことをわかりやすく図示すると，右ページに示すような概念図になるでしょう。上官の命令に従ったり，その場の空気にのみ込まれたりして，戦場で引き起こした残虐行為の場合であっても，純然たる個人の意志で引き起こした犯罪行為の場合であっても，"感

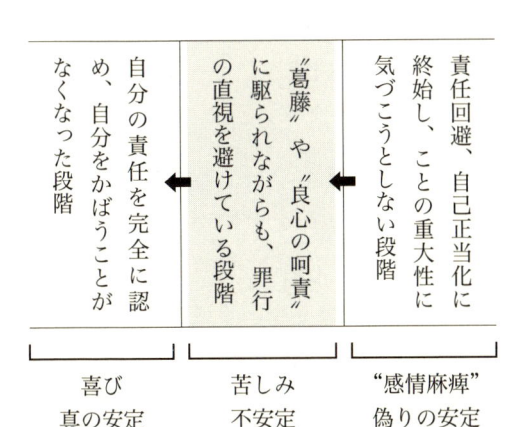

```
┌─────────────┬─────────────┬─────────────┐
│ 自分の責任を完全に認│ "葛藤"や"良心の呵責"│ 責任回避、自己正当化│
│ め、自分をかばうこと│ に駆られながらも、罪│ に終始し、ことの重大│
│ がなくなった段階  │ 行の直視を避けている│ 性に気づこうとしない│
│             │ 段階         │ 段階         │
└─────────────┴─────────────┴─────────────┘
      ↑             ↑
    喜び          苦しみ         "感情麻痺"
   真の安定        不安定         偽りの安定
```

図5-1 責任の認識度と症状の関係を示す模式図。加害者のPTSDとされる症状は、自らの責任に気づかされたものの、まだ自分をかばおうとする意志が働いている段階で出現するものであり、自分の責任を完全に認めようとする瀬戸際で、最も強く表出する。死刑囚や無期囚のように、自分の罪行に対する反省を迫られる状況に持続的に置かれている場合には、それ相応の症状（拘禁反応）が、その時々の刺激により変動しながら慢性的に続く。

情麻痺"や強い思い込みなどによって、自らの責任を自らの意識から完全に隠蔽することができれば、何ごとも起こらず、安閑としていられるでしょう。しかしながら、そうした加害行為に関連して"PTSD"とされる症状群が発生したとすれば、それは、過去の罪行を後悔したことによる"良心の呵責"やその延長線上にある苦悶がそこに関係していることが考えられるということです。

もしそうなら、それは、徹底した反省という、幸福に至る道を進むのを半ば拒絶した結果として起こった症状群なので、明らかに正常反応の枠外で発生する現象です。ただし、心中の失敗などの事例のように、それだけで説明できない部分があるとすれば、悲しみの否定などによる症状がそれに重なった可能性も考えられるかもしれません。とはいえ、悲しみの否定も愛情の否定から来ているので、その場合にも、やはり幸福否定の枠内で説明すべき現象と言えるでしょう。

加害者と被害者の"トラウマ"

ベトナム帰還兵の"PTSD"

苦悩の根源

　同質の苦しみは，先述のように，宗教的な自発的修行の中でも起こります（巻末の付録2参照）。イエスが荒野でサタンの誘惑を受けた時にも，同じ苦しみがあったはずです。誰であっても，真剣に反省しなければならない側面があるということであり，だからこそ，個人の，ひいては人類全体の進歩があるということです。

　それに対して，侵略戦争の中で起こる蛮行の場合は，そうではありません。「犠牲者は非戦闘員」であり，「すべての殺害が残虐行為と言ってよいほど」（Lifton, 1973, p. 123）のものかもしれないからです。したがって，その苦しみが筆舌に尽くしがたいものだったとしても，何のふしぎもないでしょう。「殺された兵士は苦しみも痛みもそれきりだが，殺したほうはそうはいかない。自分が手にかけた相手の記憶を抱えて生き，死なねばならない」（グロスマン，2004年，172ページ）のです。ベトナム帰還兵のアレン・ネルソンさんは，この点について，非常に明快な発言をしています。

　　「私は，どんな大量殺人犯よりも，死刑囚よりも，多くの人を殺したのだ」。カウンセリングを終えて，ダニエルズ先生の病院から家に帰るバスにゆられながら，私は考えました。「それでも私は牢屋につながれてはいないし，裁判にかけられることもない。死刑を待っているわけでもない。兵士というものはそういうものなんだ」。
　　どんなに人を殺しても，とがめられることがない，つかまることがない——普通はありえないことじゃないでしょうか。そういうところに身を置いていたのが私自身でした。（ネルソン，2006年，84-85ページ）

　太平洋戦争でアメリカ軍に従軍した記者は，次のように書いています。「われわれは捕虜を容赦なく撃ち殺し，病院を破壊し，救命ボートを機銃掃射し，敵〔つまり日本〕の民間人を虐待，殺害し，傷ついた敵兵を殺し，まだ息のある者を他の死体とともに穴に投げ入れ，死体を煮て頭蓋骨をとりわ

け，それで置き物を作るとか，または他の骨でペーパーナイフを作るとかしてきたのだ」（ダワー，2001年，132ページ）。それほどのことをしても，兵士の場合には，戦争犯罪者として検挙・拘禁された場合ならともかく，通常は，その罪を考えないようにできさえすれば，何ごとも起こりません。それどころか，特に超大国の上層部は，暴虐の限りを尽くす「モンスター」たちの非道を把握しても，賞賛こそすれ，とがめ立てせずにすませる（ネルソン，2003年，112–113ページ）ことも少なくないのです。

　外部の追及から逃げ回る必要はなく，その後どうしようが，その処遇は当事者の裁量に完全に任されるということです。その点が，通常の犯罪者の場合と根本から違うところであり，非常に恐ろしいところでもあるのです。通常の犯罪者なら，逮捕されたり裁判にかけられたりすることで自らの処遇を世の権威に委ね，安心できる余地が与えられるのに対して，その余地が全くないからです。"真人間"になるか"人非人"になるかが，当事者の意志に完全に委ねられているのです。

帰還兵の"PTSD"とは何か

　ところで，ベトナム戦争の帰還兵たちには"PTSD"が多発した（ある研究〔Koenen et al., 2008〕によれば，帰還30年後で全体の10パーセント）わけですが，それに対して，日本の中国帰還兵には，そうした症状はほとんど見られませんでした。その違いはどこに由来するのでしょうか。

　また，福原が調査した，殺人や致死の罪で服役している者（いわば個人的犯罪者）の"PTSD"は，例外なく犯罪の直後から起こっていたのに対して，帰還兵の場合には，その少なからずが，かなりの時間を置いてから起こって（あるいは，強まって）いるようです。そして，その症状は，いったん出現すると容易には消えないのです（ibid.）。先のアレン・ネルソンさんの場合は，ベトナムからアメリカ内地の基地に帰還していた3年間はそれらしき症状がなかったのに，実家に戻って以降に発症しています（ネルソン，2006年，35ページ）。そして，長年にわたってその症状に苦しめられるのです。そうすると，まず，実家に戻った後になぜ症状が出現したのかを説明する必要が，どうしてもあることになります。

加害者と被害者の"トラウマ"

　原因が症状出現の直前にあるという考えかたが正しければ，ベトナム帰還兵の"PTSD"の原因については，以上の点からして，次の2通りのパターンが考えられそうです。

1　社会生活に戻った後，その中で好事に遭遇し，その幸福心を否定して症状を作った。その際，かつての戦闘に関係する不快な記憶を（必要に応じて変形して）利用した。したがって，この場合，かつての戦闘に関連して起こった出来事は，その時の症状の原因とは関係がない
2　帰還後，何らかの理由から，自分が犯してきた戦争犯罪に向き合わざるをえない状況に置かれるようになり，多少なりとも良心の呵責に駆られるようになった。この場合には，自らの戦争犯罪を明瞭に思い起こさせる状況に直面し続けると，"PTSD"の症状が続く可能性が高い

　第1項は，ベトナムでの経験とは全く無関係に，復員後の日常生活の中で起こった幸福心の否定の一環として作りあげた症状の一部に，ベトナムでの不快な記憶を利用したという可能性です。このような仕組みは，心因性疾患ではごくふつうに見られるものです。しかし，その場合，症状はいつまでも持続するわけではなく，多くは，時間の経過に伴って次第に軽くなります。ところが，ベトナム帰還兵に見られる症状は，多くの心因性疾患の経過とは少々違って，「いったん出現すると容易には消えない」という性質があるようなので，一部ならともかく，そのほとんどを単発的な喜びの否定によるものと考えるのはかなり難しい，という結論になります。

　それに対して第2項は，先述のように，自分の犯してきた罪行があまりに深いため，それを無視も直視もできないまま，自虐的な状態を延々と続けざるをえない状態と考えることができるでしょう。一見すると，異常な状態というよりも正常の枠内の反応のように感じられるかもしれませんが，幻覚や自傷行為など，明らかな精神症状や異常行動が混在するので，先述のように，あくまで異常な反応と考えなければなりません。この状態にある間は，事実に直面することを極力避けようとすることからもわかるように，この場合の問題は，自分の罪を多少なりとも認めながら，真の意味での反省を避け

続けている状態ということになります。その点では，拘禁反応と多少なりとも共通する要素を持った現象と言えるでしょう。

ベトナム帰還兵の"PTSD"は，そうした症状の様態からすれば，一部は単発的な喜びの否定によって発症しているのかもしれませんが，圧倒的多数については，やはり，真剣な反省の回避という説明のほうが妥当性が高いように思います。そして，これも，私の考えでは，幸福否定の結果ということになるのです。

幸福否定とは，真の意味で自らが幸福になることを嫌うという，万人に内在する〈内心〉の意志の現われですから，既に到来している喜びを否定する形をとる場合と，幸福の方向へ素直に進むのを嫌う形をとる場合の２種類があります。前者の原因は単発的なものであるのに対して，後者の原因は，多くの場合，持続的，状況的なものになりますが，後者のひとつに，反省や反省につながる事柄を極力避けようとするパターンがあるのです。

一般にもほとんどの人が反省を嫌うものですし，真剣に反省しようとすると，私の言う反応が出るものですが，それは，幸福を否定しようとする頑強な意志が，いわゆる無意識のうちに存在し，いわば万難を排して反省を妨げようとするためです。[註6]

単発的な喜びの否定については，既に何度か説明しているので，ここでは後者についてのみ検討することにします。その場合，最低でも，次の３通りの事実が説明できなければなりません。

　イ　戦闘行為による"ストレス"などという漠然とした理由によるものではなく，残虐行為に関与したことを自ら認めたベトナム帰還兵にこそ，"PTSD"が最も多く見られること（Breslau & Davis, 1987, p. 581）
　ロ　ベトナム帰還兵の場合，"PTSD"の発症率はかなり高い（Koenen et al., 2008; Prigerson et al., 2002）のに対して，同じような残虐行為を繰り返

[註6] これだけでは納得しにくいでしょうから，この点をさらに詳しく知りたい方は，拙著『なぜあの人は懲りないのか・困らないのか』や『幸福否定の構造』（いずれも春秋社）をご覧ください。

加害者と被害者の"トラウマ"

したわが国の中国帰還兵の場合には，戦争神経症の発症率はきわめて低いこと（野田，1998年，340ページ；細渕他，2000年，52ページ）
ハ　ベトナム帰還兵の場合，その発症率は，白人よりも黒人のほうがはるかに高いこと（Laufer, Gallops & Frey-Wouters, 1984, p. 75）

　イ項を，反省の回避という側面から見ると，これはその最も有力な裏づけになりそうです。ただし，ベトナム帰還兵を対象にした研究は，軍が把握している残虐行為の資料などに基づいて行なわれるわけではなく，対象となった帰還兵の証言に基づいて行なわれるだけなので，正確な相関が把握できるわけではありません。とはいえ，残虐行為に関与しながらそれを否定する人たちはたくさんいるはずであるのに対して，実際には関与していないのに関与したと主張する人はあまりいないでしょうから，少なくともこの所見を肯定する側に大きな偏りが起こることはないでしょう。

　次のロ項については，まず最初に，両者が置かれた状況の違いを明らかにする必要があります。ベトナム戦争については，当初こそ「自由と正義のための戦い」として国民に理解されていたわけですが，1968年頃から，自国の軍隊が村を焼き払っている様子や，子どもの死体が道端に放置されている場面などが，テレビのニュース番組で少しずつ放映されるようになりました。そして，68年3月に起こった「ミライの大虐殺」事件が，内部告発により，翌69年11月以降，大々的に報道されるようになるのです。こうした一連の報道がきっかけとなって，アメリカ国内でもベトナム戦争への批判が高まり，ベトナム戦争の早期終結を公約に掲げていた政府（ニクソン政権）は，前政権（ジョンソン政権）の段階から失っていた国民の支持をさらに失います。

　そのため，「家族や共同体によって守られた帰還兵もいるが，たいていはテレビをつければ自分たちが攻撃されているのにいやでも気がつく。ごくごくふつうのベトナム帰還兵でさえ，まったく先例のない激しい社会の批判にさらされた」（グロスマン，2004年，444ページ）わけです。そして，「赤ん坊殺し」などと呼ばれて忌み嫌われたり，「ベトナムで任務を果たせず，負け犬のように帰ってきたくせに」（ネルソン，2006年，35ページ）といった陰口をたたかれたりするようになったのです。

にもかかわらず，自分の犯した残虐行為によって逮捕・拘禁されることもないため，その罪を自分で引き受けなければなりませんでした。周囲からも，時には家族からも拒絶され，「子どもを殺したのか」などと問い質されることも少なくなかったのです。さらには，ベトナム駐留中にコカインを常用していた帰還兵もたくさんいたため，復員しても就職が難しいなど，深刻な再適応問題も，次第に表面化してきます。ベトナム戦争では，学歴も社会経験も乏しい20歳前後の貧困層の若者が戦場に送り込まれたという少々特殊な状況があったことも手伝って，社会復帰はさらに困難なものになりました。このような事情から，自らの罪過を全否定することもできなければ直視することもできない多くの帰還兵たちは，他人の視線から逃げ回らざるをえなくなります。しかし，自分自身の眼から逃れることはできなかったのです。

それに対して，わが国の中国帰還兵の場合は，事情が全く違っていました。まず，ベトナム戦争の場合とは異なり，徹底した報道管制が敷かれていたため，戦争中に日本軍の残虐行為が，海外（洞，1973年）はともかく国内で報道されることはありませんでした[註7]（石井，1986年，332-333ページ；小俣，1982年，255ページ；西村他，1971年；藤原，1985年，6-17ページ；洞，1967年，55-60ページ；松本，1975年，249-253ページ；1986年，74-80ページ）。加えて，敗戦前に復員した帰還兵たちは，中国大陸での蛮行の口外を恐れた当局による，厳しい監視の下に置かれたのです（吉田，1985年，184-185ページ）。

皮肉なことに，そのおかげで帰還兵たちは，中国大陸での戦争犯罪（陸軍刑法違反）を公に口外しない限り，軍部による処罰は受けないことを——つまりは，そうした非道が国家から黙認してもらえることを——保証される結

[註7] 石川達三は，ある連隊が上海付近から南京まで進軍する途上で起こした非道や虐殺の一端を控えめに描いたものを，かなりの部分を伏字にしたうえ，1938年2月に「生きてゐる兵隊」という作品として『中央公論』誌に発表したのですが，即日発売禁止処分となり，安寧秩序紊乱罪で禁固4ヵ月執行猶予3年の有罪判決を受けています。この作品では，南京市内での虐殺の様子は描かれていませんが，46年に石川は，38年正月に南京市内に入った後，大量殺戮の様子を実際に目撃したことを，読売新聞（5月9日付）紙上で証言しています（笠原十九司，2006年，40-41ページ）。この作品は，その後，伏字部分を復元したうえで，新潮文庫他から再刊されています。

加害者と被害者の"トラウマ"

果になったわけです。また，敗戦後に兵士たちが復員した頃のわが国は，食糧や物資が極度に不足していたことに加えて，都市部ではアメリカ軍の無差別戦略爆撃のため荒廃の極にあり，生活するだけで手いっぱいの状況でした。

そのうえ，連合国軍が国内に攻め入って終戦を迎える形になったドイツと違って，わが国の場合には，終戦になってから占領軍が進駐するまでに半月ほどの余裕があったことから，その間に，連合国側に渡したくない機密文書のほとんどが上層部の命令で焼却処分されてしまったのです（笠原十九司，2006年，26-34ページ；吉田，1997年，第Ⅴ章）。そのため，連合国軍側が戦争犯罪の記録を思うように入手できなかったという特殊事情もありました。この点も，そうした記録がそのまま連合国軍の手に渡ったドイツの場合（戸谷，2006年，128ページ）と大きく違うところです。日本軍に壊滅状態にされたため中国側の記録も乏しかったうえに，戦後の国際情勢の変化に伴い，アメリカの政策が変更になったことも手伝って，極東国際軍事（東京）裁判でも，日本軍の残虐行為が徹底的に追究されることはありませんでした。

また，ドイツの場合には，極東国際軍事裁判よりもはるかに厳しいニュルンベルク裁判がありましたが，それとは独立に，自国の側でも，長年月をかけ執念をもって容疑者を探し出し，今なお戦争犯罪を厳しく断罪しています。しかしながら，経済の復興や成長に邁進したわが国では，主権回復後にも，戦争犯罪者を独自に裁こうとする機運が生まれることはなかったのです。

かくして，ベトナム帰還兵の場合には，世間から戦争犯罪者として扱われたため，いやがおうでも自らの戦争犯罪に直面させられ，それから完全に目をそらせるのが難しかった——だからこそ，互いに苦しみを語り合うラップ・グループなどの活動が各地で発生した——のに対して，わが国の中国帰還兵の場合には，そのような状況は一切なかったため，戦争犯罪から完全に目をそらせることが簡単にできたわけです。また戦友会は，少なくとも結果的には，ラップ・グループとは正反対に，相互監視の役割を果たしていました。そして実際に，3，40年後になってからでさえ，当時の残虐行為を直視しようとすると，それが実行者自身（たとえば，東，1987年）であってもジャーナリスト（たとえば，本多，1981年b；森村，1983年）であっても，一部の国民の間から強い非難の声があがり，それが後に，いわゆる歴史教科書問題

にまで発展したほどです（たとえば，洞他編，1987年；本多編，1989年）。

　ちなみに，こうした実情については，国家として深く反省し，徹底した教育に努めているはずのドイツでも，わが国の場合と似たり寄ったりの側面があるようです（木佐，2001年；バルオン，1993年；ブルマ，1994年）。

　真摯な反省という点で例外的な存在は，中国大陸で認罪学習をしてきたB・C級戦犯でした。中国大陸では，心理療法に相当する対応を，被害者側の中国共産党政府が，あえて復讐心を忍んで戦犯たちを厚遇しつつ（中国帰還者連絡会，1995年，189-197ページ），長期にわたって肩代わりしてくれたのです。ところが，人種的偏見を捨て去り，目覚めて帰国したB・C級戦犯たちは，周囲から敵対視され，冷遇されたのでした。当時の中国共産党政府は，国内の"反革命分子"に対しては，きわめて過酷な対応をした（野田，1998年，31-32ページ）反面，思想的理想に燃えていたおかげで，日本人の戦犯に対しては，こうして夢のような理想的対応をしていたのです。

　以上で，ベトナム帰還兵と中国帰還兵が復員後に置かれていた状況がはっきりしました。これで，ベトナム帰還兵に"PTSD"が多発したのに対し，同じような戦争犯罪に手を染めた，わが国の中国帰還兵には"PTSD"がきわめて少なかった理由を解明するための準備がほぼ整ったように思います。

"PTSD"と人種

　残る八項について検討するに当たっては，黒人がアメリカ国内で置かれてきた歴史的立場を考慮に入れる必要がありそうです。ベトナム戦争を，特に侵略された側から取材してきたジャーナリストの本多勝一は，この点について，有力なヒントを与えてくれています。「アメリカの黒人の心情は，外国の侵略に長年さらされてきたベトナム人の心情と，著しく共通する面がある。筆者〔本多〕の従軍した最前線のアメリカ軍の場合，ベトナム人に対する深い同情を態度で示していたのは，常に黒人兵だった。黒人兵は，ベトナム人の中に自身の姿を見たのだ」（本多，1982年，49-50ページ）。そのため，解放軍の兵士が重傷を負うと，「明らかに同情をもって看護」したのは，黒人だったというのです（本多，1981年a，177ページ）。

　この問題について，"PTSD"の枠内で詳細に検討した研究があります。

加害者と被害者の"トラウマ"

それは，ニューヨーク市立大学の社会学准教授ロバート・S・ローファーが，共同研究者とともに行ない，1984年に発表した研究（Laufer, Gallops & Frey-Wouters, 1984）です。この研究は，（1）戦闘体験，（2）残虐行為の目撃，（3）残虐行為への関与の3項目について，350名（白人＝226名，黒人＝100名，メキシコ系アメリカ人＝24名）のベトナム帰還兵を対象に行なったものです。その中でローファーらは，戦闘を体験しただけで問題が起こることはほとんどなく，民間人や捕虜に対する残虐行為を目撃したり，それに関与したりしない限り，重度の症状は起こらないことを初めて明らかにしたのです。

これが重要な発見であることは言うまでもありませんが，ローファーらが明らかにしたのはそれだけではありませんでした。残虐行為に関与したグループを，後年"PTSD"を発症した白人と黒人とに分けて検討した結果，残虐行為に関与した黒人では"PTSD症状"が有意に多かったのに対して，白人では有意に少ないこと（ibid., pp. 75-77）がわかったのです。白人の場合にはむしろ，関与した者より目撃した者に多く見られたのでした。この所見は，前章（139-140ページ）で述べたミルグラム実験13aの結果（教師役が生徒役にショックを送る場面を目の前で見せられると，全被験者が教師役と対立したこと）と通底するように思います。また，黒人兵にはベトナム人に対する同情も一方であったため，「蛮行に加わった場合には，強い心的葛藤を覚え，自らのふるまいに強い罪悪感を抱いた」のです（ibid., p. 79）。

ちなみに，ローファーは，白血病のため1989年に志半ばで早世しています。1984年に心臓病のためやはり早世したスタンレー・ミルグラムと同じく，ローファーもユダヤ人として，ナチのホロコースト下にあった国（オランダ）で生まれました。ローファー自身は，プロテスタントの地下組織の女性たちの手でかくまわれていたそうですが，家族は，運よく生還できた母親を除いて，全員が強制収容所で死亡しているのです。そうした経験をしていたことからローファーは，犠牲者側に立ったものの見かたを自然に身につけていました（Wilson & Green, 1991）。なお，ミルグラムは，ローファーと同時期に，ニューヨーク市立大学の教授を務めていたことがあります。

もうひとつついでにふれておくと，国際外傷性ストレス研究協会（ISTSS）は，傑出した研究者であったローファーを記念して，1991年から，優

れた業績をあげた研究者を毎年ひとりずつ表彰していますが，2008年度の受賞者は，ローファーの研究の追試も行なっている，ミシガン大学の著名な疫学研究者ナオミ・ブレスラウでした。

　ところで，後悔・自責の念は，当該の相手を自分と同一地平上にいる人間と認めない限り起こりにくいものです（巻末の付録2参照）。そうすると，もし後悔・自責の念に関係してPTSDとされる症状が発生するとすれば，同じく虐げられてきた歴史を持つ有色人種として，ベトナム人に好意的に接していた黒人に多いはずだという結論に自然に導かれるわけですが，ではその黒人兵が，ベトナム人の虐殺に関与したのはなぜなのでしょうか。

　それは，当時のアメリカで黒人が置かれていた社会的地位に関係がありそうです。第二次大戦中，アメリカの日系2世たちは，日系人の地位向上を願って強制収容所から志願してアメリカ兵となり，主としてヨーロッパ戦線で勇敢に戦ったそうですが，それと同じ構図がベトナムの黒人兵にもあったのではないでしょうか。ベトナム戦争は，黒人の地位向上を希求する運動が大衆化した後に起こった最初の戦争なのでした（古田，1988年，190ページ）。

　戦闘部隊は，白人兵と黒人兵とが別々に編成されているわけではありません。そのため，黒人兵たちには，白人兵たちの前で「いいところを見せる」機会が与えられることになります。上官にいいところを見せよう，という以上の動機づけ（誘惑）があったということです。そのために，白人兵と一緒に残虐行為に加わった黒人兵が多かったということなのではないでしょうか。あるいは，進んで残虐行為を始めた黒人兵すらいたかもしれません。

　ところが，陣地に引きあげてくると，白人兵と黒人兵は，本国と同じく別々の集団に分かれて過ごすことになります（本多，1981年c，第Ⅳ部；Laufer, Gallops & Frey-Wouters, 1984, p. 80）。黒人兵のグループには，ベトナム人に対して同情的な雰囲気があるため，虐殺に関与した黒人兵には"葛藤"が起こりやすくなるはずです（黒人の場合，実際にベトナムにいる時点で発症する例が多い）。それに対して，白人兵の場合には，虐殺を許容ないし称揚する雰囲気が全体を支配しているため，そうした葛藤が起こる可能性は低いでしょう。ローファーらは，黒人兵に"PTSD症状"が多かったのは，こうした葛藤が背景にあったためなのではないか，と考えたのです（*ibid.*, p. 80）。

加害者と被害者の"トラウマ"

　敵方を,「グーク」とか「ジャップ」とか「ニイ」とかと呼んで,人間以下の存在として見下し続けることが容赦なくできれば,"PTSD"が発生する余地はほとんどないのでしょう。このことは,太平洋戦争を戦った白人の復員兵や白人のベトナム帰還兵はもちろん,わが国の中国帰還兵にも,そのまま当てはまるはずです。

　どの民族にしても,自発的な反省はきわめて難しいものであり,ほとんどの人たちは,外部からの強要や命令でもない限り,何とかして反省を避け続けようとするものです。いずれにせよ,こうした後悔や自責の念(の否定)によって起こる苦しみは,やはり人間の進歩を示す証拠と考えるべきでしょう。決定的な証拠を摑むことはできないので,論証としてはもちろん不十分ですが,これまでの検討から,加害者に見られる"PTSD"は,発症遅延型のものも含め,そのほとんどが,良心の呵責を覚えながらも,自らの罪状と真正面から向き合うことができず,真の反省を避けようとした結果として発生する症状群と考えてよさそうに思います。

ハーマンの手抜かり

　ところで,第3章の「戦闘参加帰還兵のPTSD」という項(84ページ)で引用したジュディス・ハーマンの説明では,残虐行為に関与したベトナム帰還兵に見られる"PTSD"は,残虐行為に関与させられたことによる"ストレス"に起因しているのか,それとも自らの責任で残虐行為に関与したことによる何らかの心理的要因に起因しているのかが,はっきりしませんでした。しかし,ハーマンがローファーの先の論文を引用していたら,このような問題は起こらなかったでしょう。残虐行為に関与した(特に黒人の)ベトナム帰還兵の"PTSD"は,"葛藤"によって起こっていることや,残虐行為への関与と目撃とは全く異質の"ストレス"であること(*ibid.*, p. 76)が,ある程度にせよ明確になっていたからです。したがって,ハーマンの説明が煮え切らないものに終わったのは,同じローファーの論文でも,ベトナム帰還兵の"PTSD"の本質が明らかになるはずの,人種問題を扱ったこの(1984年に発表された)論文を引用せず,その問題にふれていない,翌85年に発表された論文(Laufer, Brett & Gallops, 1985)を引用していたためなのでした。

問題は、84年に発表された論文を引用しなかった理由です。はっきりしているのは、人種問題を扱ったこの論文を引用すると、加害行為（に起因する"葛藤"）によっても"PTSD"の起こることが明らかになってしまうため、女性解放運動の一環として、ひたすら被害者擁護の立場を貫こうとしているハーマンの姿勢が危うくなってしまうことに加えて、"PTSD理論"そのものが、一貫性や内的整合性を決定的に失ってしまうことです。

ここで興味深いのは、ナオミ・ブレスラウらが1987年に発表した、ハーマンも引用している論文（Breslau & Davis, 1987）に見られる姿勢です。これは、ローファーらの1984年の論文の追試研究になっているはずなのですが、「以上の所見は、残虐行為への関与が外傷後ストレス障害発症の危険率を単独で高める有力な要因である、という仮説を支持している」(*ibid.*, p. 581) と述べるだけで、人種による発生率の違いには、なぜか全くふれていないのです。

そればかりではありません。ローファーらが得た、この重要な所見は、翌年に発表された論文（Laufer, 1985, pp. 45-46）でも、2年後に出版された妻との共著（Frey-Wouters & Laufer, 1986, pp. 51-64）でも繰り返しとりあげられているにもかかわらず、私が調べた限りでは、その後も、誰ひとり追試することもなければ、引用することもなかったようなのです。[註8] これは、"PTSD"という概念の本質にかかわる重大な問題です。この興味深い現象は、心因性疾患の本質を、つまりは人間の心の本質を不明瞭化しようとする、内心の強力な抵抗の現われなのではないかと思います。

　まとめ

以上で、これまで探究してきた謎がほとんど解けたように思います。そのうち重要なものを箇条書きにすると、次のようになります。

1　症状が先に問題になり、過去に遡って"トラウマ"が探り出された場合

[註8] ローファーらの1984年の論文を引用しながら、黒人の帰還兵に"PTSD"の発生率が高かったのは、帰還後の「不適応」の結果だと解釈した論文（Penk *et al.*, 1989, pp. 729-30）ならあります。このような"曲解"が起こるのは、なぜなのでしょうか。

加害者と被害者の"トラウマ"

　　被害者（生存者(サバイバー)）がかつて受けた心的外傷（トラウマ）によって起こったとされる心身症状は，実際には，過去のトラウマによるものではなく，おそらくは，その症状が出現する直前にあった別の原因（好事の否認）によって起こったものであること
2　**被害（後に"トラウマ"になるとされる出来事）が過去にあったことが実際に確認されており，後年，それが原因で症状が出現したとされる場合**
　　その"トラウマ"が原因なのではなく，やはりその症状が出現した直前にある好事（の否認）が原因になっている可能性が高いこと
3　**加害者に起こった"ＰＴＳＤ"の場合**
　　発症遅延型のものも含め，そのほとんどが，"良心の呵責"を覚えながらも，自らの罪状に真正面から向き合うことができず，真の反省を避けようとするために起こったものである可能性が高いこと

　被害者に起こる，いわば"発症遅延型ＰＴＳＤ"は，要するに，いずれもその症状が出現する直前に遭遇した好事（による幸福感）を否定する目的で起こした症状であり，その症状の一環として過去の不快事を利用するため，あたかも"過去の原因がフラッシュバック"したかのように感じられる，ということです。それに対して，加害者に起こる"ＰＴＳＤ"は，加害行為の直後に起こるもの（多くは，個人的犯罪者の場合）であれ，しばらくしてから起こるもの（多くは，軍隊などの権力集団の中の犯罪者の場合）であれ，罪業感を否定も直視もできないために起こすもの，ということになるでしょう。
　残る問題は，生死にかかわるほど重大なストレスを受けた場合，それに対して人間はどのような反応をするのか，また，それは正常反応の枠内に収まるものなのか，それとも異常な反応の範疇に入るのかを明らかにすることです。しかしながら，その検討をする前に，ＰＴＳＤ理論が何を避けようとした結果として生まれたものなのかを，別の角度から見ておく必要がありそうです。この理論がまちがっているにもかかわらず，多数の人たちに支持されているとすれば，そこには何か重大な理由があるに違いありません。症状が出現する直前の時間帯に誰も注目しないという事実からすると，それは，そこに隠されたものに関係しているのではないでしょうか。

第6章　ＰＴＳＤ理論が忌避するもの

　本章では，まず，いわゆる心因性疾患の心理的原因が，精神科や心療内科でどのように考えられ，扱われているかを説明します。しかる後に，ＰＴＳＤ理論を含め，ほとんどの心理療法理論が，症状出現の直前にある，真の意味での原因に目を向けないようにしているという現実を浮き彫りにし，そのことの重大性を明確にしたうえで，その理由について考えることにします。したがって本章では，ＰＴＳＤ理論そのものに的を絞るというよりは，ＰＴＳＤ理論を含めた心因論全般を対象とすることになります。ＰＴＳＤ理論が抱える根本的な問題点を，より普遍的な視野で検討するということです。

心理的原因と精神科医

　本来，心理的原因とは，心因性疾患と総称される病的状態を生み出す原因を意味する言葉のはずです。とはいえ実際には，心理的原因がどこまで発症に関与しているかという問題については，昔からさまざまな見解がありました（たとえば，佐藤，2001年参照）。いずれにせよ，精神科（および後発の心療内科）では，1950年代後半に実用化された薬物療法が普及し，その効力や利便性が認められるにつれて，第二次大戦後，ある程度にせよ高まっていた心理的要因の認識的重要性が次第に低下して現在に至っているわけです。

　抗精神病薬が登場するはるか以前の1936年から，東京（帝国）大学で精神科教授を務めていた内村祐之は，40年代末に刊行した著書で次のように述べています。「精神原因が分裂病の原因として何の意味も有しないと言ひ切ることは早計である。〔中略〕フランス學派の中には，精神原因を重視するものが他の國々の學者に比して多く，この問題の解決には今後にまつべきものが殘されて居るとはいへ，精神衝撃の誘因としての役割は，特別の例においては否定し得ないと思はれる」（内村，1948年，141ページ）。

加害者と被害者の"トラウマ"

　この引用文からわかるのは，ドイツ精神医学の嫡子たる当時の代表的精神科教授が，脳内の異常によって起こることが想定されていた分裂病について，「誘因」としてではあっても，心理的要因をそれなりに重視していたことです。それに対して，最近のある精神科医は，一般の精神科医による心理的要因の位置づけを，次のように批判的に描き出しています。ここに描写されたものは，現在の精神科医の代表的意見ではないのかもしれません。しかし，それをうかがい知るうえで，ひとつの参考資料にはなるはずです。

　　この数日眠らず独り言を呟き，ときに興奮する子供〔患者〕を連れてきた母親は，その初診も終えないうちに，「どんな病気なのか，何が原因なのか，私の育て方のせいなのか」と性急に治療者に詰問してくる。〔中略〕この種の問いに対して，精神科医は苦し紛れに「不眠ゆえの異常な脳の興奮のせい」とか「衝動行為は幻聴のせい」などと答えたりする。そして，母親は一応納得した態度を示す。〔中略〕
　　上記の要素還元的な説明では，「なぜ脳の異常が独り言という現象をもたらすのか」「なぜ幻聴が衝動行為を出現させるのか」という，逆のプロセスを説明することができない。分裂病の遺伝子異常が明らかになったとしても，なぜ「この」患者に「この」病態が出現しているのかを，その遺伝子所見は教えてくれないであろう。（松本，2000年，42-43ページ）

―――――――

[註1] 分裂病の原因については，現在，ドーパミンなどの微量な脳内産生物質の分泌異常やその受容体の異常によるとする神経生理学的仮説（たとえば，Davis, 1991）が世界の主流になっているようですが，それにはあまり根拠のないことも，その一方で明らかにされています（たとえば，ヴァレンスタイン，2008年，107-118ページ）。抗精神病薬が登場する以前（たとえば，内村，1948年，189ページ）と以後とで，分裂病の"寛解率"に，事実上ほとんど差が認められない（Bockoven & Solomon, 1975）こと，アメリカで行なわれた研究（Carpenter, McGlashan & Strauss, 1977）やイタリアの精神医療（Ballerini *et al.*, 2007）では，分裂病の急性症状をごく少量の薬で治めることに成功していること，最近は，初発であっても症状が全体として軽症化してきていること，後年に症状が軽快（晩年寛解）する事例が少なからず知られていること（守田，2008年；Harding *et al.*, 1987）も，その有力な根拠になるでしょう。

第6章　PTSD理論が忌避するもの

　これを読むと，昨今の精神科医たちが，分裂病はもはや脳内の（あるいは遺伝子の）異常から生じた疾患にまちがいないという大前提のもとで，"心因論"を，治療者や家族が「納得」するための説明概念ととらえているらしいことがわかります。わが国の場合，第二次大戦終了時までは，ドイツ流の器質精神医学が主流だったため，心理的療法は「精神科医の個人的気まぐれ」で行なわれる程度のものにすぎず，精神科医が自分なりに理解できる範囲で症状を解釈する以上のものではなかったようです (Cotton & Ebaugh, 1946, p. 345)。その伝統を引いているためか，今なお，心理療法は患者（や家族）をなだめる程度のものであり，心理的要因にしても，分裂病の原因の解明やその治療に役立つはずはないと考えられているということです。

　このいわば余裕のある態度は，薬物療法という，多少なりとも実用的な対症療法を持っているために生まれるものなのでしょう。それに対して，薬物療法を手にする以前の精神科医は，電撃療法を含む各種の痙攣療法（および，場合によってはロボトミーなどの"精神外科手術"）を除けば，症状を鎮静させるための効果的な対症療法を事実上持っていなかったため，観念の世界にしても，心理的要因に目を向けなければならなかったということなのかもしれません。両者が置かれている立場の違いは，非常に大きいと思います。電撃療法は病院で，しかも単発的にでなければできない（毎日続けるにしても，施行可能回数が限られる）のに対して，薬物療法は，特別な機器や管理を必要とせず，自宅で，しかも長年月にわたって継続的にできるからです。

　もちろん，薬物療法が登場する以前にも，心理療法と呼ばれるものがなかったわけではありません。催眠療法がそうでしたし，精神分析やそれと対極的な位置にある後発の行動療法もそうです。そしてその背景には，相応の原因論があります。しかし，精神分析も含めて，現実に効果的な形で応用できる心理療法理論があったわけではありません。治療法として比較的有効な催眠療法（や内観療法）も，一時しのぎ的な役割しか果たさないことが多かったようですし，特に精神科で最も数が多く最も治療の困難な精神分裂病に対しては，とうてい歯が立つものではありませんでした。

　ついでながらふれておくと，わが国の心療内科では，必ずしもそうではありませんでした。わが国の心療内科の揺籃期には，催眠療法などが非常に効

果的に使われていたのです。そのことは，わが国の心身医学の開祖とも言うべき池見酉次郎の初期の著作（池見，1965/79 年）などを見ると，よくわかります。新しい分野の黎明期には，それなりの熱意や活気が見られるもので，この著書は，そうした観点から見てもきわめて興味深いものです。

憧憬と現実

第二次大戦後，ロバート・リフトンをはじめ，精神分析を専門とするアメリカの精神科軍医たちによる積極的関与のおかげで，わが国にも力動精神医学が導入され始めます（Muramatsu *et al.*, 1954, p. 643）。その後，シュヴィング（1966 年）やセシュエー（1971 年）による心理的接近法への憧れも生まれ，心因論にもそれなりの地位が与えられました。しかしながら実際の現場では，心理療法など相手にもされず，私が精神科病院で心理療法を始めた 70 年代の初め頃は，私たちは主に心理検査のための要員にすぎなかったのです。

とはいえ，この方面で何の試みもなかったわけではありません。群馬大学では，生活臨床という先進的なとり組みが行なわれていましたし，小坂英世による先駆的な実践もありました。それ以外にも，主として個人レベルで，現在では実行困難なものも含め，いくつかの探索が行なわれていたようです。[註2]

そして，現在のわが国では，臨床心理士などの認定資格制度ができて，その資格を持った"心の専門家"たちにより，さらには精神科医や心療内科医たちにより，津々浦々の病院やクリニックや職場や学校で，心理療法やカウンセリングが当然のごとくに行なわれるようになっています。昔を知る者からすれば，まさに隔世の感があります。

心の専門家の進出自体は悪いことではないのでしょう。しかし現段階では，ほとんどの場合，その背景にある動機が問題です。患者やクライアント側の要望と，専門家側が抱く被害者の救済願望という，時代の要請にひたすら応える形で副次的に行なわれているにすぎないように見えるからです。薬物療法を必須とする精神科や心療内科で，治療法としての心理療法やカウン

[註2] それらに関心のある方には，藤縄ら（1968 年），宮城（1977 年），臺（1978 年），山中ら（1993 年）の論文や編著書が参考になります。

セリングが，一部の患者やクライアントに対してであれ，必要不可欠な第一選択として認識され，重視されるようになったわけではないのです。

心理的原因の推定と確認

心理的原因とはどういうものか

　DSM-Ⅲまではかろうじて心因性疾患として残されていた神経症群も，Ⅲ-Rからは不安障害群の下位項目として扱われるようになり，伝統的位置づけを失っています。この事実からも，精神分析や行動療法をはじめとする従来的な心理療法の有効性が，いかに認められていないかがわかろうというものです。ちなみに，DSM-Ⅳでただひとつ心因性疾患としてのお墨付を得ているPTSDも，この不安障害群のひとつに分類されています。この位置づけは，来るべきDSM-5でも踏襲されるもようです。

　ところで，心因性疾患の心理的原因とは，実際にはどのようなものなのでしょうか。実生活の中で起こった何らかの（重大な）出来事だけで，心因性疾患が発症するものなのでしょうか。それとも，何らかの準備状態があるところに起こった出来事が，引き金のような形で作用することで発症するのでしょうか。このふたつの見かたは，眺める方向が違うだけで同じものとも言えるのですが，前者であれば，"ストレス脆弱性"という要因を考慮するにしても，それなりに大きな出来事でなければならないでしょうし，後者であれば，「引き金」の内容に加えて，どのような準備状態が必要かという点が，重要な問題になってくるでしょう。

　また，どちらにしても，心理的原因を探る意味はどこにあるのでしょうか。病気になった理由を知りたい，それによって納得したい，というだけのことなのでしょうか。それとも，心理的原因を突き止めると，それによって症状に何らかの変化が起こることが想定ないし期待されているのでしょうか。

　いずれにしても，推定を重ねるだけでは何の進展もありません。推定された原因が事実なのかどうかを，何らかの科学的方法を使って確認しなければならないのです。ところが，これまでの精神科や心療内科では，単なる推定が，知らず知らずのうちに断定にすり替わってしまうという奇妙な状況が，疑念をもたれることなく，当然のごとくに続いているのです。次に，その裏

加害者と被害者の"トラウマ"

づけとなる興味深い実例をひとつ紹介しておきます。

　ある時，がんを発病していた，当時20代だった男性が，私の勤務していた特殊内科に入院中に抑うつ症状を示したため，主治医は，その男性をある国立大学の心療内科に受診させました。幸いにもそこでは，わが国屈指の心療内科医が診察してくれました。ところが，この男性が持ち帰った所見には，「長男であることによるストレス」が原因で，その抑うつ症状が起こったと記されていたのです。本人や，同行した母親の訴えから推定したことなのかもしれませんが，どのようにすればそうした着想が生まれ，どのような根拠からそうした断定ができるのでしょうか。またこの場合，どのような対応をすれば，この抑うつ症状が軽快・消失するのでしょうか。

　次に紹介するのは，分裂病（緊張病）を持つ男性の発病状況に関する，ある精神科医の報告です。原因に関係する出来事として推定されているにすぎないはずなのに，半ば断定になってしまっていることが見てとれます。

　　　A男の場合には祖母の死が〔発病の〕直接の契機になっている。A男自身がこの問題についてもはや陳述する能力を持たず，家族も説明することができないため謎のままであるが，緩徐発症の過程のなかにあってA男の自我を震がいさせ，崩壊させるような体験であったことは推察できる。幼い時から母から愚図と軽んじられ，支配され，父からの庇護も受けず，学校ではいじめにあってきたA男は祖母だけが安全を保証する基地であったのかもしれない。
　　　他方B男は，第1回の発病は，暴力団にからまれたホステスを庇（かば）った後でやくざに追われるという恐怖体験とそれに引き続いた事故が契機になっている。第2回目は店長会への出席という晴れの場面が契機になっている。いずれもそれに先行して疲労が積み重なっていた。（市橋，1994年，31ページ）

　発病状況を明らかにしたいという気概は評価するとしても，その記述という認識しかないためか，ここでは，「祖母の死が直接の契機になっている」，「やくざに追われるという恐怖体験とそれに引き続いた事故が契機になって

第6章　PTSD理論が忌避するもの

いる」、「店長会への出席という晴れの場面が契機になっている」として，それらの出来事がそれぞれの発症に関係していると推断されています。しかし，おそらくは家族や当事者から聞き出した，時間的に比較的近接した刺激やストレスになりそうな珍しい出来事という条件だけで，何の検討もせずに，それらが発症に関係していると決めつけてよいはずはありません。とはいえ，分裂病の場合であっても，もし心理的要因が発症に関与しているとすれば，それは，本人にとって決定的な打撃になりそうな，「自我を震がいさせ，崩壊させるような」出来事に決まっていると考えられていることが，このような事例からはっきりとわかります。

　いずれにせよ，こうした思い込みをもとにして推定を重ねても，それだけでは確たる足がかりにならないため，屋上に屋を架すだけで終わってしまいます。したがって，そのような姿勢から信頼性のある原因論が生まれることはありません。

わが国独自の心理的とり組み

　今から50年ほど前（1958年頃）に群馬大学精神科で，「分裂病再発予防5箇年計画」と名づけられたプロジェクトが，助教授の江熊要一を中心にして発足しました。これは，分裂病のモデルとして，動物の覚醒剤中毒に関する神経科学的研究を続けてきた臺弘(うてな)が，教授として着任した翌年に当たります。この計画が，1962年に「生活臨床」という分裂病の長期的治療指針に基づく，有名なとり組みへと発展するのです（中沢，1975年b，436ページ）。これは，在宅の分裂病患者に対するわが国独自の，一貫性を持った心理的対応法でした。「理論的な統一よりも実用的な指針」を優先させたこの生活指導法は，「患者が生活上のできごとに反応しておこす生活破綻」（江熊，1974年）を重視したユニークな方法です。その中で，分裂病の患者は，「色，金，名誉，身体」（異性との接触や交際，金銭的な損得，名誉心の傷つき，身体的な不調や傷害）という4方面でつまずいた時に再発を起こしやすいことがわかってきたのでした（臺，1978年，1，5ページ）。なお，これらの対象患者の長期成績については，それから30年ほどが経過した時点で，いくつかの報告（たとえば，小川ら，1994年；湯浅，1989年）が出ています。[註3]

加害者と被害者の"トラウマ"

　わが国でこのように斬新(ざんしん)なとり組みが，しかも中央ではなく地方の大学で始められたことは，驚きであるとともにおおいに評価すべきことでもあります。とはいえ，この方法には，患者に生活規制を強いた（つまり，先の4方面へのかかわりを可能な限り避けさせた）結果として，現実に再発を回避させることができたのかどうかがわからないという，深刻な欠陥がありました。科学的な立場から見ると，実証性が全くないのです。

　その一方で，心理学者を含むアメリカの精神分析家が中心となって(Kelman, 1963, p. 67)，戦争神経症の治療施設から，器質精神医学の伝統を脱ぎ捨て，力動精神医学のメッカへと大変貌を遂げていた国立国府台病院（荒川，1997年，156ページ）で，わが国初の分裂病の家族研究（小坂，1960年）を行なって学位を取得した後，地方の保健所を拠点にして，保健師たちとともに目覚しい活動を続けていたことで高く評価されていた精神科医の小坂英世（小坂，1963年；66年 a, d；68年）は，少々遅れてではありましたが，文字通り徒手空拳のとり組みの中から，社会生活指導と呼ぶ，生活臨床に似た方法論を独自に編み出していました（小坂，1970年 b；1971年 a）。

　小坂は，登場してまもない抗精神病薬に過剰な期待を寄せる精神科医の，「"薬物によってなおしうる・再発を防止しうる"という安直な治療に関する

［註3］生活臨床の対象患者の長期成績については，蜂矢の著書（1993年，43-46ページ）にも紹介されています。これらを見ると，不治とされる分裂病も，意外に予後がよいように見えますが，一般の分裂病患者の中で，薬を「完全にやめることのできた人は指を折るほど少数です」という，著名な精神科医の発言（笠原嘉，1998年，123ページ）などと並べて考えると，強い違和感が残ります。予後のよいものは，かつて心因性反応と呼ばれたものや「挿話的緊張病」（市橋，1994年，23ページ）などであり，"破瓜型"などの分裂病中核群ではないように思います。精神医学の課題は，この中核群にこそあるはずです。一方，本章の註1でふれておいたように，後年になって軽快する"晩年寛解"（たとえば，守田，2008年）という現象も知られています。これは，欧米の報告（たとえば，McGlashan, 1988）と軌を一にするものです。
　なお，上記の違和感については，ハーディングらの論文（Harding, Zubin & Strauss, 1987）で検討されています。これは要するに，入院患者の"病院ぼけ"と，外来通院をしなくなった患者の好転とが考慮されていないという指摘なのですが，その指摘を受け入れたとしても，臨床家から見た違和感は依然として解消されません。

第6章　PTSD理論が忌避するもの

オプティミズム」や，外来治療よりも入院治療を優先させたがる「入院治療主義」を痛烈に批判しつつ（小坂，1970年a，416ページ），実にエネルギッシュな活動を展開していたのです。小坂が入院治療に反対するようになったのは，当時まだ残存していた座敷牢に監禁された分裂病患者たちが，精神科病院に収容されている患者たちと同質のホスピタリズム（"病院ぼけ"）を示すことを，繰り返し観察したためでした（小坂，1972年a，6-7ページ）。このように小坂の場合も，リフトンと同じく政治的動機に突き動かされていたのですが，後ほど見るように，その展開のしかたは全く違っています。リフトンと違って小坂は，終始きわめて科学的な方法を使っているのです。

　社会生活指導とは，精神科病院という非社会的状況の中で分裂病の患者に対して行なわれてきた院内「生活指導」に反発して，社会生活をする中で行なう生活指導という意味が込められた言葉です。同様の姿勢で治療に当たっていた小坂と生活臨床グループは，しばらくの間，互いに影響を与え合いながら交流を続けます。ところが，1970年頃，小坂は，ある発見を機に生活臨床グループと袂を分かつのです。

　この時のいきさつに関連して，半ば冗談なのかもしれませんが，74年頃に，小坂から，私は次のような逸話を聞いたことがあります。息子の分裂病が再発するたびに，真夜中に自転車で町中を走り回る女性がいたのだそうです。生活臨床グループの中心にいた江熊要一は，その女性の行動を「理解できる」と言ったのだそうですが，それに対して小坂は，「私には理解できない」と反論したというのです。ここまで見解が違っているのがはっきりしたことが，両者が決別するひとつのきっかけになったということでした。

　生活臨床グループの側は，このあたりの事情について，次のように論評しています。「生活臨床の考え方に強く影響された小坂さんは，これを分裂病の発病原因とみなすようになり，いわゆる分裂病家族因説にいちずにのめり込んでしまった」（臺，1978年，6ページ）。しかし，小坂のほうがまちがった道に入り込んで行ったとするこの主張は，事実を完全に曲解しています。小坂が独自に発見した方法こそが，原因らしきものを推定し，それにもっともらしい解釈を加えるだけで終わっていた，それまでの不毛な伝統的方法論から，それを科学的に確認できる革命的な方法論へと大きく飛躍したもの

だったからです。

　正統精神医学の枠内では，ここから先で両者の評価が完全に分かれます。生活臨床は，一部の専門家から批判されている（たとえば，浜田，2010年ａ）とはいえ，今でも公の場でとりあげられ，それなりに評価されているのに対して，小坂自身や小坂が考案した治療法は，それ以降，その存在をほぼ完全に抹殺されて現在に至っているのです。ちなみに，私が著書や論文として発表したものを別にすると，小坂の方法論が肯定的な形で最後にとりあげられたのは，学会での口頭発表（栗本，1980年）とごく最近の論考（林，2010年）を除けば，1975年に，ある医学出版社から刊行された『精神科症例集　上』(岩崎学術出版)の中でした（岡田，1975年；浜田，1975年）。[註4]

　また，1975年から82年までの間に，当時のわが国精神医学界の威信をかけ，その総力を結集して刊行された『現代精神医学大系』（中山書店刊，全25巻，56分冊）には，「小坂英世」という名前が，事実上４回出てきますが，肝心の小坂の創案になる心理療法（小坂療法）には，奇妙なことにひとこともふれられていないのです。[註5]

　それに対して，10年ほど前に刊行された，川上武編『戦後日本病人史』（2002年，農山漁村文化協会）には，珍しく小坂理論という名称が出てきます。ところがそこでは，1970年までの小坂の活動の概略を７行ほどにまと

[註4] これは，1968年頃に都立松沢病院の症例集として企画されたもので，小坂自身も，当時の盟友だった岡田靖雄に乞われて，最初は編集委員に名を連ねており，生活臨床を批判するための事例を寄稿する予定だったようです。しかし，最終的には編集委員からも執筆者からも降りてしまっています（岡田，1975年）。

[註5] そのうちの１回はシンポジウムの出席者として列挙されているにすぎず，それ以外の３回のうち２回も，1950年代に分裂病の家族研究を行なった先駆的研究者として紹介されているにすぎません。残る１回は，「『患者と家族のための精神分裂病理論』を……出版し，家族の病者への理解を訴え」ているとして，小坂が自らの分裂病理論を初めて紹介した著書を引き合いに出しています（鈴木，1978年，370ページ）。しかしながら，この著書は，「家族の病者への理解を訴え」るものではなく，後ほど詳述するように，分裂病の新たな原因論を提示したものなので，この書きかたから判断する限り，この筆者が実際に同書に目を通していたようには思われません。仮にも専門書の中で，このような扱いが平然とできるのはなぜなのでしょうか。

めて記した後,「翌七一年に, 小坂はとつぜん診療を打ち切り, 地域活動からも撤退してしまう」と述べられているだけなのです。続いて,「小坂の異常な高揚と挫折のありさま」(川上, 2002年, 415ページ) については, 当時の小坂の同僚 (浜田晋) が後に出版した著書 (『私の精神分裂病論』医学書院) に描き出されているとして片づけられたうえ, 治療法とは無関係の, 否定的な人物評価が下されているのです。1971年以降の小坂の活動は,「新興宗教のカリスマ的なもの」(浜田・川上, 2001年) にすぎないというわけです。

ところで, 生活臨床グループの活動の最盛期に当たる66年に, 東大に移った臺の後任として赴任した教授も, 脳の病理学的研究を行なってきた経歴の持ち主でした。したがって群馬大学の精神科は, 政治的には一枚岩ではなかったそうですが, 分裂病を生物学的原因を持つ疾患と見なす (臺, 1978年, 6ページ), ドイツ精神医学の系譜を引く伝統的立場に立っていたようです。そうすると, 生活臨床という実践理念も, そうした分裂病脳疾患説のうえに成立したものであって, 分裂病の心因論とは無縁の立場からの着想と考えなければなりません。生活臨床グループが掲げていた「理論的な統一よりも実用的な指針」という言葉の意味は, そこにあったということなのでしょう。

次に, 生活臨床グループを離れた小坂が, 独自の道を行くようになるまでの経過をもう少し詳しく眺めてみましょう。精神疾患の心理的原因の本質がどのようなものかをはっきりと知るためです。

社会生活指導から小坂療法へ

小坂英世がその独自の原因論を構築するきっかけとなった最初のヒントは, 社会生活指導の中で,「色, 金, 名誉, 身体」という"弱点"を分裂病の患者たちに回避させようとする試みの中から浮かび上がったものでした。1969年, 再発して急性症状 (幻覚・妄想や興奮) を示している分裂病の患者に, その原因に関係すると思われる, ある具体的解決策を与えたところ, それまで出

[註6] 地域精神医学会の歴史を扱った論文の「小坂理論」および「地域精神医学会」という項目 (古屋, 2008年, 284ページ) にも, 同じような記述がありますが, やはり1971年に診療を打ち切ったとされ, 事実上そこで記述が終わっています。

ていた症状を消失させることに，初めて成功したのです（岡田・小坂，1970年，178-180ページ）。それを嚆矢として，その後，分裂病症状の消去に続々と成功するようになったのでした（小坂，1972年 a，12-13ページ）。そのおかげで患者に生活規制を強いる必要がなくなったわけですが，人権という側面から考えても，この進展はきわめて意義深いものでした。そして，こうした作業を操作的に行なうことで，単なる主観的推定ではなく，原因を客観的に確定できる方向へと大きく一歩を踏み出すことになったのです。ただし，この方法が使えるのは，具体的解決が可能な場合に限られます。次に紹介するのは，その頃に小坂が遭遇した，分裂病症状の出現および消失の経過を明瞭に示す実例です。やはり拙著に引用したことのある事例ですが，わかりやすい例なので，あらためて紹介することにします。

　ある時，自宅静養中の男性（Ｊ）が，高額商品の代金を父親に渡して銀行から送金してもらったところ，その領収証に収入印紙が貼られていないことに気づきます。そこで，銀行に抗議に行こうとしましたが，それまでのように短絡的行動を起こして失敗するのを恐れて，そのことを小坂に電話で相談したのです。ここに，わずかながら本人の進歩がありました。本人から事情を聞いた小坂は，銀行に電話を入れて，担当者を本人のもとへ謝罪・訂正に来させるよう手配したのですが，行員はなかなか来ませんでした。

　　いら立った彼は，しだいに興奮状態に発展していった。大声で，数分おきに私に電話してきた。しまいには嗄声[しゃがれ]になってしまった。はじめのうちは，銀行側の来宅が遅い，待っているといらいらするなどといっていたのが，しだいに支離滅裂な，苦悶状の内容になってきた。ついには苦しいので入院させてくれと喚[わめ]くようになった。在宅していた両親もオロオロしてしまい，今までにない興奮で，あたりちらし，手のつけようがない，入院させてくれといってきた。私は電話で，あるときは本人をなだめ，あるときは本人を叱りつけるいっぽう，患者の手もとにあるクスリを追加服用させるようにした。そしてＪと両親に，行員が謝罪・訂正にきさえすればおさまるはずだから，それまで辛棒[ママ]して待つように指示した。

第6章　PTSD理論が忌避するもの

　　やっと行員が到着し，謝罪と訂正が行なわれた。まるで引き潮のように，Jの興奮はしずまっていった。(小坂，1970年b，37-38ページ)

　ここには，短時間のうちに症状が再燃して，それまでになかったほど悪化したにもかかわらず，その再燃に関係する問題が解消した瞬間に，その症状が消失するまでの経過が，鮮やかに描き出されています。もちろん，この鎮静は，一時的なもので終わったわけではありません。この時の興奮ないし再発は，小坂が自信を持って予測していた通り，銀行員の事務的処理と謝罪によって完全に解消したのです。薬にしても，大量に投与されたわけではありませんでした。小坂は，このような実例から突き止められた方法を使うことによって，再発後に症状のコントロールができるようになったのです。この時点では，本当の意味で心理療法と呼べるような段階にはまだ到達していませんでしたが，次の段階はまもなく訪れます。

心理療法としての小坂療法

　具体的解決策をとる方法と相前後して，小坂は，再発した患者が，まさにその直前に起こっていた，その原因に関係する出来事の記憶を消しているという事実に注目するようになっていました。1970年，ある再発患者に，再発の原因に関係しているらしい出来事を指摘して，その記憶を蘇らせたところ，それまであった症状が一瞬のうちに消えることが確認されました。そして，急速に，薬を服用する必要のない状態になったのです(小坂，1972年a，14ページ)。次に紹介するのは，小坂がその頃に遭遇した事例です。

　ある大学の男子学生(E)は，夏休みにスイミング・クラブに通って水泳を習うことにしました。しかし，体面にこだわるEは，女性と一緒に練習するのを嫌い，男性だけの教室を選んで入会したのです。初日の練習から帰宅すると，それまで寛解状態(分裂病の症状がほぼ完全に消えた状態)にあったEに，妄想や独語(異常な独り言)や不眠が出現していました。明らかな再発です。しかし，その症状は，小坂とのやりとりにより一旦消失し，Eは，また水泳教室に通うようになりました。ところが，数日後，Eの症状が再び悪化したのです。同じような症状が出て，水泳教室に行かなくなり，部屋に

加害者と被害者の"トラウマ"

引きこもってしまったのでした。小坂は, 症状が出現したあたりの状況をEに問い質し, その原因を探ろうとします。

　　最初は何も出てこなかった。私は念入りにこの数日間の日常を思い出させようとした。しかし, 症状に気をとられていた彼の記憶はきわめて曖昧であった。私は受話器をとりあげて, 母親を呼び出し, 一つ一つ確認していった。しかし原因に該当しそうなものは, 何一つとして出てこなかった。受話器をおいて三分ほどしたときに, 母親から電話が入った。これはプールにいき出したばかりのときのことなので無関係と思うがと前おきして, プールで中学時代の友人Xに出あったという報告をうけたことがあるという。私は彼にむかっていった。
　「今君のお母さんから電話があってね, 君がプールでXという友人に出あったことが影響しているかといってきたのだけど……」
　「アッ, それだ」
　彼はいった。と同時に緊張しきっていた彼の表情はゆるみ, 1〜2秒おきに神経質に口もとにいっていた手の動きがとまった。
　聞いてみると友人のXは, 大へん水泳上手の水泳自慢だそうであり, 連日のようにそのプールに来ているのだそうである。彼はそこでEを発見すると呼びかけ, 以後Eが練習しているわきで, 公衆の面前もかまわずに, 大声で叱咤し, 注意し, 笑うとのことである。Eにとっては, 大へん自尊心を傷つけられることなのであった。そしてある日極端にハッパをかけられたので, 次回にいく気がしなくなったのであった。彼には毎回顔をあわせているものだから, 母親には別に報告しなかったとのことである。
　後は一瀉千里であった。彼は足どりも軽く帰っていき, プールにおもむいた。(小坂, 1970年b, 26-27ページ)

信じがたいことでしょうが, 分裂病の症状は, この程度のことで"憑きもの"が落ちるかのように, 一瞬のうちに消えてしまうことが少なくないのです。しかし, 的が外れた指摘をしただけでは, 何の変化も起こりません。本

第6章　PTSD理論が忌避するもの

例は，まだ"抑圧"に完全に焦点が絞られるようになる前の段階だったため，小坂は，どの部分の記憶が最も深く消えていたのかについても，水泳教室の初日に起こった再発と原因が共通しているのかどうかについても，なぜこの時に症状が再燃したのかについてもほとんど追究していませんが，プールで友人Xと顔を合わせていた記憶が消えていたのは確かなようです。このあたりの何かが（"気合を入れられた"ことを含めて）症状の原因に関係していたことは，Xの存在を指摘された瞬間に，一連の出来事を多少なりとも思い出し，心理的操作によっては消えないはずの症状が消えたことでわかります。

とはいえ，この場合，自尊心を傷つけられたことが原因のようにされていますが，この部分は患者Eや小坂の解釈なのであって，本当にそれが原因の核心かどうかは，実はわからないのです。このような解釈を加える余地の残ることが，その後の小坂の原因論が次々と変わってゆく主因なのでした。

それはともかく，この手続きは，神経症について精神分析で主張されている抑圧解除と全く同じだと考えた小坂は，既に精神分析学派とは決別していた（小坂，1970年b，70ページ）ものの，やむなくフロイトに敬意を表して，この手順を，抑圧解除という精神分析用語で呼びました。そして，この時点で，生活臨床グループと袂を分かったのです。この頃から，想像を絶する小坂の苦難が始まります。

この段階になると，心理的原因の意味がはっきりしてきます。分裂病の患者は，その症状の原因を"抑圧"しているため，それと引き換えるようにして急性症状（幻覚・妄想や興奮や不眠）が出ています。したがって，上の事例のように，その記憶を意識に引き出せば，それまで出ていた症状が，その瞬間に消えるわけです[註7]。これは，自分の目で見たことのない人には，絶対にと

[註7] 浦河赤十字病院に精神科ソーシャルワーカーとして勤務していた向谷地生良(むかいやちいくよし)は，幻覚・妄想にまつわる分裂病患者の異常行動を，速やかに消失させることに成功しています（たとえば，向谷地，2006年，158-162ページ）。これは，分裂病の"中核症状"たる幻覚・妄想の消失ではありませんし，小坂の方法とも全く違っていますが，どこかで肝心な部分にふれているはずです。ここで興味深いのは，それほど劇的な変化を目の当たりにしているにもかかわらず，名人芸的な対応として報告するだけで終わっており，誰もそれ以上の追究をしようとしていないことです。

205

言ってよいほど信じられない現象でしょう。"自我を崩壊"させるほどの原因で起こったはずの，本物の"内因性"精神病の幻覚・妄想や興奮が，その程度のことで治まるはずはないではないか，というわけです。しかし，まさに「百聞は一見にしかず」で，実際に目の前で見れば認めざるをえなくなります。

革命的な方法論

現に，小坂の言う通りの現象が起こることについては，当初は小坂の理解者であり，後に小坂理論を強く批判するようになった精神科医の故・浜田晋も，その講演の中で，「確かにその霊験あらたかな症例があったことも事実で，私達の眼前で『よくなってしまう症例』を見せられたものです」と，皮肉を交えながらも率直に認めています（浜田，1986年，256ページ）。この表現から判断すると，浜田は，小坂の方法によって症状が消える場面を，同僚たちとともに，一度ならず何度も目撃しているらしいことがわかります。その頃の浜田は，実際に同じ患者を小坂と共同で診察していた（浜田，1975年）ことに加えて，その中で，小坂の方法を利用して，症状の消失に独力で成功したこともありました（たとえば，小坂，1972年a，190-203ページ）。それどころか浜田は，小坂とは独自にその方法を使って得られた，その成功例らしきものも，何例か持っているようなのです（たとえば，浜田，2001年，150-151，202ページ）。

これが本当なら，未だに治癒不能と考えられている"内因性"の精神病が，症状出現の直前にあった出来事を思い出させるという簡単な手続きによって，操作的に治療できることになります。しかも，"慢性化"した患者であっても，薬を必要としない状態にまで好転するというのです（その驚くべき実例のひとつは，小坂の論考〔1971年b〕に詳しく紹介されています）。しかし，世の常識からすれば，そのようなことがあるはずはないでしょう。

実際に急性や慢性の症状を示している患者に，心理的原因を指摘して，原因に関係する出来事を思い起こさせることができさえすれば，その瞬間に症状が消えてしまうという，小坂の主張が正しいとすると，どういうことになるのかを，ここで，あらためて整理しておきます。まず，そうした手続きを通じて，心理的原因というものが明確かつ客観的に特定できることになりま

第6章　PTSD理論が忌避するもの

す。また、もしそうなら、分裂病は可逆的な心因性疾患であって、脳内の異常や遺伝子の異常に基づく非可逆的なものではないことになりますし、それが操作的に治療できることにもなります。したがって、もしそれが本当なら、精神医学が始まって以来の、まさに革命的な方法と言えるはずです。

小坂理論とトラウマ理論の相似性

それまでもそうでしたが、その後も小坂の治療理論は、短期間のうちに大きく変わってゆきます。次の段階では、再発の真の原因は出来事自体ではなく、患者がその打撃を受けた時に、その気持を思いやることができない両親の"冷たい仕打ち"にあるとされました（小坂、1972年a、18ページ）。

ついでながらふれておくと、家族の持つ問題が発症の引き金になるという脈絡で、正統精神医学の枠内でも容認されている研究領域としては、「（家族の）強い感情表出 high expressed emotion」と呼ばれるものがあります。家族から強烈な陰性感情をぶつけられる状況が、精神分裂病を含む精神疾患の初発や再発に関係するストレスになるというのです。そして、例によってここで、患者側の"ストレス脆弱性"が問題にされるわけです。[註8] これについては、欧米ではいくつかの書籍（たとえば、レフら、1991年）や総説論文（たとえば、Hooley, 2007）が出ていますし、わが国でも追試研究が行なわれています。しかしながら、この分野の研究は、発病状況を、主として家族による影響という側面から統計的に調べようとしているだけであり、根本は、ある意味で生活臨床と同じで、心理的影響を問題にしながらも、心理的原因を突き止めようとしているわけではありません。

話を戻すと、親の「冷たい仕打ち」として、今から40年も前に小坂が列挙したものは、当然というべきか、昨今の児童虐待の専門家が掲げる心理的虐待の内容とほとんど同じです。次の通りです。

[註8] 精神科では、入院中の患者が自宅へ外出泊すると、あるいは病院を訪れた家族と面会すると、その最中や直後に悪化したり再発したりする事例が実際に珍しくありませんが、そのような場合、「家族に刺激されて悪化したのではないか」と言われることがよくあります。「家族の強い感情表出」という切り口は、そのような経験を持つ精神科医や心理臨床家や看護者には、かなり納得しやすい考えかたでしょう。

- 子どもとの約束を守らない
- 何でも親が決める
- 子どもの胸のうちを汲み取らない
- 子どもがいやがることを無理にさせる
- 子どもに親の見解を押しつける
- 子どもをペット扱いする
- 子どもに言いたいことを言わせない
- 子どもに言われても聞き流す
- 子どもに対して納得のいく説明をしない
- 子どもに謝るべきことがあっても謝らない，言い訳・弁解に終始する
- 実の子どもを「もらいっ子，拾いっ子」と言って叱る材料にする
- 子どもに芸をやらせたり，からかったりして慰みものにする
- 生まれた子犬や子猫の処分を子どもにさせる
- 親が再婚であることや異父・異母がいることや養子に出した同胞がいることを子どもに話さない
- 愛人との密会に子どもをだしにしてつれてゆく
- 手術・性行為・家畜の屠殺などの衝撃的場面を平気で子どもに見せる
- 子どもがだいじにしているものを勝手に捨てる
- 子どもの服装を親が勝手に決める

(小坂，1972年a，35-37ページ)

　そのため，その頃の小坂は，患者への両親の謝罪を治療の根幹と位置づけ，それを両親に強く迫るという方法をとっていました。それとともに，幼少期の"抑圧体験"の心理的解決も重視するようになったのです。幼少期の"抑圧"体験が，初発の準備段階として重要な役割を演じていると考えたからでした。[註9] この頃の考えかたは，独自の心理的原因論の核心である抑圧解除という方法を別にすれば，ジュディス・ハーマンのような臨床家の唱えるトラウ

―――――

[註9] このような着想自体は，現在の主流精神医学の枠内にもないわけではありません。その方面の研究の総説論文（たとえば，Bendall *et al*., 2008）も出ています。

マ理論とよく似ています。患者に対する謝罪を両親に強く迫っていたことも，一部の人たちが使っている方法と共通しています。

当然と言うべきか，その段階の小坂療法には，両親に対する子ども（患者）の逆うらみという概念がありませんでした。そして，患者側の言い分をほとんどそのまま受け入れ，徹底的に患者の味方をしていたのです。加えて，患者たちが，逆うらみから親元を離れたがるのを，自ら保証人になって，自宅の近くに転居させることまでして援助していたのでした。これは，ある意味で政治的な活動と言えるかもしれません。要するに，親に虐待されて分裂病を発病した不憫な子どもたちなので，手を差し伸べてあげなければならない，という認識だったのです。

この段階までの小坂理論を，ここで整理しておきます。両親による幼少期の虐待が"抑圧体験"を生み，それが無意識の中で積み重なった結果，小坂が皮肉を込めて"分裂病患者のもちあじ"と呼んだ性格や行動の偏りが起こります（小坂，1974年）。そして，思春期以降に，世間から社会的自立を求められる段階で，さまざまな出来事に遭遇し，その対応を迫られると，特有の"もちあじ"のため対処を誤り，その傷つきから新たな抑圧を起こす結果，分裂病症状が出現するというのです。

さらには，その"もちあじ"自体も親の接しかたがゆがんでいたために形成されたと考えるわけですから，PTSD理論からしても全く違和感のない，まさに分裂病のトラウマ理論です。ただし，重ねて強調しておけば，症状出現の直前に，その心理的原因があるという考えかたは，現今のトラウマ理論とは（もちろん，他のあらゆる心理療法理論とも）根本から違っています。そして，この点こそが，トラウマ理論を含む心理療法理論一般の生成の謎を解く，きわめて重要な鍵になるのです。

小坂が考えていた分裂病患者の"もちあじ"とは，おおよそ次のようなものです。

- 自己の責任で決定しないこと
- ある人々（身体の悪い人，貧乏な人，学歴や資格のない人，ある種の職業の人，独身者等）に対して強烈な差別感を持っていること

加害者と被害者の"トラウマ"

- 親子間に両面的な共生関係があること
- 他人の気持・立場を的確に理解しないこと
- 万事につけて対処することが拙劣なこと
- 抑圧を起こしやすい傾向を持っていること
- 疾病への逃避を起こしやすい傾向を持っていること

(小坂，1972年b，15ページ)

　実は，ここにつけ加えておかなければならない非常に重要な特徴が，もう2点あります。ひとつは上の第1項に通ずることですが，分裂病の患者は，ほとんどの場合，自分の責任を頑として認めまいとする傾向（笠原，1976年；2005年，123–128ページ）を持っていることです。もうひとつは，そのことや第2項に通ずることですが，勝ち負けに対する異常に強いこだわりを顕著に示すことです。これらの，非常にきわ立つ特徴を分裂病患者が持っていることは，ほとんどの家族が即座に認めますし，小坂もいやというほど経験しているのですが，なぜかこのリストからは漏れてしまっています。

　これらのいくつかは，一般にも広く見られる心理的・行動的傾向と言えるでしょうが，分裂病患者の場合には，それが信じがたいほど極端な形で発揮されるというのです。以上の特徴の一端や，分裂病患者特有の心理的傾向については，現在なら，北海道浦河郡浦河町の「浦河べてるの家」について書かれた書籍（たとえば，浦河べてるの家，2002年；斎藤，2002年；横川，2003年；向谷地，2006年；四宮，2002年）や家族が書いた著書（特に，山室，1988年）に目を通すと，ある程度はうなずけるはずです。また小坂は，一般人と分裂病患者の間に見られる性格的，行動的な特徴の差を，おそらく「基本的には量的な差」だが，「ある段階で質的に変化する」ものと想定していました[註10]（小坂，1972年b，232ページ）。

　この頃の小坂は，先述のように心理的原因を，「患者がその打撃を受けた

[註10] この点は，確かに理論として説得力を欠く部分です。浜田晋は，小坂らとの座談会の席で，「ぼくなんかが〔分裂病患者の"もちあじ"の説明を〕読むと自分自身のことをいわれているみたいで」(小坂，1972年b，232ページ) と述べています。

第6章　PTSD理論が忌避するもの

時に，その気持を思いやることができない両親の"冷たい仕打ち"にある」と考えていました。つまり，初発や再発は，分裂病を発病することになる子どもが，その"もちあじ"のため対応が困難な出来事に直面するたびに，子どもの気持を思いやることのない両親が，追い打ちをかけるように"冷たい仕打ち"をする結果として起こるということです。したがってこの部分は，そこまで徹底していないPTSD理論とは一線を画するところでしょう。

　ところが，親と絶縁して生活するようになった患者たちにも，やはり再発の起こることが次第にはっきりしてきます。一般に分裂病患者は，いったん発病すると，自立した生活を絶対にと言ってよいほど避けるようになります。そのため，親が健在の場合には，自分が病院や施設に入ってでもいない限り，また，よほど特殊な事情でもない限り，まずまちがいなく親元で暮らしており，親と絶縁することなどありえないほどで，入院中の患者も，「親に引きとってもらう」ことしか考えないものです。真の意味での社会的自立を，極度に嫌うということです（たとえば，浦河べてるの家，2002年，40，156–157ページ；斎藤，2002年，220ページ参照）。ふしぎな感じがするかもしれませんが，逆うらみからであっても，自ら親と絶縁して独り立ちする道を選んだ患者がどうなるのかについては，それまでわからなかったのでした。

　親と縁を切って生活する患者でも再発することになると，その再発は，それ以前の小坂の考えとは違って，親とは無関係に本人の責任で起こったことになります（小坂，1972年a，20ページ）。そのためもあって，発病の責任が親にあるという考えかたを，この段階で根本から変更する必要に迫られたのでした。この時点から，小坂の治療法は，患者の責任を厳しく問う方向へと自然に転換してゆきます。この変化は，まさにコペルニクス的転回と言えるでしょう。ここは科学史的に見てもきわめて重要な転換点なので，この変遷の経過やそれに対する周囲の反応を丹念に検討しておく必要があります。

トラウマ理論から脱却した小坂理論

"抑圧解除"法による治療と患者への対応困難化

　奇妙なことに，"抑圧解除"による症状消失を経験した分裂病患者の多くは，社会的に容認されにくい発言や行動を，それまでにもまして示すように

211

なりました（小坂，1972年a，19-20ページ）。要するに，周囲から見れば，以前より御しがたくなったということです。小坂流に表現すれば，分裂病患者の"もちあじ"が，それまで以上に表面に出てきたということになるでしょう。ですから，それを悪化と見る家族や，「病気をこじらせた」と考える専門家がいても，何のふしぎもありません。この状態は，ふつうの精神科治療を受けている患者には，全く見られないものだと思います。

　分裂病症状の発現を，分裂病患者特有の"弱点"（名誉，金銭，異性，身体への特有のこだわり）を刺激された結果と見ていた頃には，そのようなことはありませんでした。相変わらず患者たちは，一般にもよく言われる通り，ある意味で素直でしたし，けなげですらありました。また再発も，それまでと同じく，通常の再発だったのです。ところが，操作的な"抑圧解除"による症状消失を経験した結果，いわば本性（ほんしょう）を現わした患者たちの場合には，その後の再発はほとんどが，対応のきわめて困難な，小坂の言う"イヤラシイ再発"に変容してしまうのです。小坂は，原因の"抑圧"を伴わない（と小坂が見なした），この状態こそが分裂病の本質だと考えていました。

　小坂の表現をそのまま使うと，イヤラシイ再発とは，「患者が利得（ウサバラシ，義務放棄，家族の慰撫など）を求めて症状（らしきもの）をチラツカセて駆け引きし，利得を手にするとアッサリ症状を引っこめる意識的な『疾病』の『利用（悪用）』，俗語でいえば『芝居』，専門語で言えば『詐病』」であって，「実に『イヤラシイ』としか表現の仕様のないほど醜悪・陋劣（ろうれつ）・奸佞（かんねい）・狡猾」で，「分裂病の仕組みを知りながら，病気から立ち直ろうとせず，むしろ分裂病であることをフルに活用することに専念」する状態のことです（小坂，1973年b，11-12ページ）。当時，その対応に苦慮・難渋していた小坂は，この種の再発を，意識的な芝居ないし仮病と考えたのです。

　あえてDSM的表現を使うとすれば，イヤラシイ再発とは，分裂病という公認の仮面を捨て去り，いわば内なる自己愛性，演技性，反社会性人格障害的な傾向を，そのまま表出させるようになった状態と言えるかもしれません。意識的な芝居なのかどうかはともかく，しろうと目にも作為的に映るこの状態は，実際に目にしない限り，専門家でも納得しにくいと思います。

　この問題に関連して，かつて東京大学医学部付属病院分院で精神科助教授

第6章　PTSD理論が忌避するもの

を務め，ごく最近，他界した安永浩は，ある研究会の席で次のように発言しています。「分裂病者は『ウソがつけず，人がよい』とよくいわれる。しかしウソをつく分裂病者もまた容易に発見できる。それはむしろ『自己欺瞞』に近いかもしれないが。それ以外にも，分裂病者に，ひとりよがり，ひねくれ，不遜等の反・美徳が陰に陽に認められるのは争うべからざる事実である。一見無害，温順とみえる病者の中にも，たとえば小坂英世が『いやらしさ』と呼んだような特性をみぬくこともできる」（安永，1977年，54ページ）。"イヤラシイ再発"では，この種の傾向が誇張されて表出するため，周囲がそれによって大きく翻弄されてしまうのです。

　それ以降の小坂は，患者を見る眼を一変させ，患者たちに対して厳しい対応をするようになりました。小坂が，つきあいの長い患者たちに向かって，「小坂は変身した」と，直接間接に語っているのを，私は何度か耳にしたことがあります。私が接するようになった頃（1973年秋）の小坂は，ひとつの出来事についての対応の不適切さに対する，患者の後悔・自責の念（の"抑圧"）を発症の原因と考え，両親の責任ではなく，既に患者自身の責任を問うようになっていました。分裂病の発症は，全面的に本人の責任で起こるというのです。このトラウマ理論からの脱却は，本来なら，精神医学史上で最大級のトピックとして扱われるべきものだと思います。

　非常に興味深いのは，ほとんどの批判者が，これ以降の小坂療法の展開を知らないか，知っていても，曲解ないし無視していることです（たとえば，浅野，2000年，82-83ページ；浜田，1986年；古屋，2008年）。実際に，その段階の小坂療法について書かれた著書（小坂，1972年b）の書評が，著名な精神科医によって，わが国の代表的な精神医学専門誌に掲載されている（笠原嘉，1974年）ので，多くの精神科医は，その存在を知っていたはずなのです。したがって，その後の小坂療法が完全に無視されて現在に至っているのは，偶然どころではなく，非常に大きな意味を持つ現象だと思います。

　ところで，精神科医なら十二分に承知しているはずですが，分裂病という疾患の場合，一定の心理的操作だけで，その症状を鎮静する方向にコントロールすることはできないことになっています[注11]。もしそれができれば，薬をはじめとする一般の精神科的治療は，不必要とは言わないまでも，おそらく

は応急処置的なものに限定されてしまうはずです。精神分裂病（当時は，早発性痴呆）という疾患単位を確立したエミール・クレペリンの昔から，百年以上も無傷のまま続いてきた，権威ある定説に対して，小坂は，患者が意識から消し去っていた初発や再発の原因の記憶を蘇らせ，それを否定せずに認めさえすれば，どれほど激しい症状であっても，それが一瞬のうちに消失するという主張を，きわめて豊富な臨床経験に基づいて行なったのです。

"抑圧解除"法による治療が不問に付される

ここでふしぎなのは，どの精神科医も，抑圧解除によって分裂病症状が一瞬のうちに消える，という小坂の主張を完全に無視しており，そうした自らの態度を疑問にすら感じていないことです。小坂の主張が事実であれば，世界の科学史上でもまちがいなく最大級の発見になるのに，それに注目して追試するどころか，考慮に入れることすらなく，その場面を目の当たりにしたことのある精神科医であっても，小坂に対する人身攻撃へと方向を転換しながら，あとは何ごともなかったかのように，いつのまにかその事実から遠ざかってしまうのです。これは，臨床家の態度としてばかりでなく，科学者の態度としても完全に失格ですが，それ以前に不可解です。

小坂が提唱する理論が正しければ，仮にそれが一部の患者にしか当てはまらないとしても，精神医学にとってまさしく革命的な方法となります。したがって，この点の確認は，世界的な視野で見ても，今なお沈滞状態を続ける

[註11] ふしぎなことに，必ず悪化させることができると主張する専門家ならいます。ある精神科医は次のように述べています。「私が面接したらかならずその晩にその患者さんが騒いだり保護室に入ったり，ふしぎなんだよね。全部悪くなるのね。今だに悪くなるね，どうしてなんだろう。その後だんだん腕が上がってきて，神経症の人も正常な人も悪くなる。近頃はスーパーヴァイズに呼ばれていってそこでも悪くしちゃう。〔中略〕ともかくちっとも良くなりませんな。そのころはまだ腕が未熟だったから分裂病の人だけが悪くなりましたね」（山中・山田，1993年，11ページ）。症状を必ず悪化させることができるのなら，他の研究など全く不要になってしまいそうです。悪化する原因を明確にしてゆけば，分裂病や心因性疾患全体の仕組みが解明できるはずだからです。その意味で，この精神科医の経験はきわめて貴重です。

第6章　PTSD理論が忌避するもの

精神医学が真の発展を遂げるうえで，最も重要な課題のはずなのです。にもかかわらず，小坂療法の存在そのものを不問に付した状態が今なお続いているのは，どうしてなのでしょう。[註12]

話を戻すと，小坂は，両親による幼児期からの"冷たい仕打ち"によって"抑圧"が起こり，それが思春期以降に破綻を起こす素地になるという分裂病トラウマ理論を放棄し，発病の原因は患者自身にあるという考えかたへと大転換を遂げたのでした。それに決定的に気づいたきっかけは，原因に関係する出来事について患者が感じた，「しまった」という後悔・自責の念を"抑圧"している事実がわかったことでした。"抑圧"する内容の核心は，出来事自体ではなく，それに伴う後悔・自責の念にあるというのです。次に引用するのは，そのことを小坂が初めて明確に記した文章です。

　　素朴な心因論者（心理的原因で発病すると考える人，多くの家族がそうです）は，「ショック」ということを重視します。しかしそれは間違いのもとになります。単なるショックでは，分裂病患者とて，非分裂病者が起こすのと同様な，単なる反応（怒り，嘆き，憂うつなど）しか起こしません。〔中略〕患者が症状に走るキッカケとなるのは，あくまでも「シマッタ」という後悔，自責の念なのです。〔中略〕
　　私は大まかにいうと，「シマッタ」という念は，その人間が自分のもっている「倫理観」に反する行為をしたときと，もう一つは，自分のもっている「価値観」からすると損害をこうむったときに起きるものと考えます。〔中略〕分裂病患者の場合，その「シマッタ」につながる「倫理観」とは，あくまでも「社会から習いおぼえて身につけたもの」であり，それを裏切る行為は「親から習いおぼえて身につけたもの」であるということです。また「シマッタ」につながる「価値観」とは，まったく「親から習いおぼえて身につけたもの」なのです。（小坂，1973年a，4-5ページ）

［註12］このきわめて重要な問題については，拙著『幸福否定の構造』（笠原, 2004年a）で詳細に検討しています。

215

加害者と被害者の"トラウマ"

　親から習い覚えた倫理観および価値観と，社会から身につけた倫理観および価値観との間に大きな断絶があることに，失敗や不適切な対応などをきっかけに気づかされた時，それらを親から無批判に受け継いできたことに対する「後悔，自責」を避け，自己欺瞞にのめり込んでしまうということです。そして，その自己欺瞞の一環が，その出来事やそれにまつわる心の動きの記憶を意識から消し去ることであり，それと引き換えるようにして，分裂病症状を発現させることだというのです。「シマッタ」という後悔・自責の念があるということは，その価値観・倫理観が親から身につけたものであるとはいえ，その責任は，親にではなく自分にこそあるという事実を，完全に承知しているということにほかなりません。

　ちなみに，患者に責任を問うとしても，浦河べてるで行なわれているように，後始末を求めるだけで反省を強く迫らない限り，分裂病症状は悪化せずにすむようです。これは，経験的なものであるだけに貴重な所見です。謝罪や弁償などの後始末と反省とは根本的に異質なものですが，分裂病症状の発生に関係するのは，やはり反省（の拒絶）のほうであることがはっきりするからです。

　小坂の理論が急速な発展を続けたのは，小坂に深くしみついた実証的姿勢のたまものでした。不世出の生物学者だった今西錦司の，いわば第一期の弟子に当たる梅棹忠夫や藤岡喜愛という，いわゆる京都学派の中心に位置していた，オリジナリティを特段に尊重する，反骨精神に富んだ研究者たちと親交を持っていたこともあって，研究姿勢もこのように探検的な傾向がきわめ

[註13] 河合隼雄による藤岡への追悼文（河合，1993年）266ページ参照。ここには，小坂の方法が紹介された朝日新聞の（大熊由紀子記者による）記事をおそらく見たことで，藤岡が小坂の"家族療法"に強い関心を抱き，小坂に会いに行ったことが，その経過を知る者の立場から記録されています。ついでながら，河合が心理学に関心を寄せ，高校の数学教師から転身したのは，藤岡がロールシャッハ法を使っていることを，今西門下であった兄の雅雄から聞かされていたためなのだそうです。
　ちなみに，今西は，種社会という独自の概念を基盤とした進化論の裏打ちになりそうな，"集合無意識"をはじめとするユングの概念や考えかたに，きわめて強い関心を寄せていました（たとえば，日野，今西，1983年，163ページ）。このあたりの交差は非常に興味深いと思います。なお，小坂の著作の一部は今西のもとへも送られていて，現在は，今西が学長を務めていた岐阜大学の「今西文庫旧蔵書」に収められています。

第6章　PTSD理論が忌避するもの

て強かったのです。抜群の記憶力を持っていることに加えて，非常に観察眼が鋭く，わずかな手がかりから推理を進め，それを実証的に確認し，それに合わせて仮説を修正するという科学的手順を絶えず踏んでいました。ですから，小坂の主張は，どの段階のものであれ，他の精神科医たちと違って，それなりの事実の裏打ちを必ず持っていたわけです。

専門家たちの奇妙な反応

精神科医たちによる人格攻撃

　では，小坂のそうした主張に対して，専門家たちはどのような反応をしたのでしょうか。小坂が"抑圧解除法"を用いるようになって以降，小坂療法に対して精神科医たちが示してきた反応は，かつての私にとって，ことごとく了解不能なものでした。節度あるはずの専門家たちが，こと小坂療法となると，それだけで奇異ないし異常な反応を見せたからです。本節では，その問題を手短に検討し，その裏にある抵抗の焦点を明らかにします。

　小坂からは，理論や治療法とは何の関係もない人格攻撃的な流言や雑言が，学会の中ですらいくつか流されたことを聞きましたが，私も同種の体験を何度かしています。その典型例は，当時，わが国で指導的な立場にいた，戦争神経症の研究でも知られる，元国立大学精神科教授の態度です。

　ある会合で，私が小坂療法を行なっていることを，私が勤めていた病院の院長から聞かされた元教授は，「きみ，小坂の言ってることはみんなうそだよ」と，私の前で断言しました。にもかかわらず，実際には，小坂に対するその種のうわさ話を耳にしていただけで，小坂療法自体については，ほとんど知らなかったのです。現実に小坂療法の効果を確認している者の前で，専門家としての名声が高いとはいえ，それについては無知に近い人物が，なぜこのような態度がとれるのか，当時の私には全く理解できませんでした。

　私が聞いたことがある流言は，「小坂はいつも街中で登山靴を履いている」（渓流釣りや登山を趣味とする小坂は，日常的に足を鍛えるために，私が会っていた頃は，少々重いチロリアン・シューズを履いていた）という話と，「小坂は，自殺者が出たので，ネパールに逃げてしまった」（小坂は，自説の裏づけを得ようとして，カースト制度が根強く残り，差別意識の強いネパールに分裂病罹患

217

加害者と被害者の"トラウマ"

率の調査〔小坂, 1972年b, 277ページ〕に出かけたのであるし, 時期的にも自殺者とは無関係）などの話です。要するに小坂という人物は, 社会常識を欠いており, 自分が治療している患者の中から自殺者が出たら, すぐに逃げ出してしまうような, 責任感のない異常な人間だとでも言いたいのでしょう。これらは, 精神医療の専門家たちによる発言とはとうてい思えないものです。ここでも, 「"信じる者"が起こす行動は, 時として不気味な様相を呈する」（山﨑, 1994年, 245ページ）という指摘が意味を持ってきます。

私は知りませんでしたが, 小坂が公の場からいったん姿を消した後にも, [註14]たくさんのうわさが流されたようです。かつて小坂の理解者として知られ, 自分でも小坂療法による成功例をいくつか持っていた浜田晋は, 1985年に開催された, 精神障害全般の家族療法に関する専門家のシンポジウム（「小坂理論と私」）で, 次のように発言しています。

> 昭和五十一年〔1976年〕六月のパンフ〔小坂教室発行の小冊子「私の病因論と治療法」のこと〕を最後に, 彼は消えました。その後の話は暗い話ばかりです。彼一家はマンションを転々とし, 神奈川の大秦野という山奥に, 家出をした患者達との共同住居をつくったが, 入る人がなくなってしまったとか……, 抑圧解除され家出した人が自殺した……, 興奮して上妻病院〔現, こころのホスピタル町田〕に数多く入院した（彼は入院絶対反対論者の急先鋒だったはず）……, 小坂夫人苦労の連続で白髪に……, などなど（浜田, 1986年, 263ページ。引用に際して段落を変更）。

信じがたいことに, ほとんどが事実に反していることに加えて, 時系列的にもかなりの混乱が見られますが, それを別にしても, 専門家向けであれ

[註14] 小坂英世は, 少なくとも1977年秋頃までは, 分裂病患者とその家族のための"教育"の場として, 世田谷区上北沢（甲州街道沿いの集合住宅）で小坂教室を運営していました。そして, しばらく沈黙した後, 1980年代半ばに, 今度は精神障害全般を対象とする漢方医として, 千代田区内神田で再び表舞台に登場するのです（遠藤, 1986年；小坂, 1987年）。漢方には以前から深い関心を寄せており, その間は, 日本漢方医学研究所（渋谷診療所）の山田光胤医師に教えを受けていたそうです。

第6章　PTSD理論が忌避するもの

一般向けであれ，講演というものに似つかわしくない異様な発言であることがただちにわかるでしょう。小坂理論の当否を確認するという科学的手続きを，知らず知らずのうちに回避し，科学的な論争から完全にかけ離れた，的はずれで下劣な人格攻撃に成り下がってしまっているからです。このような精神科医たちによる没論理的非難に対して，かつて小坂は，「万が一，私が異常だとしても，だからと言って，私の言っていることがまちがっている証明にはならない」と語っていました。

先頃亡くなった浜田は，最近でも，初期の小坂の方法論を讃え，「たしかにとてもその理論を説明するに都合のいい実例があったことは否定しない」と認めつつ，また，小坂個人や小坂療法の話題を再三とりあげてきたにもかかわらず，「『小坂理論』と称するものは，現代ここで論ずる価値はない。歴史に残す意味もない」と断言しています（浜田，2010年b，153，161 ページ）。小坂療法について未だにきちんとした評価を行なうことのないまま，ひたすらまちがっていることにして終わらせようとしている，批判者たちのこうした一連の態度は，論争という観点から見ると，自らの完全な敗北宣言に等しいと言わざるをえません。また，このような状況が続いていることは，それ自体，時代錯誤のように見えます。

専門家の非専門家的抵抗

当時の私は，こうした理不尽な抵抗を，新しい学説に対してよく見られる，一般的な抵抗と同列のものと考えていました。しかし，それから30年以上の歳月が流れてみると，それは，通常の抵抗とは全く異質の現象だということが次第にわかってきました。そのことを示唆する事実はいくつかあります。ひとつは，この抵抗が，通常のものよりも格段に強いことです。たとえば，ある精神科医は，小坂理論について次のように述べています。

> 「小坂理論」とは，生活臨床と初歩的な精神分析理論の合体の産物である。そして治療技法は，ある種の宗教における求道法に類似している。
> 　分裂病の原因を心理的抑圧に求め，その抑圧の解除が「原因療法」であるとしているが，これはフロイドの神経症理論の引き写しにすぎない。

彼自身も述べているように,彼の頭の中には,分裂病と神経症の区別は存在していなかったのである。症状を問題にすることは有害であるとまで言い切っていた。〔中略〕

　彼は,自らの技法が有効でない症例に出会うと,自らの「理論」を吟味するのではなく,その責を患者・家族に帰している。(浅野,2000 年,82–83 ページ)

　この発言は,小坂の批判者がかつて発表した論文(藤沢,1971 年)の要旨をほとんどそのまま反復したものですが,このような見解は,小坂が提唱した方法論を,初期の段階から丹念に追ってくれば,とうてい出てこないはずのものです。批判をするためには,相手が何を言っているのかを正確に把握していなければなりません。そうした要請からすると,残念ながらこの精神科医は,小坂の方法を批判できる立場にないことになります。また,この中に含まれる多くの(おそらくは無自覚的な)歪曲を別にしても,ここには,大きな問題が潜んでいます。それは,現行の科学知識に基づく演繹的な論証や批判は,少なくとも科学者のとるべき道ではないということです。

　小坂理論を自ら検証できる立場にいる専門家が,自分たちに課せられた責務でもあるその検証もせずに,このような没論理的批判に終始するのは,どうしてなのでしょうか。この理論の真偽は,そこで提示されている方法によって現実に治療が可能かどうかという点にのみかかっています。要するに,小坂の方法論が求道法のように見えるとしても,神経症理論の引き写しのように感じられるとしても,分裂病と神経症を同列の疾患のように扱っているとしても,症状を指標程度のものとしか考えていなかったとしても,その方法によって真の意味での治療が可能であれば,何の問題もないということです。科学の基本理念をわきまえていれば,その点に異論はないでしょう。

　また,わが国を代表する精神分析学者であり,ロバート・リフトンの旧友でもあった (Muramatsu, Lifton & Doi, 1954) 故・土居健郎は,小坂の理論を「ずい分幼稚な精神分析的なやり方ですね」と批判していたそうです(浜田,2010 年 b,162 ページ)。ふしぎなことに小坂や小坂療法に対しては,これまでのところでは,このような"批判"しか存在しないのです。逆に,いか

第6章　PTSD理論が忌避するもの

にもっともらしく見えても，治療に役立たなければ，その理論は無意味です。精神医学や心身医学の領域でこれまで提出されてきた，内外のほとんどの理論は，その程度のものだったのです。

　ここで，ひとつ指摘しておかなければならない非常に重要な点があります。先の引用文には，小坂療法に対する批判らしきものが並んでいますが，小坂療法の中核概念である抑圧解除については，やはりそれが正しいとも，まちがっているとも述べられていないことです。侮蔑的にふれられるだけで終わってしまっており，その判断は，結局は避けられているのです。あるいは，自分たちがその判断を避けているという自覚すらないかもしれません。

　逆に，「自らの技法が有効でない症例に出会うと」などという表現をしていることからすると，この精神科医は，小坂の方法が有効な症例も，実際に少なからず存在することを認めている，と考えざるをえません。

　もし小坂の方法で症状を消失させることに成功した症例が，少数にせよ存在することを認めるのであれば，それだけで小坂の理論を革命的なものとただちに認めざるをえなくなるはずなのですが，これらの精神科医たちには，そのような認識はないのでしょうか。小坂療法をめぐる，こうした専門家たちの不可解きわまりない態度は，定説という権威に徹底的に忠誠を尽くした場合には，この現代にあっても，どれほどのことが起こるかを教えてくれるという点で，科学史的に見ても非常に興味深いと思います。

　このような場合，一般には，専門家が何らかの利害を（たとえば，旧来の学説を信奉することで護持されてきた自分たちの立場が，新しい学説を認めると危うくなるというふうに）秤にかけた末，そうした暴挙に及んだのではないか，と考えることでしょう。しかし，仮にそのような思惑があったとしても，それはおそらく表層の理由でしかありません。

　ここで私が言おうとしているのは，それよりもはるかに奇妙なことです。つまり，小坂療法に対する異常な攻撃は，精神医療の専門家としての立場に基づくものではなく，専門家である以前に存在する，小坂療法に対する個人的抵抗に端を発した，無意識的な異常行動なのではないか，ということです。そして，ほとんどの人たちが同質の抵抗を強く持っているため，それが暗黙の協定と化し，専門家であれ（この考えかたを知った）一般人であれ，ほぼ

全員が，必然的に同一歩調をとるようになるということです。

　小坂療法に対して，専門家も，専門家であるより前に一般人として，それぞれ抵抗を示すということは，どういうことなのでしょうか。そのようなとてつもなく奇妙なことが，本当にあるものでしょうか。次に，その点について手短に検討することにします。

非専門家的抵抗の起源を探る

抵抗が起こった時点を突き止める

　この問題を検討するに当たっては，症状や異常行動はその原因となる出来事の直後に発生する，という私の原則が使えるかもしれません。そのためには，まず，専門家の抵抗（に基づく異常行動）が小坂個人や小坂療法を抹殺してしまうほど強まったのは，小坂療法の発展段階のどの時点なのかを，実際にはもちろん難しいですが，できる限り正確に突き止める必要があります。

　これまで述べてきた経過を見るとはっきりしますが，小坂療法（というよりも，現象的には，むしろ小坂個人）に対する異常な攻撃が始まったのは，小坂が生活臨床グループと袂を分かち，抑圧解除法を提唱してまもない頃でした。しかし，単に“心理的原因”を患者に思い出させていた頃や，幼少期の“抑圧体験”を遡って解消するようになり，「真の原因は家族の冷たい仕打ちにある」として，患者に対する謝罪を家族に迫っていた頃には，小坂と行動をともにしてきた患者家族会の分裂や同調者たちの離反（たとえば，浜田，2001年，162-165ページ；広田，1971年；藤沢，1971年）はあったものの，精神科医たちの抵抗は，まだ極限には達していませんでした。それがきわめて強かったのは確かですが，浜田晋とも決定的な決裂に至っていたわけではありませんし，没論理的なものではあっても，散発的な批判がまだ表立って続けられていたからです（古屋，2008年，284ページ参照）。

　確かに，その頃から，ほとんどの患者が“イヤラシイ再発”を起こすようになったことに加えて，それまで静観していた専門家たちも，精神医療の専門家であることも忘れ去り，小坂個人に対して臆面もなく人格攻撃を繰り返すようになっていました。しかし，小坂療法に対する専門家の抵抗が全体として決定的に強くなったのは，患者自身の責任を問う形で，それまで以上に

第6章　PTSD理論が忌避するもの

操作的に抑圧解除が行なわれるようになった後のように思います。そのあたりから学界では，小坂療法や小坂英世の存在そのものが，ほぼ完全に抹殺されるようになったのです。

　その状況は，今なお，そのままの形で続いています。未来の科学史は，この問題を特段に重視するはずです。あるいは現在でも，イギリスのハリー・コリンズやトレヴァー・ピンチ（コリンズら，1997年）のように，偏見のない立場からものごとを客観的に観察，記述できる科学社会学者や科学哲学者であれば，この事件を，ガリレオの宗教裁判にも匹敵するレベルの，きわめて重要な研究対象と考えるでしょう。

　分裂病と他の心因性疾患では，これまでの私の経験から，多少なりとも異なる部分がいくつかあることがわかっています（笠原，2004年a，第2, 8章）。重要なものだけあげると，分裂病では，先に引用した事例からもわかるように，心理的原因に関係した出来事が意識に浮かび上がっただけで，その瞬間に幻覚・妄想や異常行動がほとんど消えてしまうことが多いのに対して，それ以外の心因性疾患では，そこまでの劇的変化が起こる比率はそれほど高くないことです。

　もうひとつは，分裂病の患者は，なぜか"ふつうの生きかた"を極度に避けようとする傾向を持っているため，再発するたびに，"ふつう"をうかがわせる側面の表出をそれまで以上に忌避するようになり（現象的には，いわゆる人格変化を進行させ），最終的には，自発性や創造性という，人間を筆頭とする生物の主要特性をほぼ完全に隠蔽する（という，人間にしかできないことをする）までになる（無為自閉の"欠陥状態"に陥る）のに対して，他の心因性疾患では，同じく精神病と分類される躁うつ病も含めて，そのような人格変化を起こすことはないことです。そのため精神科医は，分裂病の再発を極力阻止すべく，抗精神病薬の服用を是が非でも続けさせようとするわけです。それに対して，躁うつ病の場合には，真性のうつ病に見られる自殺企図傾向についてはともかく，再発自体を恐れることはありません。

　そのようなこともあって，分裂病と他の心因性疾患を完全に同じものとして扱うことはできないのですが，専門家が（個人として）抵抗を起こすのは，小坂療法で厳密な操作的方法が使われるようになったことに対する抵抗を除

223

加害者と被害者の"トラウマ"

けば，次の2項目に集約できるように思います。

1　"抑圧が解除"された（つまり，それまで意識から消えていた記憶が蘇った）瞬間に，多少なりとも症状が消えるか薄れるかすること
2　周囲の責任ではなく，全面的に当事者の責任で症状が出ること

　第1項は，治療的側面とも理論的側面とも関係していますが，第2項は，治療的側面よりむしろ，理論的側面や人間観のほうに関係が深いと言えるでしょう。以下，この2点に対して抵抗が起こる理由を，それぞれ簡単に検討します。

"抑圧解除"によって症状が瞬時に消えることに対する抵抗の理由
　症状出現の直前にある出来事を探り出すという，かなりの労力を要する手順が必要だとしても，"抑圧解除"という単純な手続きだけで症状が多少なりとも消えるとすれば，まずはっきり言えるのは，心因性の症状は，いかに重く見えたとしても（分裂病の場合には，いかに"進行"あるいは"慢性化"しているように見えても），致命的な問題ではないということです。私の経験では，症状が出現した直前にある，記憶が消えている部分を意識化させてゆけば，急性症状はもちろん慢性症状も次第に消え，全体としてかなりの進歩が見られるようになります。そして，こうした作業をさらに進めれば，すべての再発について行なわずとも，次第に抗精神病薬が不要になり，分裂病に特

───────

[註15] ちなみに，日本の精神医学界の重鎮のひとりは，四十数年前に，分裂病と躁うつ病の発病状況の研究をもとに，発症に「直接前駆」する心理的要因について検討しています（笠原嘉，1967年）。着眼点はよいとしても，この研究で問題なのは，具体的な出来事の裏に潜むとされる，いわば哲学的，"人間学的"状況をとりあげていることと，それが単なる推定に終わってしまっていることです。科学的な方法論を使っているわけではなく，あくまで精神病を"了解"しようとして行なっている以上のものではないのです。したがって，それが「発病に直接前駆する心的要因」なのかどうかが客観的に確認できず，それが事実かどうかわかりようがないため，そうした知見が治療に役立つこともありません。

第6章　PTSD理論が忌避するもの

徴的な人格の偏りや"人格変化"も，徐々に解消されてきます。そして，日常生活でそれまで避け続けてきたことについては新たに経験を積む必要があるとしても，最終的には真の意味で"ふつうの人"になるのです。[註16]

　ところが，そうした事実を認めることに対して，一般にきわめて強い抵抗が働くとすれば，心因性疾患の本質をそのようなものとは考えたくないという，とてつもなく頑強な意志が，人間一般に潜在していることになるでしょう。その理由としては，ある意味で対極的なふたつの可能性を考えることができます。ひとつは，同情などの常識的要因が関係しているとする通常の可能性であり，もうひとつは，従来的な人間観が変更を迫られることに関係しているとする，とてつもなく考えにくい可能性です。前者の場合には，ふつうの意味での抵抗が働いていることになるのに対して，後者の場合には，私の言う幸福否定に基づく抵抗が働いていることになります。

　これまで繰り返し述べてきたように，PTSDの政治的側面の裏には，〈個人的同情に基づく公私混同〉が潜んでいることが多いように思います。ここでも，それと同じ仕組みが関係しているのでしょうか。"抑圧解除"によって簡単に症状が薄れたり消えたりするとすれば，同情をはじめとする私情が入り込む余地はほとんどなくなります。しかしながら，もし同情を寄せる余地がなくなるなどのために，"抑圧解除"という現象を認めたくないということであるのなら，ほぼ全員に頑強な抵抗が見られるという事実が，それによって説明できなければなりません。

　ところが，同情が関係する余地のあるPTSDの場合には，その疾患の実在や原因論について専門家の意見がそれほど一致しているわけではありません。それに対して，心因性疾患，特に分裂病が"抑圧解除"によって治療できるという考えかたの場合には，専門家たちがそれに対してほぼ例外なく異

[註16] ただし，私は，"抑圧解除"すなわち心理的原因を探り出すという方法よりも，感情の演技という方法（笠原，2010年，34-36ページ）のほうを重視しています。とはいえ，その過程で何度も"好転の否定"（笠原，2004年a，98-106ページ）が起こり，分裂病の場合にはそれが，小坂の言う"イヤラシイ再発"という形をとるのです。実際にこれを乗り越えるのは，相当に大変です（実例としては，笠原，2010年，第3章の事例4などがあります）。

225

加害者と被害者の"トラウマ"

を唱えるか，それを完全に無視するのです。そうすると，同情（を寄せる余地がなくなる）などの要因によってこの抵抗を説明することはできない，という結論になります。もうひとつの，現行の人間観の変更を迫られることに対する抵抗という可能性については，後ほど検討することにします。

患者自身の責任という側面に対する抵抗

　単なる"抑圧解除"に対する抵抗よりもはるかに強いのが，患者自身の責任によって症状が出現するという考えかたに対する抵抗です。小坂療法で，単に抑圧解除により症状が消えるとされていた段階でも，症状がいわゆる慢性化した後ですら，分裂病はとり返しのつかない病気ではないらしいことがわかっていました。しかし，人間観の根本的変更を迫るほどのものではありませんでした。ところが，分裂病が一定の心理的操作だけでふつうの人間になりうることが明らかになってしまうと，慢性症状を含め，当人が自らの心理的操作によって分裂病状態を作りあげていることが，疑問を差し挟む余地なくはっきりしてしまうわけです。そして，そのまま進めば，従来の人間観を根本から変えざるをえないところに行き着くのは，まちがいありません。

　小坂は，分裂病患者とその親たちがどのような特徴を持っているかを，主として病院外で行なった厖大な接触の中で，いやというほど思い知らされています。世界的な視野で見ても，精神分裂病について，これほどの（いわば，関与しながらの）経験を，特に病院外で積んだ人物は[註17]，専門家，非専門家を問わず，きわめて珍しいのではないでしょうか。その小坂も，最初は無条件

[註17] 一時は，24時間診療を標榜し，実際に1日のうちに，患者や家族から100本もの電話を受けたこともあるそうです（小坂，1972年b，255ページ）。小坂の経験の特徴は，わが国で初めて分裂病の家族研究を行なっただけあって，患者の家族との接触もきわめて豊富なことです。
　もうひとりそれに近い人物がいるとすれば，それは，浦河赤十字病院で精神科ソーシャルワーカーを務めていた向谷地生良でしょう。向谷地も，主として当事者に"関与しながら"の経験を長年月にわたって積んでいるようですが，自らの経験を科学的立場から検証しようとしているわけではないため，現段階では，まことに残念ながら，名人芸や"貴重な経験"で終わってしまっているように思います。

第6章　PTSD理論が忌避するもの

に患者に同情し，親ばかりを責めていたわけです。ところが，症状出現の直前にある原因を明確にしてゆく過程で，患者が「しまった」という後悔・自責の念を"抑圧"しているという事実と，そのことを明確に思い出させた時のほうが治療効果が大きいという事実とが明らかになったのです。そして，その段階に至って小坂は，それまでの考えを根本からあらため，患者の責任という問題に焦点を移したのでした。言うまでもありませんが，このように，自らのそれまでの考えかたや理論よりも観察事実のほうを優先する姿勢こそ，真の科学者のとるべき道です。

かくして，根本から見かたが変わったことで，それまでの小坂の考えかたにいくつかの変更が生じましたが，そのうち大きいものとしては，次の2点があげられます。

　イ　それまでは，患者の治療のために，家族も治療する必要があることになっていたが，それからは，原則として患者だけの治療ですむようになったこと[註18]
　ロ　それまでは，当人の置かれた環境こそ，その"もちあじ"を決める主要因と考えられていたが，それからは，当人が置かれた環境よりむしろ，当人自身が，その環境を利用することも含めて，自分の生きかたを決めていると考えられるようになったこと

[註18] 心理療法理論としての小坂理論は，ライバル理論（小坂，1976年）を経て最終的には，分裂病という疾患を選んだことも含め，発病は親への復讐の手段として起こるとする復讐理論（小坂，1977年）に辿り着きます。
　それより前のことですが，「分裂病を作る母親 schizophrenogenic mother」という，旧来（ネオ・フロイディアン）の精神分析的概念に代わって，「分裂病を促す母親 schizophrenoplastic mother」という概念を考えているという話を小坂から聞いたことがありました。もちろん，これは小坂の造語です。こうした着想からすると，小坂は，幼時からの"重要人物"による影響を依然として重視していたことがわかります。
　ちなみに，復讐理論としての小坂理論は，別の角度から栗本藤基（現，滋賀里病院）によって追試され（栗本，1980年），その成果は，小坂の方法とはおそらく無関係に，現在，札幌市内のある精神科病院で応用されているもようです。

このふたつの変更のうち，より重要なのはどちらでしょうか。イ項は，治療的な側面が大きいのに対して，ロ項は，人間観の変更を迫られることに関係しています。そうすると，より重要なのは，主として技法という側面が関係するイ項ではなく，人間観という，より上位の概念が関係するロ項ということになるでしょう。もしロ項が正しいとすると，人間は強い主体性を隠し持っていることがはっきりしてきますが，そればかりではありません。人間の意識というものが，そのような見かたに対して，きわめて強い抵抗を併せ持っていることも，同時に明らかになるのです。

人間観の変更を迫られることに対する抵抗

ところで，そうした強い主体性は，アウシュヴィッツ強制収容所に収容され，極度の虐待を受け続けながらも九死に一生を得た人々や，高峰で生死を分ける遭難をして生還した人々，重犯罪に巻き込まれて被害に遭った人々やその家族，親から現実にひどい虐待を受けた被害者などが，その後の対応の中で示す行動に共通して観察される要素でもあります。第1章で紹介した，傑出した登山家ラインホルト・メスナーが掘り起こした転落体験者たちのその後の行動パターン（「死の可能性が大きければ大きいほど，それが人間の心に及ぼす作用は軽い」）や，愛する家族を殺された遺族が，殺害の状況を包み隠さず話した犯人にかけた言葉（「本当のことを話してくれてありがとう」）や，凄絶な虐待を受けていたデイヴ・ペルザーさんによる崇高な発言（「何があったとしても，命を奪われずにすんだのなら，そのできごとは人をより強くするだけ」）を，ここで思い起こしてください。

逆に，"運よく"大きな不幸に出遭うことなく，順風満帆な生涯を送ることができたものの，人格的な進歩が特になかった人たちは，死の床で何を考えるでしょうか。自分の来しかたを振り返り，自分は本当に幸福だったと，心底から思うものでしょうか。ひと昔前までなら，それだけで満足した人が圧倒的多数を占めたのかもしれませんが，現代ではどうなのでしょうか。

このような"実存的転換"体験や，転落体験者たちのその後の意外な行動や，ペルザーさんの発言は，人間の本質を考える際に，きわめて重要な位置を与えられてしかるべきだと思いますが，現実には，珍しい逸話や体験とし

て，あるいは美談として片づけられるか，さもなければ，いつのまにか無視されてしまうことがほとんどのように思います。そして，ふしぎなことに，そこから先の探究が行なわれることはまずないのです。

　分裂病という（脳内の）不可逆的過程のように考えられてきた疾患ですら，一定の心理的操作によって作りあげられた可逆的状態であることが明らかになってしまうと，先述のように，従来的な人間観を根本から変更せざるをえなくなります。その結果，人間は環境にひたすら翻弄される受身的存在にすぎないという，何ら科学的根拠のない思い込みが，厳密な科学的方法を使って得られた客観的証拠によって，あえなく崩れ去ることになるわけです。同時に，人間は何らか（私見によれば幸福否定）の目的で，自らの心身を自在に操作していることが，同時に明らかになるわけです。常識からすると，このうえなく考えにくいのはまちがいありませんが，この方面の研究が，誰からも忌避され続け，これまでほとんど存在しなかったという事実に思いを致せば，この結論は，それほどありえないことではないと思います。[註19]

PTSD理論と人間の主体性

　PTSD理論を含めた心因論一般が無自覚のまま避けようとしているのは，〈**人間（の心）は，きわめて大きな力を秘めた主体的存在である**〉という事実のようです。ベルクソンは，こうした生命の主体性の本質を〈**エラン・ヴィタール**〉という言葉で表現しました。したがって，ベルクソン流に表現すれば，人間は一般に，エラン・ヴィタールの実在を，観念的，宗教的にはともかく現実には，是が非でも認めまいとして，このうえなく強い意志を働かせているという，非常に奇妙な結論になりそうです。

　加えて，実際問題として，一般の人たちはもとより"心の専門家"も，症状が出現する直前に起こった出来事に，絶対にと言ってよいほど目を向けないようにしているわけです。そこに何かあるとしても，ちょっとしたきっか

───────
[註19] 本書の目的から少々逸脱するのでこれ以上はふれませんが，この先の検討も，既に別著で行なわれています。その点に関心のある方は，拙著『幸福否定の構造』（2004年，春秋社）第8章をご覧ください。

けにすぎないだろう，という程度の認識しか持っていないということです。ところが，これまで検討してきたことからわかる通り，その部分を直視し，そこに隠されているものを掘り下げてゆくと，人間は，環境に翻弄されるどころか，むしろ，隠し持った力を，（緊急時を例外として）自他の意識にわからないように密かに駆使して，また，意識に遺しておいては都合の悪い記憶を消し去りつつ，環境を積極的かつ自在に操作，活用しながら，きわめて主体的な生きかたをしていることが明らかになるのです。

したがって，専門家たちが，完全にその自覚を欠いたまま，症状出現の直前に起こった出来事に目を向けないようにしているのは，人間が（というよりも生物全体が）受身的な存在ではなく，環境を巧みに利用して生きる主体的，積極的実在であることを意識の上で認めるのを，なぜか万難を排して避けようとしている結果のように思います。そうすると，心因性疾患のストレス理論や，その一変型であるPTSD理論は，人間の，ひいては生物全般の主体性を否定しようとする強力な意志によって，知的営為とは無関係に生み出された，もっともらしく見えるにすぎない臆説ということになりそうです。

そうであるとすれば，本書でこれまで行なってきたように，さまざまな角度から，それを否定する実証的証拠を徹底的に積み重ねたとしても，何とか手が届くのは，大小の欠陥が目につきやすいPTSD理論まで，ということになるようです。PTSD理論の奥に控える，心因性疾患のストレス理論に対しては，この考えかたに異を唱える専門家が世界的に見て皆無に等しいという，信じがたいほどの事実を勘案するに，実証的証拠を積み重ねるという従来的な科学的方法をもってしたのでは，仮にそれが科学的論証として非の打ちどころのないものになったとしても，とうてい歯がたちそうにありません。そこには，知的努力を完全に超越する，内心による計り知れないほど頑強な抵抗が働いているため，人間の意識を説得する力にはなりえないと考えざるをえないからです。

とてつもなく奇妙に感じられるでしょうが，これが，これまでの経験および以上の検討から導き出される私の結論です。

第7章　ストレスに対する対応——被爆者を中心として

　これまで，PTSDという概念および理論について，さまざまな角度から検討を重ねてきたわけですが，もうひとつ，きわめて重要な問題が残されています。それは，本当の意味でのストレスに対して，人間はどのような対応をするものなのか，それはPTSD理論で想定されているものとどこがどう違うのかという，PTSDの実在を検証するうえで，やはり避けて通ることのできない最後の問題です。この問題を検討する際しては，まず，ストレスとは何かを明確にしておく必要があります。

　心因性の症状は，ストレスによって起こるとされているわけですが，私の経験では，臨床の場で遭遇する心身症（および精神病）などの心因性疾患は，これまで何度か述べてきたように，ストレスが原因で起こったものではなく，自らの幸福心を否定しようとする内心の強い意志によって作りあげられた異常であることが，既に明らかになっています。これが事実であれば，日常生活のストレスと言われるものは，原則として，心因性疾患一般の原因ではないことになります。では逆に，人間の心身に影響を及ぼす，真の意味でのストレスは存在しないのでしょうか。

　1930年代半ば，ハンガリー出身のカナダの生理学者ハンス・セリエは，生物体が外界からの刺激（ストレッサー）に直面した時に，自らの破綻を回避する目的で，警告期，抵抗期，疲憊期という3段階からなる，非特異的な（一定の）適応反応を起こすことが明らかになったと，一連の動物実験から得られた結果に基づいて主張しました（Selye, 1936）。これが，後に心身症の仕組みを説明するとされるようになる，セリエの有名なストレス理論の原型です。

　しかしながら，これは，当時としては新しい発見であったとしても，生物体の自然な自己防衛反応を記述しているにすぎず，それ以上のものではあり

ません。その本来の理論は、次のようなものです。細菌や異物に侵入された生物体は、その刺激から身を守ろうとして、侵襲を受けた部位に局所的な防衛反応（炎症）を起こします。そうした緊急事態に対応し、続いて全身性に変化が及ぶ抵抗期と呼ばれる期間内に刺激が弱まるか消えるかすれば問題はないのですが、刺激がそのまま長びくと、むりを重ねた生物体は疲弊困憊してきます。そして、最悪の場合には回復不能な段階に陥り、もはや死を待つしかない状態になってしまうのです（セリエ、1963年、128–129ページ）。

しかし、その刺激は、細菌や異物に限られないことがわかってきます。鋭い音を聞かされたネズミにも、厳寒に晒されたネズミにも、四肢に火傷を負ったネズミにも、ストレスの指標とされる一定の身体的変化が多少なりとも観察されたからです（同書、92ページ）。セリエは、この過程に"汎適応症候群 General adaptation syndrome"と名づけました（Selye, 1936, p. 32）。自らが直面したストレスに対処しようとして、生体が主体的に起こす正常過程としての定型的な全身性反応パターンという意味です。

かくしてその刺激は、外傷、出血、感染、薬物、寒暖、心理的刺激、絶食など、さまざまな"有害作因"にまで拡張されました。このように、セリエのストレス学説は、生物体の主体性を認めたうえで、さまざまな刺激によって一定の身体反応が起こるとする正常反応の理論なのです。当初は、持続すると生命に危険が及ぶほどの刺激が想定されていたわけですが、その後、日常的な小さな心理的刺激でも、特に繰り返し与えられるとストレッサーになる可能性が指摘されるようになります[註1]（Mason, 1971, p. 325）。かくしてそれは、人間の心身症という異常反応の原因にまで拡張されてしまうのです。

心身症のストレス理論の有力な裏づけとしてしばしば引き合いに出されるのは、この方面で有名な、"胃瘻のトム"の事例（たとえば、Wolf, 1950）です。トムは9歳の時に、熱いスープ（クラム・チャウダー）をうっかり飲み込んだため、食道が焼けただれ、口から飲食することができなくなってしまいました。そのため、手術で腹部に穴を開け、口内で噛み砕いたものを、じょう

［註1］ここに至るまでの経緯とその問題点については、拙著『隠された心の力』（春秋社）第3章に書いておきましたので、関心のある方は参照してください。

第7章　ストレスに対する対応

ごのついた管を通じて，じかに胃に入れられるようにしたのです。最近では珍しくありませんが，それが胃瘻です。トムは，後年，ニューヨーク病院の検査室に"助手"として雇われ，そのおかげで，トムの胃の粘膜が，本人の感情に伴って変化する様子を，外から肉眼で簡単に観察できるようになりました。具体的には，自宅や職場で，24時間以内に起こった出来事やそれに伴う感情や態度について話してもらい，その時点で胃粘膜に現われる変化を観察したのです（Wolff, 1953, p. 40）。こうしたトムの協力のおかげもあって，"小さな心理的ストレス"でも身体的変化が起こることが確認されるなど，この方面の研究が推進された結果，この症例が有名になったわけです。

しかしながら，さまざまな心理的刺激によって胃粘膜に物理的変化が起こるという観察自体は正しいとしても，その刺激が，本来的な意味でのストレスであることの証明になるわけではありません。黎明期の心身医学の研究者たちは，「当事者にとってきわめて大きな意味を持つ，あるいは，きわめて大きな脅威となるストレスや葛藤こそが，それが意識的なものにしても無意識的なものにしても，胃であれ他のどの部位であれ，その変化の生起に最も関係の深いストレスや葛藤なのである」（Wolff, 1950, p. 1063）と述べ，他の可能性を考慮することなく，その変化の原因を「ストレスや葛藤」であると断定しています[註2]。この場合の問題は，その「ストレス」になるとされる種々の刺激が，本来の意味で（つまり，その刺激から身を守るために「一定の身体的変化」を起こすという意味で），動物のストレス実験で得られたのと質的に同じストレッサーなのかどうかということですが，そこに疑問があるわけです。

このように，実際に使われているストレスという概念は，おおいに疑念を差し挟む余地のあるものです。そのため本章では，セリエの当初の主張に立ち返り，ストレスを激烈なものに限ることにして，広島・長崎の原爆被災者と，ナチの強制収容所の被収容者という，真の意味での重被害者を中心に検討を進めることにします。人間が受けるものとしてはこれ以上考えられないほど激烈なストレスに対して，これらの被害者はどう対応したのでしょうか。

[註2] ここでは，ストレスと葛藤という，本来的に異質な概念が，無批判のまま同列に扱われているという問題もあります。

加害者と被害者の"トラウマ"

被爆者の体験

"トラウマ"の記憶の位置づけ

　まず，ストレスの後遺症たる"トラウマ"の記憶の位置づけを俯瞰してから，被爆者に見られる心理的後遺症はＰＴＳＤと言えるかどうかを検討し，最後に，被爆という甚大ストレスに対する被爆者の実際の対応を見ることにします。

　これまで何度か述べてきたように，ジュディス・ハーマンは，"トラウマの記憶"が消えることを特段に重視しています。そして，例によってそれを，その"トラウマ"があまりに大きいために違いないと，当然のごとくに考えるわけです。"トラウマ"の記憶が消えることは，DSM第3版以降の各版でも想定されているので，逆に"トラウマ"の，それもとりわけ大きな"トラウマ"の記憶が消えていないとすれば，ＰＴＳＤ理論を支える有力な根拠が，もうひとつ失われることになります。

　一方，ハーマンの"抑圧理論"を批判する，記憶の実験室的研究者として有名なエリザベス・F・ロフタスは，抑圧された記憶が実在し，それが後に蘇ったとするためには，次の3条件を満たす必要があると述べています。これは，虐待の場合ですが，他の出来事でも同じはずです。

　1　当該の虐待が実際に起こっていたこと
　2　ある期間，その出来事が忘れ去られ，思い出す機会がなかったこと
　3　その後に思い出されたこと

(Loftus & Davis, 2006, p. 471)

　"抑圧"という現象にきわめて懐疑的なロフタスのような研究者でも，当然と言うべきこの3条件が揃いさえすれば，その実在を認める用意があると言っているのです。ということは，ロフタスの立場から見ると，これまでハーマンをはじめとする研究者たちが提示してきた事例は，この3条件を満たしていないということにほかなりません。また，ハーバード大学の著名な心理学者ロバート・マックナリーも，適切な科学的方法によって得られた証拠から明らかなのは，「外傷性の出来事——発生時に，ものすごく恐ろし

い思いを抱かせる出来事——は，きわめて記憶に残りやすいものであって，忘れ去られるということは，あるとしても稀である」(McNally, 2005, p. 821) と述べています。この発言は，フロイトの精神分析理論とも，ハーマンのトラウマ理論とも，さらにはDSMの定義とも，真っ向から対立します。

記憶が消えることの意味

次に，被爆体験をはじめとする激烈なストレスの記憶が本当に消えるものかどうかを検討することにします。被爆者の場合，どの資料を見てもはっきりしているのは，被爆直後の記憶がきわめて鮮明に保たれていることです。1977年に東京，広島，長崎で開催された「被爆の実相と被爆者の実情」という国際シンポジウムで，ある社会学者が発表した「被爆者の精神的苦悩」という論文では，次のように述べられています。

> 被爆者は，被爆直後のショックと惨状をいつまでも鮮明に記憶している。とくに，家族や近親者の悲惨な死やそれを放置して自己の生存のためにほのおに追われて逃げまどったことなどは，思い出すだけで苦痛である。この苦痛に満ちた記憶を，核兵器や核実験に関するニュース，自己の健康の悪化など，さまざまなきっかけによって思い出し，苦痛を感じる。
> 　被爆者のなかでも，近距離で被爆したものほど，強烈なショックを受け，死の危険に迫られ，自己の生命を守るために家屋の下敷きになった家族や隣人を見捨てて避難する，など悲惨な体験をしている。この被爆直後の行動が忘れられず，自らが非人間的な行動をしたことを悔み，恥や罪の意識をいだき，苦悩している。(山手，1978年，151ページ)

当然のことながら，この記述は，リフトンが自著『死の内の生命』で繰り返し述べていることと符合します。そして，リフトンも他の専門家の多くも，被爆体験を（記憶が消えるかどうかはいちおう別にして）トラウマと位置づけ，何らかのきっかけによって被爆直後の惨状を思い出す現象を，"フラッシュバック"という症状と見なすことになるわけです。

アウシュヴィッツ強制収容所から解放されたある若い女性は，解放後，

「夜になると，夢の中で収容所での恐ろしい光景が再現され，断続的にしか眠れない」状態が続いたそうです（ニューマン，1993年，163ページ）。しかしながら，もしその悪夢の原因が被収容体験に関係しているとすれば，それはむしろ自然な現象（単なる悪夢）であり，異常な現象と考えるべきではないのではないでしょうか。何らかの刺激によって昔の出来事を思い出すのはふつうのことなので，それだけでこれらを，"症状"としてのフラッシュバックと即断することはできないはずです（たとえば，加藤他，2002年，15ページ；Spitzer, First & Wakefield, 2007, p. 237 参照）。ましてや，それだけ過酷な体験を長期にわたってしているのです。

　話が脇道にそれるようですが，ここで，このふたつ——正常反応としての不快事の想起と，症状としての"フラッシュバック"——の違いについて，少々検討しておく必要がありそうです。

　ＧＫＴ医科大学（現，ロンドン大学キングズ・カレッジ医学部）精神医学研究所のエドガー・ジョーンズらは，ヴィクトリア朝の戦役から湾岸戦争までの戦闘帰還者の軍人恩給記録をもとに，各人の病歴を調べました。戦闘によって起こったと思われる症状の有無とその内容を検討した結果，昔は身体的な症状が中心を占めていたのに対して，時代が下るにつれて心理的な症状が中心になるなど，症状の内容がかなり変化していることが明らかになりました。"フラッシュバック"は，アメリカでベトナム戦争の帰還兵の間に発生したため，1960年代末から70年代にかけて大きくとりあげられるようになったわけですが，右の表でわかるように，それ以前には（少なくともイギリスでは）ほとんど見られなかったのです（Jones *et al*., 2003, p. 160）。

　このデータから明らかなように，症状としてのフラッシュバックの起源は，それほど古いものではないようです。一方，何らかの刺激によって過去の不快事が蘇るという現象が昔からあったことは，経験的に否定しようのない事実です。とはいえそれは，"フラッシュバック"という症状とは無関係のものであることが，このデータのおかげで，よりはっきりしたと言えます。

　したがって，何らかの刺激によって過去の忌まわしい体験が蘇れば，そこにトラウマが隠れているとする論理は，これによって破綻したことになります。"フラッシュバック"と呼ばれる症状があっても，その原因を，"トラウ

第7章　ストレスに対する対応

**表7-1　戦闘後症候群における
フラッシュバックの発生率の歴史的推移**

	全症例数	フラッシュバックを報告した症例数 /%
ヴィクトリア朝戦役	28	0　　0
ボーア戦争（1889-1902）	400	0　　0
第一次世界大戦（1914-18）	640	3　　0.5
第二次世界大戦（1939-45）	367	5　　1.4
マラヤ戦争および朝鮮戦争（1948-53）	21	0　　0
湾岸戦争（1991）	400	36　　9.0

Jones *et al.*, 2003, p. 160 より少々改変して引用。イギリスはベトナム戦争に参戦していないため，朝鮮戦争の後が湾岸戦争になる。

マ"とされるものと即座に結びつけることはできない，ということです。

次に，はたして被爆体験の心理的後遺症のように見えるものはPTSDと言えるのかどうかという問題を，現実にはどのような記憶が消えるのかという視点から検討することにします。

どのような記憶が消えるのか

高山や海洋などで遭難し，九死に一生を得るという究極的経験をした人たちの場合も，その間の記憶は，異常とも言えるほど鮮明です。たとえば，中国の高山で遭難し，19日後に極度の疲憊状態で奇跡的に救出された登山家は，その記録の中で，「幸か不幸か，僕の記憶は鮮明である。鮮明でありすぎる。すべてを，僕は思い出すことができる」（松田，1983年，275ページ）と書いていますし，油壺・グアム間のヨットレースで遭難して，やはり極度の疲憊状態で奇跡的に救出された冒険家も，救出されるまでの27日間の出来事を，驚嘆するほど鮮明に記憶していました（佐野，1992年）。また，阪神淡路大震災などの大災害の場合でも，地震に見舞われた時の記憶は鮮やかに保たれています。期間の長短にかかわらず，このような緊急時には，人間

237

加害者と被害者の"トラウマ"

本来の能力が発揮されやすくなるからなのでしょう。[註3]

　ところが，最も大きな衝撃を受けた時間帯の記憶は鮮明なのに，自らの身の安全が確認された後の記憶が消えている人たちが，おそらく少数ながらいるのも事実です。次に引用するのは，西宮市で阪神淡路大震災に遭遇した50代の女性の手記です。

　　　いきなり，ギシギシという異様な振動に，浅い眠りから覚めた私は，次の瞬間頭上から落下してきた物の下敷きになり，身動きが取れなくなった。〔中略〕隣室に居るはずの娘たちの声が遥か遠くからのように聞こえてきた。
　　「お願い，助けて！　起きられないの」
　　　自分の声がくぐもって聞こえる。大きな揺れが何度も襲ってくる中を，娘夫婦が這うようにして私たちの部屋に入ってくると，懸命に私たちをひっぱり出してくれた。
　　　停電で真っ暗闇の室内から，とにかく外へ出ようとしたが，鉄の扉はビクとも動かない。〔中略〕隣人たちの誘導で，夢中になってベランダのハッチを蹴破り，夜明け前の寒気の中を，パジャマ姿のまま足をガクガクさせながら，一階のロビーまで階段を降りていった。
　　　マンションの玄関先は，着のみ着のままの住民たちでごった返していた。どの顔も血の気を失い，夢遊病者のように呆然とした表情で，揺れが来るたびに悲鳴を上げている。

[註3] 人間の意識的記憶力は，少なくとも平時には，一部の動物と比べてもそれほどすぐれたものではありません。たとえば，冬季に備えて保存食を秘匿する習性を持つカラス科の鳥は，そうした数千箇所を長期にわたって記憶しているそうです（バーバー，2008年，12ページ）。とはいえ，人間の中にもごく稀に，ふだんから驚嘆すべき記憶力を発揮する人たちがいます。その典型例は，ロシアの著名な心理学者が報告した男性の事例です。それによると，この男性は，どのようなことでも，いったん記憶すると，何年経っても忘れることができないほどだったそうです（ルリア，1983年）。これが，ふつうの人でも緊急時に限って一過性に発揮される，人間が持つ本来的な記憶能力なのでしょう（ベルクソン，1965年，96ページ参照）。

第7章 ストレスに対する対応

　それからの時間は私の記憶から完全に喪失している。気がついたら，自宅の中に居て，着られるだけの物を身にまとい，足の踏み場もなく散乱した家具の隙間でへたりこんでいた。(御茶の水女子大学桜蔭会兵庫県支部，1996年，232-233ページ。傍点＝引用者)

　一番の恐怖だったはずの場面の記憶は鮮明なのに，身の安全が保証されてからの記憶が，このように消えてしまう場合が一部にあるのです。一般にはこれは，恐怖のためというよりは，むしろ安堵のあまり"気が緩んだ"ためとして説明される現象でしょう。本例は，大地震の被災者の事例ですが，次に引用するのは，精神科医の中澤正夫が，自著『ヒバクシャの心の傷を追って』(2007年，岩波書店)の中で紹介している，広島の被爆者の事例です。かつて中澤は，群馬大学精神科で，前章でふれた生活臨床という先進的とり組みの中心にいたことがあり(中沢，1975年ａ)，必然的に小坂英世とも接触がありました。その後，都内の総合病院に勤務し，数多くの在京被爆者の治療に従事してきたのです。

　Ｈさんも被爆直後のことはよくおぼえている。一時失神しているが，その後の避難経路は本能的とはいえ適切である。宇品線沿いを北上し，わが家に帰るために矢賀駅を目指している。しかし，御幸橋から矢賀駅までの七時間あまりの記憶が飛んでいるのである。丹那駅と大河駅の間で見た被災者のみを鮮明におぼえているだけといったほうがよい。あとはおぼえていないといってよい。矢賀駅まで約五・〇キロメートルを七時間以上かけて歩いている。その間，どこで何をしていたのであろうか。(中澤，2007年，28-29ページ)

　中澤は，数例の記憶脱落例を同書で紹介していますが，被爆直後の記憶は，「すべての被爆者」で鮮明に保たれていることを認めています(同書，16ページ)。にもかかわらず，その後しばらく経ってからの記憶が消えている被爆者が，一部にあるということです。[註4]広島で原爆に遭遇し，わが国初の原爆体験記をＧＨＱの許可を得て出版した，広島文理科大学(現，広島大学)

239

加害者と被害者の"トラウマ"

教授の小倉豊文が、その著『絶後の記録――廣島原子爆彈の手記』（1948年, 中央社; 1982年, 中公文庫）の中で詳細に描き出している通り、市内を歩き回った時の記憶も、一般には鮮やかに残っているものです。ちなみに小倉は、リフトンの著書『死の内の生命』に「歴史学者」として登場しています。

それを感情麻痺と呼ぶべきかどうかはともかくとして、初めは衝撃的だった光景も、凄惨このうえない現実をいやおうなく突きつけられるにつれて、老若男女を問わず、次第にそれに慣れてきますが、それらの記憶が消えるわけではありません。そうすると、やはり「記憶が消えている事例では、それは、身の安全が確認された以降に限られる」と言えるように思います。ところが、中澤は、被爆者の記憶脱落の原因について、次のように述べるのです。

> 一瞬のうちに消えたまち、目の前で肉親・知人が死んでいくさま、大量の異形の死体、幽鬼のごとき被災者の列、手助けできない自分、末期の水さえ与えられなかった自分……。これらの体験をすればだれでも「心に深い傷」を受ける。それを聞き、知った人はだれでもそのことを理解する。それは、その深さゆえに何年経っても忘れるものではない。〔中略〕だが、その真相を伝えようとするとき、だれもが一様に「筆舌に尽くしがたい」としている。どうにも伝えきれないものがあるということ――伝達手段の限界というか、体験共有の限界を感じているのがわかる。事実、受けた「心の傷」の深さはわれわれの想像を超えるものである。それを教えてくれるのが記憶の欠損であり感情麻痺である。（同書, 162–163ページ。傍点＝引用者）

この引用文は、前後で大きな矛盾があります。「その深さゆえに何年経っても忘れるものではない」と書いたすぐ後で、その時に「受けた『心の傷』

［註4］厳密に言うと、数十年前の記憶を、遡って問題にしているわけですから、翌日には既にその記憶が消えていたのか、それともその後しばらくしてから忘れたのか――つまり、記憶を消したのか、それとも通常の忘却に近いものなのか――の確認がきわめて難しいという深刻な問題があります。

の深さ……を教えてくれるのが記憶の欠損」であると断定しているからです。そして，中澤によれば，記憶の欠損が起こるのは，「いきなり襲った『恐怖・驚愕』，想像することさえできなかった事態の出現（一瞬にして消えたまち・大量の異形の死体）に対する自我防衛反応」（同書，41 ページ）のためなのだそうです。

　ここで展開されている論理には，そもそも大きなむりがあります。自らの被爆体験および，他の被爆者の姿を目の当たりにしたことや，助けを求める被爆者たちに手を差し伸べられなかったことによる後悔・自責の念よりも，「いきなり襲った恐怖や驚愕，想像さえできなかった事態の出現」のほうが，「心の傷」が深かったという結論になっているわけですが，現実には，「いきなり襲った恐怖や驚愕，想像さえできなかった事態の出現」の記憶は，中澤自身も認めているように，どの被爆者の場合にも鮮明に保たれているからです。

　このような決定的矛盾が発生するのは，恐怖や傷つきがあまりに深い場合には，それに耐えきれずに記憶を消すという仕組み（"自我防衛反応"）が，人間一般に，疑問の余地なく備わっているとする大前提が暗黙のうちにあり，それをもとにして，強引に論理を組み立てているためです。そして，これは，精神分析理論をはじめとする無意識理論の根幹をなす考えかたでもあるのです。フロイトは，自著『日常生活の精神病理学』の中で，この問題に関連して，読者に，次のような反則的要請をしています。

　　　われわれが，この種の防衛傾向〔不快な記憶を意識から無意識へ追いやる傾向〕を仮定することにたいして，読者諸賢は，「われわれは逆に，われわれを追ってくる不快な思い出から逃れられなかったり，また後悔や良心の呵責といった苦痛な感情を追いはらえなかったりすることも多い」というような異論を唱えることはしないでいただきたい。（フロイト，1970 年，128 ページ）

　フロイトも，自らの主張にそもそもむりがあることを，十二分に承知していたということにほかなりません。これは，専門家か否かを問わず，昔から保持されている強固な思い込みにすぎず，科学的に実証された事実ではない

からです。実際に記憶が消えるのは，私の経験では原則として幸福に関係する事柄に限られます（笠原，2004年；2005年；2010年）。その中には，いわゆる幸福な出来事の記憶の他に，本人に強く反省を迫る失敗および罪過の記憶や，愛情と表裏一体の関係にある悲しみの記憶も含まれます。[註5]

　このような考えかたは，確かに，世間一般の常識とも専門家の定説とも相容れませんが，生死を分けるような危機状況に直面した場合，記憶が消えるのは，その状況にある時ではなく，自らの身の安全が確認された後に起こった出来事にほぼ限られる，という先の観察事実とは矛盾しないことがわかるでしょう。したがって，事実を冷静に見すえる限り，記憶が消えている部分にこそ強度のトラウマが存在するという結論を導き出すことはできないことになります。にもかかわらず，中澤を含む心の専門家たちは，そうした結論を，世俗的"常識"に基づいて，決定的矛盾をもかえりみず，むりやり引き出しているわけです。

　ここには，もっと重要な問題が潜んでいるように思います。そうした決定的矛盾が起こることを無視してまで常識論を貫徹しようとするのは，実は，幸福の記憶こそが意識から消えやすいという仕組みの意識化を，無意識のうちに，何としてでも避けようとするためであり，さらには，そうした強力な意志が存在する可能性に，ひいては，現在の通俗的，"科学的"人間観と対極的な位置にある人間の実像に，〈意識の光〉を向けないようにするためではないか，ということです。

　それはともかく，この方向からの検討によっても，被爆の結果としてPTSDが起こったとする着想を支えるべき，重要な根拠が失われてしまいそうです。「被爆体験は，大災害，地震，津波，大量虐殺，拷問，テロなどの『恐怖をともなった脅威的できごと』と比較にならぬ，史上最悪のもの」（中澤，

[註5] 第4章の最後段で説明したように，林郁夫の記憶脱落（142-144ページ）が，これに当たります。ロバート・リフトンは，残虐行為を目撃した記憶が消えていたベトナム帰還兵の事例を報告しています。その帰還兵は，ラップ・グループで別の帰還兵の体験を聞いている時，1年1ヵ月前に残虐行為を目撃していたことを思い出したのでした（Lifton, 1973, pp. 118-19）。なお，本書ではふれていませんが，私が〈中級者クラス〉の抵抗と呼ぶ，特殊な記憶脱落もあります（笠原，2004年a，110-111ページ）。

2007年, 98ページ) のひとつであるのはまちがいないとしても, 被爆後に起こる心的体験は, "PTSD" と呼ばれる症状の原因となる"トラウマ"ではなく, そうした脅威的事象に対して, フランクルの言うように, 人間が起こす自然な反応 (すなわち, 自然な感情を伴った自然な体験) と考えざるをえないように思います。それは, たとえば肉親を殺された遺族が加害者を激しく憎み, 強烈な悲しみに暮れ, そのために絶望, 憔悴(しょうすい)するのが, あくまで正常反応であってPTSDと呼ばれるものではないのと同じです。

　最愛の妻子を惨殺され, 絶望の淵にいた本村洋さんを立ち直らせたのは, やはり家族を惨殺されて同じく絶望の淵に立たされた経験を持つ遺族たちであり, 事実の追究に燃える, ひとにぎりの検事や警察官であり, 自分の犯した凶悪犯罪を真剣に考えようともしない加害者であり, 加害者の人権を守ることに主眼を置き, その更正や将来に安易な期待を寄せる一方で, 被害者を蚊帳の外に置く司法制度であり, 被害者やその遺族の人権に配慮しようとしないマスコミ関係者であり, 加害者の刑罰を軽くすることばかり考えて, 事実を平然と無視しようとする弁護団でした。そうした現実とかけ離れたところから, "受容"や"共感"という言葉を投げかける"心の専門家"が, 本村さんの前に現われたとしても, ほとんど力はなかったでしょう。

　話を戻すと, 記憶が消えている部分にこそ大きなトラウマが隠れているという常識的な考えかたは正しくないという結論を出す前に, 念のため, もうひとつ検討しておかなければならないことがあります。

ある入市被曝者の記憶が不鮮明な理由

　中澤は, 原爆が投下された後に市内に入ったため, 知らず知らずのうちに残留放射能を浴びてしまった入市被曝者の中に, やはり記憶が (消えているとまでは言えないにしても) 不鮮明になっている事例があることを報告しています。直接に被爆しているわけではない, 入市被曝者の記憶に不鮮明な部分があるとすれば, 身の安全は最初から保証されているはずなので,「記憶が消えるのは, 自らの身の安全が確認された後に起こった出来事に限られる」とは言いにくくなってしまいます。おそらくこのような事例は, 被爆後しばらくしてから記憶が消える例と比べると, はるかに数が少ないのではないか

加害者と被害者の"トラウマ"

と思いますが，少数であっても存在するのが事実であれば，その検討をせずにすませることはできません。それは，次のような事例です。

　　大森克剛さんは一四歳のときに広島で被爆している。入市被曝である。〔中略〕
「〔原爆投下の翌日，江田島から〕朝五時二〇分発の連絡船に乗り，動員先の工場に向かった。〔中略〕一〇時少し前に広島駅に到着。〔中略〕工場は悲惨な状況で，天井のガラスは全部崩れ落ち，鉄骨は曲がっている……。粉々になったガラスの上に，はだか同然の被災者が横たえられ，わずかに動ける人が看病していた。頭の毛は焼けちぢれ，簡単服はぼろになって，やけど，ばっくり口を開けた傷が煤（すす）で黒く包まれ，息絶え絶えに『水をくれ』『薬をくれ』とうめいていた。」
　大森さんはオロオロするばかりで何もできず，一時間から一時間半くらいでそこを立ち去っている。ここまで大森さんの記憶は乱れていない。その後の記憶がしだいに曖昧になってくるのである。〔中略〕大森さんは，市の中心部についての記憶も断片的であるが，広島駅から江田島までどう帰ったのかの記憶にも混乱が見られる。（同書，21-24ページ）

それまで休暇で江田島の自宅にいた大森少年は，原爆が投下される 8 月 6 日朝に，翌日からの出勤に備えて，市内にある徴用先の工場の寮に戻ろうとして，爆心から 10 キロほど離れた呉線の駅にいました。その時，轟音とともに，見たこともないほど巨大できれいな入道雲が市内上空に湧き上がるのを目撃したのです。しばらくして駅員から，市内は大変な状況なのでとても入って行けないと聞かされて自宅へ引き返し，翌 8 月 7 日，上の引用文にあるように，苦労の末，ようやく市内に入ることができたのです。工場に着くまでの間に，市内の惨状を目にしているのはもちろんですが，その時の記憶は消えていないようです。ところが，工場で被爆した同僚たちの凄惨な状況を目の当たりにした後から，江田島の自宅に帰り着くまでの間の記憶が判然としないのです（同書，21-24 ページ）。

しかしながら，先ほど検討したように，これを，受けた心の傷が深かった

244

第7章　ストレスに対する対応

ためとすることには、その状況からしても、やはりむりがあります。ひとつには、市内を通り、工場に辿り着いて、そこで同僚たちの悲惨な状態を見るまでの間と、それから自宅に戻るまでの間の体験が、後半によほど特殊な出来事でもない限り、「恐怖や驚愕」という点で決定的に違っているとは考えにくいからです。また、そうした状況の中で一般に起こるのは、自分は九死に一生を得たという強い安堵感や、被爆した同僚や一般市民に対する深い同情心でしょう。だからこそ、「自分だけが生き残った」ことに対する申しわけなさや「罪意識」が、ほとんどの被爆者に見られるわけであり、「この被爆直後の行動が忘れられず、自らが非人間的な行動をしたことを悔み、恥や罪の意識をいだき、苦悩」する（山手、1978年、151ページ）ことになるわけです。いずれにせよ、入市被曝者の記憶が不鮮明になっている理由を、想像を絶するほど「心の傷が深かったため」と考えたいのであれば、逆に、安堵感や同情心という要因（私の考えでは、記憶を消す原因となりうるもの）が、記憶を不明瞭化する原因になっていないことを証明しなければなりません。

「生き残ったことのうしろめたさ」や「他人を見捨てることによって生きながらえた」という思いは、被爆者に共通する「心の傷」である（中澤、2007年、71ページ）と、中澤が述べているのも、自分は九死に一生を得たという強い安堵感が、その裏にあったことを認めているからでしょう。続いて、中澤は、「自責感をともなう鮮明な記憶」は、「いくら経っても封印されることはなく、逆に強化される」（同書、73ページ）と明言しながら、「いきなり襲った恐怖や驚愕、想像さえできなかった事態の出現」のほうが、それよりもはるかに深い"心の傷"になったために、その記憶が消えたと主張しているわけです。この矛盾が解消しない限り、入市被曝者の記憶不鮮明も、中澤が考える理由で説明することはできないことになります。

ただし、一部にせよ入市被曝者の記憶が消えたり薄れたりしているのは事実なのでしょうから、その説明は必要です。大森さんのそれについては、本人に確認しないとわかりませんが、先述のように、8月6日に市内にいなかったおかげで助かったという安堵の気持が、被害に遭った同僚の凄惨な姿を目の当たりにしたことによって強化されたことなどが、その可能性として考えられるでしょう。もしそうであれば、被爆者一般に見られる深い罪業感

245

加害者と被害者の"トラウマ"

の中にも，同じ否定（つまり，自分が助かったことによる安堵感の否定）の結果として生じたものがあるのかもしれません。

　被爆体験がトラウマになって残り，その後に起こる"症状"は，そのトラウマに起因するＰＴＳＤであるという主張の根拠はやはり薄弱なものであることが，以上の考察から，あらためてはっきりしました。次節では，そのことを別の角度からさらに明確にしたうえで，被爆などの甚大なストレスに対して，人間はどのような反応をするのかという問題を検討することにします。

本当のストレスに対する反応

被爆者の"トラウマ"という問題

　これまで行なわれた被爆者の心理学的研究で最も重要なのは，第３章に登場したリフトンが1967年に出版し，わが国でもその４年後に翻訳・刊行された『死の内の生命』です。それから40年ほどのブランクを経て，その後の被爆者を心理面から治療してきた中澤正夫による著書『ヒバクシャの心の傷を追って』が出版されたわけです。中澤は，被爆者の心理的特徴について，次のように述べています。

> 　被爆体験は，大災害，地震，津波，大量虐殺，拷問，テロなどの「恐怖をともなった脅威的できごと」と比較にならぬ，史上最悪のものである。しかも，放射線障害が中心であったため，その日がピークでしだいにうすれていくものではなかった。その日が恐怖，脅威のスタートであり，後障害の発症というトラウマに追われ続け，フラッシュバックをさけるようとする〔ママ〕手立てや生活ぶりがほとんど役に立っていないといえる。こういうメカニズム（消えない，次々と心的外傷が加重する）をもった脅威的できごとは原爆体験以外にはない。（中澤，2007年，98-99ページ）

　"トラウマ"や"フラッシュバック"という，既に意味を失った概念はともかくとして，被爆による被害が「史上最悪のもの」であり，その後もさまざまな脅威が被爆者に次々と襲いかかるものであることに，異論を差し挟む余地はありません。右上の表は，被爆後30周年に当たる1975年11月に，

第7章　ストレスに対する対応

表7-2　広島・長崎両市における被爆者・非被爆者の労働力の有無

	広島市						長崎市					
	全体		男性		女性		全体		男性		女性	
	被爆	非被爆	被爆	非被爆	被爆	非被爆	被爆	非被爆	被爆	非被爆	被爆	非被爆
労働力あり	57.5	70.3	81.9	96.1	41.5	45.1	46.7	63.6	74.6	91.3	31.7	39.0
労働力なし	42.5	29.7	18.1	3.9	58.5	54.9	53.3	36.4	25.4	8.7	68.3	61.0

広島市長崎市原爆災害誌編集委員会編『広島・長崎の原爆災害』314ページの表を改変。

当時の厚生省が広島市と長崎市で実施した，被爆者と非被爆者の労働力の有無に関する調査の結果です。おおまかなデータではありますが，被爆から30年もの長年月が経過しているにもかかわらず，特に男性で，被爆者と非被爆者の差が依然として存在することは，これにより一目瞭然です。

また，長崎市は，2004年3月に，5万人弱の被爆者手帳保持者を対象にして健康意識調査（回収率72パーセント）を実施しています。それによると，被爆者では，健康状態が「よい」と答えた者と「ふつう」と答えた者を合わせた年齢別の比率が，非被爆者と比べて全体に低いという結果が得られているのです。また，「よい」と「ふつう」を合わせた比率は，被爆していない高齢者では，80-84歳を下限として，それ以上の年齢ではむしろ高くなっているのに対して，被爆者では，その比率が高齢になるにつれて減少の一途を辿っています（中澤，2007年，147ページ）。

被爆体験は，強烈な熱線による火傷や外傷などの直接的影響ばかりでなく，必然的に目立つ顔面をはじめとする露出部のケロイドや欠損，放射線障害，それに起因する白血病や乳がんをはじめ，被爆者の一生を左右しかねない深刻な後遺症，後々まで続く身体的不調などを高率に伴います。それに加えて，（原爆孤児や原爆孤老を含む）家族の崩壊や生活基盤の崩壊などによる貧困（伊東他，1978年，145-150ページ；広島市長崎市原爆災害誌編集委員会，1979年，298-346ページ），世間の白眼視や偏見などの社会的圧力などを免れにくいこともまちがいありません。このように，被爆者自身には全く非がないのに，被爆による一次的被害の上に，二次的，三次的被害が，理不尽に

247

も次々と重なるわけです。どこまでが本来のストレスなのかの判断は難しいにしても、これが激烈なストレス体験であるのはまちがいないでしょう。

ところで、DSMによるPTSDの基準は、被爆者が持つ"症状"なども含まれるように作られていますから、被爆者を次々に襲う災厄（の少なくとも一部）をPTSDと言っても、形式的には正しいはずです。しかしながら実際には、被爆者に起こる一連の災厄は、"PTSD"の原因とされる"トラウマ"とは異質のものであることが、先ほどの検討からほぼ明らかになりました。第2章で指摘しておいたように、問題は、やはりDSMの基準が、正常反応と異常反応という、本来的に異質な事象を、実際には全く区別していないところにある、ということです。

DSMに限りませんが、この種の基準には一般に、正常域に関する記述が全くと言ってよいほどありません。つまり、"ストレス"に対して、どのような反応をするのが、またどこまでの反応をするのが正常なのか、という点が明確にされていないのです。[註6]

とはいえ、1987年に刊行されたDSM-Ⅲの改訂版（DSM-Ⅲ-R）までは、その点に関する記述がなかったわけではありません。この障害を発生させるストレス因は、「ほとんどの者に著しい苦痛を引き起こすものであり、一般に、通常の死別や慢性病、業務上の損害、夫婦間の不和といったふつうの出来事の枠内にあるものではない」（DSM-Ⅲ。付録1参照）とか、「人間がふつうに経験する範囲外にある（たとえば、通常の死別、慢性病、業務上の損害、夫婦間の不和といった通常の出来事の枠外にある）、心理的に苦痛を与える出来事」である（DSM-Ⅲ-R）という程度の留保条件は付されていたからです。もちろん、これは、ストレスに対する正常な対応を記述したものではありませんが、DSM-Ⅳからは、それさえも外され、「外傷後ストレス障害では、そのストレス因は極度に強い（たとえば、生命を脅かすほどの）ものでなければならない」という記述だけになってしまっているのです。

したがって、この診断マニュアルは、どのような体験をした後に、どの

[註6] この点に問題があることは、PTSD概念をDSMに導入したロバート・スピッツァー自身も認めているようです（Spitzer, First & Wakefield, 2007, p. 239）。

第7章　ストレスに対する対応

ような症状がどれほどの期間以上続けば，自動的にPTSDという診断がつけられる，という形で作られているにすぎないということです。「それまで多少なりとも"正常"であった人々が，耐えがたいストレスを受けた場合」（DSM－Ⅰ。付録1参照）という条件を見るとわかる通り，この基準の根底にあるのは，正常と異常は量的な差でしかないという思い込みなのです。

　正常反応自体は，あくまで自然にして必要な反応なので，身体的な対症療法はともかく，原則として心理的治療の対象とはならず，その消失は，現実的な問題解決や時間の経過に委ねるしかありません。それに対して，心因性の異常反応はそうではありません。治療の対象となる異常反応すなわち症状は，その出現機序が正常反応とは根本から異なっているため，自然な反応ではないのです。この点については，第2章の「正常反応と異常反応」という節で簡単に扱っていますが，後ほどもう一度検討することにします。ここでは，正常反応は生命の特性である前向きの要素を内包しているのに対して，異常反応は必然的に（少なくとも表面的には）うしろ向きであり，事実の否定や拒絶を伴うものである，という点を指摘しておくに留めます。

　多くの被爆者の対応が正常の枠内に収まるものであることは，原爆を投下した側であるアメリカ合衆国政府やその政策決定者を特にうらむこともせず，多少の時間を要したにしても，ひたすら原水爆禁止運動へと昇華，発展させたという，全体として前向きの姿勢が被爆者に見られることからもわかります。これは，DSM-Ⅳの基準のC項にある「当該の外傷に関係する刺激を執拗に避け，全般的な反応性の麻痺が執拗に続く状態が（その外傷を受ける前にはなかったのに）見られること」という条件とは，正反対の行動と言えるでしょう。そうすると，被爆者が現実にとっている対応も，やはりPTSDの定義から大きく逸脱していることになります。[註7] 以上の点から見ても，被爆者たちが抱えている苦悩は，"PTSD"という異常反応とは，根本から

[註7] そう言うと，では，被爆者たちの多くは，なぜ自分の体験を語りたがらないのか，という疑問が出されるかもしれません。しかしそれは，その体験が"トラウマ"になっているからではなく，大きな感情を伴う忌まわしい体験だったため，積極的に思い出したり考えたりしたがらない人が多いということでしょう。

249

異質な要素を区別することの重要性

　他の惨事に巻き込まれた場合も同じなのですが、原爆投下によって生じた災厄は、現実にはひとつの事象ではなく、先述のようにきわめて複合的なものです。人間存在にかかわる重大事なので当然と言えば当然ですが、他にも、この問題をさらに複雑にする、ストレスとは異質の要因がいくつかあります。ひとつは、肉親が重大な傷害を負ったり死亡したりすることによる悲しみです。それを迷うことなくストレスと断定する専門家もいますが[註8]、この悲しみは、その相手に愛情を抱いているために必然的に生ずる感情なので、悲しみが起こるのが自然なのです。先ほど述べた通り、それによって起こる苦悩や落ち込みも異常な反応ではないので、その消褪は、自然の経過に委ねるしかありません。

　ただし、言うまでもないことですが、症状としての（異常な）悲しみもあります。典型例は"ペットロス症候群"と呼ばれる症状です。この症候群を持つ人たちの場合、ペットの死や縁遠い人の死などのように、本来的に悲しみが弱い時には、無意識のうちにそれを増幅し、落ち込みなどの症状を作るのですが、肉親の死など、本来的に悲しみが強い時には、やはり無意識のうちに悲しみ（愛情に基づく感情）を否定し、何ごともなかったかのような状態を作りあげるという〈対比〉が起こっていることが多いのです。ここはその説明のための場ではないので、対比という非常に興味深い現象に関心のある方は、拙著『幸福否定の構造』（2004年、春秋社）第4章や、『本心と抵抗──自発性の精神病理』（2010年、すぴか書房）第3章をご覧ください。

　したがって、ストレスとなる出来事が明らかに存在する場合であっても、その状況の中で起こった自然な悲しみを否定した結果として症状が出たので

[註8] 有名なホームズ＝ラーエ・ストレス尺度（Holmes and Rahe Stress Scale）がまさにそうです。これは、日常生活のストレスを数量化するもので、配偶者の死を最大のストレス、小さな違法行為を最小のストレスとする41段階からなり、その総得点によってストレスの強さを判定する形になっています（Holmes & Rahe, 1967, p. 216）。

第7章　ストレスに対する対応

あれば，その原因は"トラウマ"とは無関係なので，その症状を"PTSD"と呼ぶべきではありません。その発症の仕組みからして，それは，幸福否定によるものと考えなければならないからです。

　ストレス以外の要因は，もちろん他にもあります。そうした大惨事に遭遇したにもかかわらず，自分や家族が九死に一生を得たという要因が，まず考えられるでしょう。それ以外にも，第1章（19–20ページ）に列挙しておいたように，その艱難を切り抜ける精神力や体力が自分にあることが自覚されたとか，家族の愛情の強さがあらためて感じられたとか，友人や知人が自分を心から心配してくれていることが身にしみてわかったとか，他者との間に共感を強く抱くことができたとか，本当の意味で大切なものに気づかされたとか，人間の真の強さを実感として認めざるをえなかったとか，人間として品性を保ち続けられるかどうかを試される機会が与えられたとかの，実にさまざまな要因が考えられるわけです。

　さらには，被爆によって生じたストレス状況に立ち向かう当事者や家族の姿勢，それに伴う健康の回復や一家の再建，各人の成長やそれに関係して起こるさまざまな好事や慶事も，そこに含まれるでしょう。つまり，ストレスと考えてよい要因と，それに付随して起こるストレス以外の要因とが，あざなえる縄のごとくに混在，並存しているということです。したがって，こうした異質の要因を切り分けて考えなければ，無意味な検討に堕してしまうわけですが，従来的な検討は，それらが全く区別されないまま，すべてをストレスと決めつけて（あるいは他の要因を無視して）行なわれてきたのです。

　PTSD理論では，本当はストレスなどない時にも，心因性と思しき症状があれば，その原因になったストレスがどこかにあるはずだと，断定的に考えられてきました。心因性症状の原因は，ストレス以外にありえないという，科学的根拠を欠く思い込みに基づいて，やみくもに"ストレス"を探し求め，いざそれらしきものが見つかると，それを原因と即断するという同語反復的操作を，無自覚的にしてきたということです。その背景には，ストレスに対する生体の反応という正常反応を，異常反応（心因性症状）と区別せず，同列のものとして扱っているという問題があるわけです。

加害者と被害者の"トラウマ"

過酷な状況に対する正常な対応

　そこで，過酷な状況に対する正常な対応とはどういうものかについて，第3章でとりあげた具体例を，あらためて題材にして検討することにします。それは，2001年にハワイ沖で発生した「えひめ丸」事件の際に，行方不明になった教師や生徒たちの家族に起こったはずの心の動きです。現地に到着した，行方不明者の家族の悲しみや怒りや憎しみや焦りは，時間が経つにつれて強まるばかりで，不眠や苛立ちなどを募らせる人たちもたくさんいました。そのため，アメリカ赤十字社が，日本総領事館にカウンセラー派遣を申し出たのに対して，総領事館は，被害者の家族に代わって，その申し出を，「必要な状態にない」として謝絶したのでした。

　　自分の子どもや夫や父親が，アメリカ軍の遊興的愚行の結果として行方不明になったことに対して，自分たちが心配したり憤ったりして，食事がのどを通らなかったり眠れなかったりするのは，場合によってはパニックのようになるのは当然のことではないか。その正常な心の動きを病的なものと勝手に見なして，愛する家族を思う自分たちの気持をないがしろにするつもりか，ということなのだと思います。自分の家族が海中で行方不明になっている時に，落ち着いた気持で捜索活動の進展を待ち，夜には安眠しようなどという思いがあるはずもないでしょう。(本書，76ページ)

　このような状況の中で，アメリカ軍による捜索活動を冷静に見守り，ふつうに食事をして安眠している家族がいたとしたら，周囲の人たちはどう思うでしょうか。肉親が行方不明になっているのに，どうして心配しないのかとふしぎがるはずですし，それこそがまさに異常な対応だと思うはずです。ここで必要なのは，過酷な現実をかけ値なしに直視しようとする姿勢です。東名高速道路の追突事故でふたりの愛児を失った井上郁美さんの言うように，「被害者は，真実を知らなければ次の段階に進め」ないのであり，事実に直面して「取り乱すのはちっとも悪いことではなく，取り乱す機会さえ与えてもらえないほうが，よほど苦し」むことになる（井上，2000年，180ページ）

のです。これこそが，残された家族や遺族の救われる道であり，行方不明者や被害者が浮かばれる道でもあるのです。

　18歳の少年に最愛の妻子を惨殺された本村洋さんも，第3章に引用しておいたように，マスコミの報道姿勢を批判する中で，「真実が報道されなければ，つまり，どんなひどいことが行われたのかが報道されなければ，死んだ人間は浮かばれない。犯行の残忍性を和らげて，どうして二人が味わった苦しみや怒り，無念さが理解されるのか」（門田，2008年，101ページ）と語っています。常識とは正反対の見解のように見えるかもしれませんが，これが，被害者や家族の率直な感情だと思います。したがって，現実を極力直視しようと努め，苦しみもだえながら起こす前向きの対応こそが，強いストレスを含む過酷な状況に直面した時に人間がとるべき対応と言えるでしょう。

強制収容所からの生還者たち

　次に，第二次世界大戦が終結した後に，ナチスドイツの強制収容所から救出された人たちの体験から，極度のストレス状況に立ち向かう人間の姿を見ることにしましょう。第二次大戦中，ヨーロッパ大陸にいたユダヤ人たちは，単にユダヤ人だからという理不尽きわまりない理由で，いやおうなくナチの強制収容所に閉じ込められ，ごく少量の食事で過酷な労働を強いられることを含め，信じがたいほど残忍な処遇を受けました。悪名高きアウシュヴィッツ強制収容所を経て奇跡的に生還した，40歳の誕生日を迎えたばかりのヴィクトール・フランクルは，所内での体験について次のように述べています。

　　　わたしたちにとって，苦しむことはなにかをなしとげるという性格を帯びていた。詩人のリルケを衝き動かし，「どれだけ苦しみ尽くさねばならないのか！」と叫ばせた，あの苦しむことの性格を帯びていたのだ。リルケは，「やり尽くす」というように，「苦しみ尽くす」と言っている……。
　　　わたしたちにとって，「どれだけでも苦しみ尽くさねばならない」ことはあった。ものごとを，つまり横溢する苦しみを直視することは避けられなかった。気持が萎え，ときには涙することもあった。だが，涙を

加害者と被害者の"トラウマ"

恥じることはない。この涙は，苦しむ勇気をもっていることの証だからだ。〔中略〕たとえば，あるときわたしがひとりの仲間に，なぜあなたの飢餓浮腫は消えたのでしょうね，とたずねると，仲間はおどけて打ち明けた。

「そのことで涙が涸れるほど泣いたからですよ……」（フランクル，2002年，132-133ページ。傍点＝引用者）

被収容者たちは，被爆者に勝るとも劣らないほど激烈なストレスを受け続けたわけですが，その内容は根本的に異質です。被爆者の場合には，後遺症に苦しんだり，経済的に困窮したり，差別を受けたりなどの二次的被害が続発したにしても，核爆発による物理的被害が中心だったのに対して，被収容者の場合には，見ず知らずの他人たちから，長期にわたって心身ともに受け続けた極度の虐待が中心でした。したがって，ストレスが間断なく続いたという点では，被爆者よりも強制収容所の被収容者のほうが，ストレスの影響をより受けやすい状況に置かれていたと言えるでしょう。

また，フランクルは，同じ被収容者の中にも，それぞれ別の陣営に属する人たちがいたことについて，次のように述べています。

ひとりの人間が避けられない運命と，それが引き起こすあらゆる苦しみを甘受する流儀には，きわめてきびしい状況でも，また人生最期の瞬間においても，生を意味深いものにする可能性が豊かに開かれている。勇敢で，プライドを保ち，無私の精神をもちつづけたか，あるいは熾烈をきわめた保身のための戦いのなかに人間性を忘れ，あの被収容者の心理を地で行く群れの一匹となりはてたか，苦渋にみちた状況ときびしい運命がもたらした，おのれの真価を発揮する機会を生かしたか，あるいは生かさなかったか。そして「苦悩に値」したか，しなかったか。〔中略〕

それはなにも強制収容所にはかぎらない。人間はどこにいても運命と対峙させられ，ただもう苦しいという状況から精神的になにかをなしとげるかどうか，という決断を迫られるのだ。病人の運命を考えてみるだけでいい。とりわけ，不治の病の病人の運命を。（同書, 113-114ページ。

第 7 章　ストレスに対する対応

傍点＝引用者）

　同じストレス状況にあっても，当事者の対応次第で，その"運命"は大きく異なります。フランクルは，強制収容所の医長から聞いた話として，今ではよく知られている，非常に興味深い実例を紹介しています。その医長によれば，1944年のクリスマスから新年までのわずか1週間の間に，この収容所で，かつてなかったほど大量の死者が出たのだそうです。医長の見解では，その現象は，労働条件がより過酷になったことや，食糧事情が悪化したこと，酷寒の季節になったこと，感染性の疾患が新たに広まったことなどによっては説明できず，「むしろこの大量死の原因は，多くの被収容者が，クリスマスには家に帰れるという，ありきたりの素朴な希望にすがっていたことに求められる」というのです。待望のクリスマスの時期が近づいても，収容所の新聞にそれらしき記事が載らないので，根拠のない期待に胸をふくらませていた被収容者たちは，落胆と失望にうちひしがれ，それによって体の抵抗力に悪影響が及んだ結果，この時期に大量死が起こったと医長は考えたのです（同書，128ページ）。

　　生きる目的を見出せず，生きる内実を失い，生きていてもなにもならないと考え，自分が存在することの意味をなくすとともに，がんばり抜く意味も見失った人は傷ましいかぎりだった。そのような人びとはよりどころを一切失って，あっというまに崩れていった。（同書，129ページ）

　セリエのストレス理論では，過酷なストレスが続いた場合，ある程度までは持ちこたえられる（適応できる）ものの，その限界を超えてしまうと，身体が疲憊し，結局は死に至るとされています。上記の経過が事実なら，「希望を失う」（あるいは，空想的期待と現実との落差の大きさに気づかされる）という心理的要因が関係しているとはいえ，ストレス理論で予言された通りの，動物と同質の現象が人間でも起こることが，ほぼ立証されたと言えるのかもしれません。そうであるとしても，それは，あくまで激烈な非日常的ストレスの結果として起こった，いわば正常反応の一環なのであって，臨床場面で

255

加害者と被害者の"トラウマ"

遭遇する，"ストレス障害"とされる症状の出現する仕組みが，それによって証明されるわけではありません。また，人間の場合には，おそらく動物とは異なり，「生きる意志」や「希望」や「絶望」といった心理的要因によって，ストレスの影響そのものが大きく違ってくる，とも言えるはずです。

このような人々を目の当たりにしたフランクルは，自殺願望を持つふたりに，生きる意味をもたせるべく働きかけ，そのふたりを前向きにさせることに成功しているそうです。「自分を待っている仕事や愛する人間にたいする責任を自覚した人間は，生きることから降りられない。まさに，自分が『なぜ』存在するかを知っているので，ほとんどあらゆる『どのように』にも耐えられるのだ」(同書，134ページ)。収容所から解放された後，フランクルは，そうした経験を踏まえて，「生きる意味」の重要性を中心に据えた「ロゴセラピー」という独自の心理療法を発展させるのです。

前向きの意志が持つ力

生きる意味を持つことによって，死すべき人間が立ち直るとすれば，生をあきらめようとしていた人間が，がんばって生きようと思い直すことによって，現実に健康を回復するという現象が起こりうることになります。興味深いことに，この現象と関連するかもしれない驚くべき実例が，全く別の分野からいくつか報告されています。次に紹介するのは，自ら臨死体験をしたことのある医師が，心臓病専門医であるマイクル・セイボムに語ったものと，著名な小児外科医であるバーニー・シーゲルが報告したものです。

[第1例] 出血多量で，輸血で少々苦労した女性の患者さんです。私は，「○○さん，死んじゃだめだ」と，懸命に呼びかけました。そのことが功を奏して，こういう患者さんたちが蘇ったんだと，本当に思っています。こういう人たちは〔この世に〕戻りたくないと思っているからです。この私だって，〔臨死体験をしている時には，その世界があまりに魅力的なため〕戻りたくなかったくらいですから。(セイボム，2006年，90ページ)

[第2例] ある時，肥満がひどいため手こずった，若い男性の緊急開腹

手術が終わり，回復室へ運ぼうとしていると，この男性の心臓が止まってしまった。蘇生処置には反応しなかった。麻酔医はあきらめて出て行った。それから，私〔バーニー・シーゲル〕は，回復室のほうを向いて，大声で言った。「ハリー君，まだその時じゃないぞ。戻って来なさい。」すると，すぐに心電図が電気活動を映し出し始め，結局，その男性は完全に回復した。証明することはもちろんできないが，言葉による命令が変化をもたらしたことを，私は確信している。(同書，90-91ページ)

死の世界への甘美な誘惑を振り払わせるには，まだ現世にいる意味があることを，死のうとしている本人に悟らせる必要があるというのです。ここまでくると，生と死の持つ意味が，ほぼ逆転しています。それはともかく，少なくとも一部の事例では，当事者の意志次第で，生死をすら左右しうるらしいことが，全く別の角度からも明らかになっているということです。

話を戻すと，先の中澤正夫は，ストレスをテーマにした別著で，次のように明言しています。「ストレスを一つ一つ乗り越えることが，『人間』の発達なのである。ストレスは元来，避けるべき対象ではなく，乗り越えるべき対象なのである。一切のストレスを回避すれば，それは楽であろうが，その人は成長もまたあきらめることになるのである」(中沢，1998年，29ページ)。これは，自己の成長という課題を絶えず念頭に置いている人たちからすれば，むしろ当然の発想であり，ストレスというものに対する適切な対応法と言えるでしょう。しかし，中澤の先ほどの考えかたからすると，被爆者ばかりはさすがに例外だということなのでしょう。しかし人間は，それほど弱いものなのでしょうか。小学校5年生の時に広島で被爆した高校2年の少女は，被爆後の心境の変化について，次のように述べています。[註9]

　あれから五年，世の中がしずまると共に，私の心の中も落着きを取りもどしました。ころんでは立ちあがり，又ころんでは立ちあがるように，人間の道はいばらの山道なのです。つまずいたままでは駄目なのです。やがて私達の眼前には美しい清らかな泉が現れます。私達は，その清らかな泉の水を，自分達の手ですくえるまでは，歩みつづけなければなら

加害者と被害者の"トラウマ"

ないのです。それが生きて行く事なのです。(長田, 1965年, 312ページ)

　この少女の姿勢は,「ストレスを一つ一つ乗り越えることが,『人間』の発達」だという中沢の立場と軌を一にしています。もちろん,この例だけでは,被爆者の多くが被爆という強度のストレスに前向きに対応したことの裏づけになるわけではありません。とはいえ,どの程度の比率かはともかく,そのような人たちが,年齢を問わず存在することの,ひとつの証拠にはなるでしょう。また,一時は完全な廃墟と化した広島と長崎の急速な復興を見る限り,多くの被爆者が,さまざまな後遺症や不安を抱えながら,加害者たるアメリカを責めることも,被爆に起因するさまざまな苦悩を口実にすることもなく,前向きに生きてきたことはまちがいありません。

過酷なストレス状況の中で,高みに達する人たち

人格や品性を向上させる被害者

　ところで,ストレス状況に「積極的に対応する」といっても,その内容はさまざまで,ふつうの意味で積極的に対応する人たちから,人間として考えられる極限に近い,崇高とも言うべき対応をする人たちまでが含まれます。しかし,そのストレス状況が厳しいものであれば,その分だけ"手綱をゆるめる"人たちが多くなり,残る人たちは次第に少なくなるはずです。そして,落伍することなくそれに耐え抜いた,ごく一部の精鋭たちは,常人にはとうてい達しえないほどの高みにまで,自らの人格を向上させるのです。

　たとえば,肉親を殺害されながら,その悲しみ(念のため繰り返すと,愛情

[註9] 被爆後まもない広島にいち早く入った,アメリカ人ジャーナリストのジョン・ハーシーが,被爆者から聞き書きした記録に,次のようなものがあります。相当数の被爆者が避難した市内の庭園(現在の縮景園)で,「死人や瀕死の人の眞中で,若い女が針に糸を通して,ほんの一寸破れた着物を繕っていた。クラインゾルゲ神父〔イエズス会幟町(のぼりまち)教会で被爆したドイツ人神父〕がからかって,『これは驚いた,おしゃれだね,あなたは!』と云うと,女は笑った」(ハーシー, 1949年, 84ページ)。両者の行動は決して異常なものではなく,これほどの状況にあっても,まだどこかに余裕を残しているということなのでしょう(『夜と霧』の「収容所のユーモア」参照)。

があるからこそ起こる自然な感情)を，おそらく幸福否定の一環として否定するために，遺品をすべて処分するまでして肝心な記憶を消し，その出来事からひたすら逃避してしまう遺族がいる(たとえば，奥野，2006 年) 一方で，同じく肉親が殺害されたことによる怒りや悲しみをばねにして，加害者はもとより，日本の司法制度が内包する，加害者過護的な姿勢に対してすら敢然と戦いを挑み，被害者不在の法律を変えさせてしまうほどの遺族がいる(門田，2008 年)のは，まぎれもない事実です。そして，この人たちは，そうした苦闘を通じて，「大きく人間的な成長を遂げ」る(同書，213 ページ)のです。この点について，フランクルは次のように述べています。

　たしかに，このような高みにたっすることができたのは，ごく少数のかぎられた人びとだった。収容所にあっても完全な内なる自由を表明し，苦悩があってこそ可能な価値の実現へと飛躍できたのは，ほんのわずかな人びとだけだったかもしれない。けれども，それがたったひとりだとしても，人間の内面は外的な運命よりも強靭なものだということを証明してあまりある。(フランクル，2002 年，114 ページ)

　誰よりも，フランクル自身が，「苦悩があってこそ可能な価値の実現へと飛躍できた……ごく少数のかぎられた人びと」のひとりだったのでしょう。フランクルと同じく，正当な理由もなくナチの強制収容所に閉じ込められ，ほとんどの収容者が虐殺されるか餓死ないし病死する中で，自らも，数日後に訪れる死をもはや待つのみという状態に陥っていた，若い女性がいました。にもかかわらず，この女性は，そうした境遇に置かれたことを，「晴れやかに」感謝していたというのです。フランクルは，『夜と霧』の中でこの事例を紹介する際に，この女性が譫妄状態(錯覚や幻覚や妄想が起こりやすい，意識が混濁した状態)にあるのではないかと疑ったことを認めています。しかし，そうではありませんでした。

　「運命に感謝しています。だって，わたしをこんなにひどい目にあわせてくれたんですもの」

加害者と被害者の"トラウマ"

彼女はこのとおりにわたしに言った。

「以前，なに不自由なく暮らしていたとき，わたしはすっかり甘やかされて，精神がどうこうなんて，まじめに考えたことがありませんでした」

その彼女が，最期の数日，内面性をどんどん深めていったのだ。

「あの木が，ひとりぼっちのわたしの，たったひとりのお友だちなんです」

彼女はそう言って，病棟の窓を指さした。外ではマロニエの木が，いままさに花の盛りを迎えていた。板敷きの病床の高さにかがむと，病棟の小さな窓からは，花房をふたつつけた緑の枝が見えた。

「あの木とよくおしゃべりをするんです」〔中略〕

「木はこういうんです。わたしはここにいるよ，わたしは，ここに，いるよ，わたしは命，永遠の命だって……」（同書，116-117 ページ）

　これは，過酷な現実から目をそらせた結果ではなく，おそらく過酷な現実をありのままに見すえた結果なのです。この女性と同じく，もしフランクルが強制収容所に収容されることなく，平穏無事な生活を続けることができたとしたら，私たちの知るフランクルはいなかったでしょう。安穏とした生活を送る中で人格を向上させるのは，過酷な状況に置かれた時と比べると，相当に難しいからです。もしかすると，イエス・キリストが言うように，「らくだが針の穴を通る方がまだ易しい」（「マタイによる福音書」第19章24節）かもしれません。人間の一生の大きな目的のひとつが人格を向上させることにあるとすれば，この女性もフランクルも，このうえなく恵まれた環境に置かれていたことになります。まさに，「禍福はあざなえる縄のごとし」です。

　「それはなにも強制収容所にはかぎらない。人間はどこにいても運命と対峙させられ」ると，フランクルも書いている通り，このような機会は，日常生活の中にも時おり姿を現わします。26歳で悪性腫瘍になり，その後，2回の再発を切り抜けた30代の新聞記者も，「あの忌まわしいヤツめは，ひどい試練をもたらすと同時に，あらゆる授業をはるかに上回る学びの機会をくれた」（上野，2002年，219ページ）と，感慨を込めて振り返っている通り，そうした過酷にして絶好の状況にいやおうなく置かれたわけですし，実

第7章　ストレスに対する対応

母から凄絶な虐待を受け続け，最終的に人格を大きく向上させたデイヴ・ペルザーさんの場合もそうでした。

さらには，最愛のわが子が惨殺されたことを通じて，自らの生きかたを根本から前向きに変えた女性もいます。神戸の"酒鬼薔薇"事件で，加害者の少年に8歳の娘（彩花ちゃん）を残忍な方法で殺害された山下京子さんは，「お金では絶対に買うことのできない素晴らしいものをたくさん手にすることができました。〔中略〕私は，娘の死を通じて何倍も深い人生を知ることができたと思っています」と語り，「人間は，どんな絶望をも希望に変えていく力を持っています。どんな悲しみをも，人生の価値に変えていく力を持っています」（山下，1998年，3-4ページ）と述べているのです。

彩花ちゃんは，少年が力を込めて何度も振り下ろしたハンマーで頭蓋骨を打ち砕かれ，意識が回復しないまま1週間後に永眠したのですが，2週間は続くと医師に言われていた脳挫傷による顔面の腫れが，5日後に，急速に引きました。加えて，残される家族の前向きの変化を見届けて安心したためか，「にっこりと微笑む余裕を見せ」るようになったのです。そしてその2日後に，「ハンマーで破壊されたものなど，治そうと思えばやすやすと治してみせる。自分は……自身の寿命にしたがって，静かに幕を閉じるだけなのだ」とでも言いたそうに，「背負っていたもの，自身を縛っていたものをすっかり解き放った，ゆったりした安穏な表情」で，「こぼれるような笑顔のまま，悠然と旅立った」（同書，85-87，91ページ）のでした。山下さんは，その彩花ちゃんの生きざまに「生きる力」を与えられた，と明言しているのです。

次に引用するのは，本村洋さんの法廷での証言です。

　　事件発生から八年以上が経過しました。この間，私は多くの悩みや苦しみがありました。しかし，挫けずに頑張って前へ進むことで，多くの方々と出会い，支えられて，今日まで生きてきました。〔中略〕そして，私が年を重ねる毎に多くの素晴らしい出会いがあり，感動があり，学ぶことがあり，人生の素晴らしさを噛み締めています。（門田，2008年，218-219ページ。傍点＝引用者）

加害者と被害者の"トラウマ"

　フランクルは，収容所から解放された翌年の1946年に行なった講演の中で，人間の心は，「すくなくともある程度まで，ある範囲までは，『重荷』を担うことでかえってしっかりするように思われる」と発言しています。そして，「とてもたくさんの弱い人間が，強制収容所に入ったときより良好な，いわばしっかりした心の状態で収容所を出ることができた」（フランクル，1993年，138ページ）と述べているのです。昔から，「艱難なんじを玉にす」という言葉がある通り，歯を食いしばりながら艱難辛苦に立ち向かい，それを乗り越えた人たちは，このように人格的に大きな成長を遂げるものです。そして，「神以外はもうなにもこわいと思えない」（同書，156ページ）という心境にまで到達する人たちすらいるのです。
　そのことが一般に事実として知られているからこそ，「神よ，我に艱難辛苦を与えたまえ」として，あえて困難を選択する人たちもいるわけです。それに対して，さまざまな犠牲のもとに艱難という絶好の機会が与えられても，そこからひたすら逃避してしまう人たちが，現実には少なくないのかもしれません。激烈なストレス状況や，ＰＴＳＤが起こるとされる過酷な状況は，いわば踏み絵のような役割を果たしていると言えるでしょう。

「いわんや悪人をや」

　ところで，人格の成長という問題を考えるに当たって，やはり避けて通ることのできない現象が，もうひとつあります。それは，人間が関与するストレスの場合には，そのストレスを受けた側ばかりでなく，それを生み出した加害者の側にも，同じように大きな成長を遂げる道が開かれているということです。第4章でふれておいた，オウム真理教の元幹部で，地下鉄サリン事件の実行犯でもあった林郁夫が，その好例と言えるでしょう。このことは，「善人なお以て往生を遂ぐ，況んや悪人をや」という『歎異抄』の言葉が端的に語っている通りです。この言葉は，とりたてて悪行と言えるほどのものに手を染めることなく暮らしてきた，いわゆる善人よりも，極悪人のほうが，乗り越えるべき課題が与えられている分，人格的成長を遂げるのが容易になるという事実をそのまま語っているだけであり，特にふしぎなことを言っているわけではありません。

とはいえ，被害者やその遺族の場合には，自分たちの一生が大きく左右されるほどの被害を受け，筆舌に尽くしがたいほどの損失をこうむっているため，多かれ少なかれその不幸を埋め合わせてくれるものがあってしかるべきだとしても，被害者やその遺族を苦しめ抜いた加害者が，被害者側への謝罪や補償とは無関係にその人格を高めることがあるとすれば，そのようなことは許しがたいという思いを禁じえない人もいることでしょう。少なくとも，置き去りの形になった被害者側から見れば，その"不公平"感を免れない感じがするのではないでしょうか。

　刑法には，量刑に際して情状を酌量するという，加害者の罪意識の度合に応じて罪の軽重を考量できる仕組みが備わっています。このように，加害者の反省や改心という要素がことのほか重視されているのは，人間のあるべき姿をそこに見ようとしているからなのでしょう。とはいえ，こうした法の精神はよいとしても，加害者側の悔悟(はか)の度合を，特にその言葉によって量ろうとするだけで，被害者側の感情に配慮しないとすれば，当然のことながら片手落ちになります。死刑制度の廃止を訴える人たちの場合にも，その論理は時として狭量なヒューマニズムのレベルに終始し，この重要な点をほとんど無視してしまっているように見えます。

　それどころか，ある死刑制度反対論者は，次のようにすら述べています。「被害者側からすれば死刑囚にも，一言でよいから謝罪の言葉が欲しいと思うのは自然であろうが，死刑囚からすれば生命をなげ捨てたうえに，なお処刑されるまで被害者の冥福を祈るということは，あまりにも酷だといわざるを得ない」（菊田，1994年，173ページ）。さらに，「加害者も，ある意味では被害者であるとの考え」も検討する必要があると述べたうえで，「死刑に代えてなすべきことは，加害者を殺すことではなく，生かして償いをさせることにある」（同書，166，168ページ）と主張しているのです。ここでは，加害者に，「被害者の冥福を祈る」ことを求めるよりも，真の意味で「償いをさせる」ことのほうが比較にならないほど難しいという現実的問題が，人間の自然な感情とともに，ほぼ完全に無視されています。

　光市母子惨殺事件の差し戻し控訴審では，まさにこの問題が焦点になりました。その事件の被害者の遺族である本村洋さんは，あるシンポジウムの席

加害者と被害者の"トラウマ"

上で，この点に関連して非常に重要な発言をしています。それは，「裁判は加害者に刑罰を与えるだけの場ではありません。我々被害者が加害者と和解する場であり，被害者の被害回復の場でもあり，われわれ被害者が立ち直るためのきっかけとなる場でもあります」(門田，2008年，111ページ。傍点＝引用者) という崇高な発言です。これは，旧来の"応報的司法"と対極的な位置にある修復的司法と呼ばれるもの (ゼア，2003年) と軌を一にする考えかたでしょうが，法廷とは，本来，そのような場であるべきなのでしょう。

それに対して，この殺人事件の加害者は，反省のそぶりをわずかに見せただけで，真の反省からは，終始，ほど遠いところにいました。そのため，「被害者が加害者と和解」するという高邁な目標は，達成されるどころではありませんでした。そのような観点からすれば，加害者が，最初から最後まで，徹底的に反省から逃げ回ったあげくに死刑判決が下されたことは，被害者側の勝利ではなく，むしろ敗北ということになります。[註10]

死刑制度廃止が世界的な流れになっていることからすれば，わが国も，いずれその範に倣わざるをえなくなる時が来るでしょう。しかし，この，いわば積年の難題が克服できない限り，死刑制度廃止の動きは，世論の強い反対に遭い，その実現が難しいはずです。仮にそうした反対を押し切って，むりやり死刑制度を廃止したとしても，被害者側の心情を無視し，真の意味での問題解決を回避するにすぎず，この難問が根本から解決するわけではありません。

周知のようにアメリカには，死刑制度がある州とない州とがあります。

[註10] 控訴審で死刑判決が下された後，本村さんの心の軌跡を描いたノンフィクション作家が，この加害者に刑務所で面会したところ，加害者は，「憑きものが落ちたかのような表情」で，「殺めた命に対して，命をもって償うのはあたりまえのことだと思っています。僕は死ぬ前に，ご迷惑をお掛けした人や，お世話になってきた人に，きちんと恩返しをして死刑になりたいと思っています」と語ったそうです (門田，2008年，245ページ)。

死刑の判決を受けたことにより，本当に「胸のつかえが下り」て (同書，241ページ) 改心したということであれば，まさに本村さんの望んでいたものに近い結果が得られたことになります。その意味では，死刑制度もそれなりに機能していることになりますが，同じことが死刑判決を下さずに実現できるとすれば，そのほうが将来的に望ましいのは明らかでしょう。ただし，この加害者は判決を不服として上告しています。

第 7 章　ストレスに対する対応

　たとえば，ニュージャージー州では，2007年12月に死刑制度が廃止され，死刑囚として刑の執行を待っていた殺人犯たちは，終身刑に減刑されました。その場合，被害者の遺族側はどうなったのかと言えば，自分の肉親を殺害されたという点では同じでも，苦しみながら死刑制度に反対する立場に立つようになった人たちがいる一方で，やはり，従前通り死刑制度の存続を願う人たちもいるのです（真鍋，2008年）。

　小木貞孝が指摘するように，現在の死刑制度には，凶悪事件を抑止する力はほとんどなく（小木，1974年，72ページ），現実には，被害者の遺族や一般国民の復讐心や同情心を満足させるための制度にすぎないと言っても，まちがいではないでしょう。では，被害者やその遺族が得心のゆく形で死刑制度を廃止するにはどうすればよいのかと言えば，それは，被害者やその遺族が心底から納得するまで，加害者に自らの罪を徹底的に悔いさせるための周到な方策を設けたうえで，それを懲罰や矯正教育の根幹に位置づけ，徹底的に実践させる以外にないように思います。

　その場合，本書第1章で紹介しておいた殺人事件の，加害者と被害者の遺族の関係が参考になるはずです。この加害者は，・自・分・を・か・ば・う・と・い・う・姿・勢・を一切見せませんでした。遺族に問われるまま，事実を包み隠さず率直に答えたのです。おそらくこれが，真の悔悟や反省に必要最低限の条件なのでしょう。場合によっては，それが，必要にして十分な条件になることもあります。この事件の被害者の遺族のように，それだけで加害者に対するうらみを捨て去ることがあるからです。これこそが，本村さんの言う「被害者と加害者の和解」を達成するために必須の条件なのではないでしょうか。

　そのような角度から見れば，加害者が，自らの行為を冷徹な目で点検した結果，自らの人格や品性を向上させたとすれば，それは，被害者やその遺族にとっても，復讐の快感とは根本から異なる，真の喜びになるはずなのです。受けた被害そのものは，もはやとり返しがつかないわけですから，被害者やその遺族の関心や望みは，これから同じ目に遭う人が出ないように，関係機関などに粘り強く働きかけてゆくことや，加害者にすべての事実をうそ偽りなく認めさせることにしかないからです。戦争犯罪者が，真摯な反省を表明すると，被害に遭った側は，心底から喜ぶというふしぎな現象がありま

す（付録2参照）が、それも、この推定の裏づけになるでしょう。

　人間にとって、真の意味での反省は、きわめて厳粛なものです。そして、犯した失敗や犯罪が重大なものであればあるほど、あるいはその罪が重ければ重いほど、深い反省を迫られるわけです。ところが、苦しい反省の先には、人格や品性の向上——すなわち、真の喜び——が待ち受けているのです。これが、反省の本質です[註11]。本来は喜びであるはずの反省を、苦しいものとして嫌う人たちが多いのは、このような仕組みを誰もが無意識のうちに承知しているためなのでしょう。

おわりに

　これまで、"PTSD"と呼ばれる症状について、さまざまな角度から可能な限り厳密に検討したうえで、最後に、本当のストレスに対する人間の反応について見てきました。

　天災や人災などで実際に激烈なストレスを受けながらも、それを跳躍台にして大きく羽ばたく人たちがいる一方で、それらしきストレスがないにもかかわらず"PTSD"と呼ばれる症状を示し、多くは自己憐憫に陥り、救いを求める人たちがいるわけですが、両者が存在すること自体は、否定のしようがありません。また、幼少期に親から実際に激烈な虐待を受けた人たちがいる一方で、後年、幼児期の"虐待"を"想起"し、それを根拠にして親をうらみ続ける人たちがいることも、否定しようのない事実です。そして、専門家の間では、両者は同一グループに属するはずだと、当然のごとくに考えられているわけです。そこでは、本来のストレス学説を拡大解釈した常識論が、両者を強引に結びつける魔法の吸着剤になっています。

　しかしながら、これまで行なってきた検討により、これらの結びつきは、

[註11] 内観療法の創始者である吉本伊信は、伯父から次のような言葉を聞いたそうです。「犯した罪は未来永劫、鞭になります。これは因果律の法則で曲げられませんが、しかし、地獄へ行く原因は罪そのものにあるのではなくて、自己中心の心、つまり無明が原因なのです。この無明の闇をなくしておけば、罪は反省の資料となり、感謝のもととなるのです」（吉本、1965年、44ページ）。

第7章 ストレスに対する対応

シェーマ

A．症状側から見た場合

1．PTSDとされる症状は，過去のストレスの結果ではなく，別の原因（私の考えでは，幸福の否定）によって起こる。それに対して，加害者に見られる"PTSD"は，その行為について自らに非があることに気づきながら，それを完全に認めることに抵抗する結果として発生する。逆に，自らの非を完全に否定する場合には，偽りの安定に入ってしまい，症状も出なければ，苦悶することもない
2．幸福に関係する記憶や，自らに反省を迫る行動や罪過の記憶は，時として意識から消し去られ，それに伴って心因性の症状が出る。それに対して，過去の忌まわしい出来事の記憶が意識から消えることはなく，通常の苦悩ならともかく，それによって症状が出ることはない
3．人間は，心因性の症状が出現する直前の時間帯に，その症状の真の原因が潜んでいることを，おそらく無意識のうちに承知しているが，それを意識で認めることに強い抵抗が働くため，その時点に注目することを避ける。その結果として，遠い過去に原因を求めようとする"性向"が広く一般に生まれる
4．そのため，心因性障害の原因は遠い過去や幼少期に求められる。その結果，トラウマと呼ばれるものが探し出され，それによりPTSDが起こるとする原因論が生み出されることになる

B．ストレス側から見た場合

1．人間は激烈なストレスを受けると，動物と同様に心身の反応を起こす
2．しかし，対応のしかた次第で，危機状況を克服しやすくなる。その場合，動物とは異なり，希望や期待などの心理的要因がその克服に寄与することが多い
3．危機状況を乗り越えた場合，死の可能性が低かった時には，行動の幅を広げる機会を自らつぶし，その時に作りあげた恐怖心を利用して行動の幅を狭めることが多いのに対して，高かった時には，死の恐怖（おそらくは作りあげた恐怖）を乗り越えた分だけ行動の自由度が大きくなる
4．それどころか，ストレス状況は，特に対人間で起こる過酷な状況は，被害者側であれ加害者側であれ，人格を向上させる絶好の機会になる。そのため，動物と違って，修行と呼ばれる過酷な状況を自ら求める人たちすら存在する

267

加害者と被害者の"トラウマ"

ほぼ完全に否定されたように思います。実際に過酷なストレス状況に置かれた人びとが示す"症状"は、最後は死に至るとしても、原則として生体が起こす自然で正常な反応であるのに対して、"PTSD"と呼ばれる症状は、第5章で検討したように、過去の"トラウマ"やストレスとは無関係の原因によって起こる心因性の症状だということです。両者は、その成因という点で、根本から異質なのです。この問題をわかりやすく整理すると、前ページのシェーマのようになるでしょう。

Aは、PTSDとされる症状を訴える人たちの場合、実際にはどのようなことが起こっているのかを、Bは、本当のストレスを受けた場合にどのようなことが起こるのかを、簡単にまとめたものです。いずれも、既に検討したり説明したりしてきた内容なので、丹念にお読みくださるようお願いして、ここではその説明を繰り返さないことにします。

ストレスと"PTSD"の位置づけは、これでかなりはっきりしたわけですが、この問題の周辺には、まだかなりの謎が残されています。たとえば、本書第1章の後半で、「母性愛に逆らってまでして、最もかわいい子どもに過酷な虐待を続けてきた母親の隠された愛情」と書いておきましたが、動物にはおそらく決して見られない、このような行動をとる母親は、無意識的なものであるにしても、それをどこまで意図的に行なっているのか——私の言葉を使うと、幸福を否定しようとする内心が主導権を握っているはずの虐待行動に、本心はどこまで関与しているのか——という問題です。

常識が教えるように、そこに隠された意図がないとすれば、ある精神分析学者の言う通り、人間は、「本能の壊れた動物」ということになるのかもしれませんが、逆に、そこまでの意図があるとすると、どういうことになるでしょうか。その場合には、人間という生物種が、とてつもなく奥深い叡知を秘めた存在ということになるのはもちろんですが、ことはそれだけにとどまりません。他の動物には決して見られない、さらに大きな規模の破壊行為についても、その原因を探究するための、ひいてはおそらく人間の進化の謎を解くための、きわめて有力な糸口が得られることになるのです。

＊付 録

加害者と被害者の"トラウマ"

付録1　DSM-ⅢによるPTSDの定義

　以下に掲載するのは、アメリカ精神医学協会（American Psychiatric Association）が刊行する『精神科診断マニュアル（DSM）』の第3版に収録されたPTSDの診断基準です。PTSDという診断カテゴリーは、本文で述べたように、第3版から導入されたため、第1版と第2版には含まれていません。とはいえ、第1版には、「一過性状況性人格障害群 Transient situational personality disorders」の下位項目として、「甚大ストレス反応 Gross stress reaction」というカテゴリーがあるので、参考までに拙訳してここに収録しておきます。なお、ここでは、DSM-ⅢのPTSD項に付された解説のうち、「基本特徴」（の冒頭）と「鑑別診断」の2項目のみを掲載します。

● DSM-Ⅰ　1952年刊行

甚大ストレス反応*

　大きな、あるいは著しいストレス状況では、ふつうの人間は、一定の反応様式を用いて、その抗しがたい恐怖に対処することがある。この場合の反応様式は、主に病歴という点で、また、それが可逆的で一過性のものであるという点で、神経症や精神病のものとは異なっている。迅速かつ適切に治療が行なわれた場合には、急速に症状が消失することもある。また、その症状は、ある種の神経症的反応にまで発展する可能性もないわけではない。その反応が持続する場合には、本診断は、確定的な診断が下されるまでの暫定的なものと考えなければならない。

　本診断は、当事者が、戦闘や平時の大災害（火災、地震、爆発その他）をはじめとする過酷な身体的負担や極度の感情的ストレスに直面する状況にあった場合にのみ下すことができる。多くの場合、この診断は、それまで多少なりとも"正常"であった人々が、耐えがたいストレスを受けた場合に適用される。そのストレスは、（1）戦闘と（2）平時における大災害とに分けられる。

---

*Reprinted with permission from *The Diagnostic and Statistical Manual of Mental Disorders*, First Edition (Copyright © 1952). American Psychiatric Association.
**Reprinted with permission from *The Diagnostic and Statistical Manual of Mental Disorders*, Third Edition (Copyright © 1980). American Psychiatric Association.

付録1　DSM-ⅢによるPTSDの定義

● **DSM-Ⅲ**　1980年刊行

外傷後ストレス障害**

基本特徴　一般に，人間がふつうに経験する範囲外にある，心理的外傷となる出来事の後に起こる特有の症候群。この症候群には，外傷的出来事の再体験，外界に対する反応の麻痺ないし外界とのかかわりの減少，種々の自律神経症状，身体違和症状，認知的症状が含まれる。この症候群を生み出すストレス因は，ほとんどの者に著しい苦痛を引き起こすものであり，一般に，通常の死別や慢性病，業務上の損害，夫婦間の不和といったふつうの出来事の枠内にあるものではない。そうした外傷は，単独で受けること（レイプや暴行）もあれば，集団の中で受けること（戦闘）もある。本障害を生み出すストレス因には，天災（洪水や地震），不慮の人災（重傷者の出る交通事故，飛行機の墜落，大火），故意の人災（爆撃，拷問，死の収容所）などがある。ストレス因には，障害を起こす頻度の高いもの（たとえば，拷問）もあれば，それほどではないもの（たとえば，交通事故）もある。また，身体障害に伴う，中枢神経系に直接損傷を及ぼしかねないストレス因（たとえば，栄養失調や頭部外傷）も少なからずある。当該のストレス因に人的要因が関係している場合には，本障害は，重症化し，長引くようである。

鑑別診断　当該の外傷の後に**不安障害**，**うつ病性障害**，**器質性精神障害**が起こる場合，これらの診断も同時に下されなければならない。「**適応障害**」の場合には，ふつう，ストレス因は比較的小さく，通常の経験の枠内にあって，当該の外傷を再体験するなどの，外傷後ストレス障害に特有の症候群は見られない。

> **外傷後ストレス障害の診断基準**
>
> A　ほとんどの者に著しい窮迫症状を引き起こすであろう，明確なストレス因が存在すること
>
> B　当該の外傷のうち，以下の項目の，少なくともひとつが再体験されること
> 　1　その出来事の記憶が，追い払おうとしても繰り返し襲ってくること
> 　2　その出来事の夢を繰り返し見ること
> 　3　周囲の刺激や頭に浮かんだ事柄から連想が働く結果，外傷的な出来事があたかも繰り返し起こっているかのように，突発的に行動したり，そうした感情にとらわれたりすること

C 当該の外傷があってしばらくしてから起こるようになった,外界に対する反応の麻痺,もしくは外界とのかかわりの減少が,以下の項目のうち,少なくともひとつとして現われること
    1 重要な行動への関心が著しく低下していること
    2 他人への関心が失われた感じや,人と疎遠になった感じがすること
    3 情動の幅が狭まったこと

D その外傷を受ける前にはなかった以下の症状群のうち,少なくともふたつが見られること
    1 過度の警戒心や極度の驚愕反応
    2 睡眠障害
    3 自分だけが助かったことに対する,あるいは生きてゆくのに必要な行動をすることに対する罪悪感
    4 記憶障害や集中困難
    5 外傷となった出来事を思い起こさせる行動の回避
    6 外傷となった出来事を象徴する出来事や,それと似通った出来事に直面することによって起こる,症状群の増悪

亜 型

外傷後ストレス障害——急性
A 当該の外傷が発生してから6ヵ月以内に症状群が出現すること
B 症状群が6ヵ月以内に治まること

外傷後ストレス障害——慢性ないし遅延性
以下のどちらか,あるいは双方
    1 症状群が6ヵ月以上続くこと (慢性)
    2 当該の外傷があってから6ヵ月以上経た後に,はじめて症状群が出現すること (遅延性)

付録2　さまざまな反応の項目別整理

　ここでは，本文で検討してきた状況をいくつかに分けて，それぞれの枠内で発生する心身の症状や反応を項目別に列挙し，簡単な解説を加えます。ただし，各枠は多少なりとも重なり合い，厳密に切り分けることはできないので，ここでの分類は，あくまで便宜的なものとお考えください。なお，それぞれの引用文の末尾に，対応する本文のページを付記しておきました。
　各項目に含まれる事例を丹念に集めれば，それぞれがかなりの数になると思いますが，以下にとりあげるのは，内容が少々偏ってしまうおそれはあるとしても，紙幅の関係から，各項目ごとに数例ずつです。その中には，既に本書で紹介したものもありますが，多くは本書では初出です。それぞれの症状や反応は，特定の原因と一対一対応するわけではありませんが，ほとんどの事例では，実際に直面している状況と症状との間に因果関係があると考えてよいでしょう。
　最後に，深く悔悟する加害者に相対した時の被害者側の反応について，加害者側と被害者側とが記した記録を引用しておきます。悔悟の意味を知るうえで非常に重要なものです。また，宗教的修行者が悟りを開いた瞬間について書かれた貴重な記録も，参考までに引用しておきます。いわゆる加害者でなくとも，真剣な反省をしようとすると，同種の苦しみが起こることがわかるでしょう。なお，「自分をかばおうとする姿勢を放棄する時点で起こる変化」以降の項目では，経過を詳細にご覧いただく必要があるため，おのおのの引用がかなり長くなっています。

1　"目上"の存在（権威）との対決に際して起こすもの

● 宗教指導者の指示に対する抵抗──「私は『地下鉄にサリンをまく』という〔オウム真理教幹部だった村井秀夫の〕言葉に反応して，すぐに心臓が『ドッ・キッ』と動いたのを感じました。心臓が胸の中にあって，別の生き物のように，私の意識とは別に，一回『ドッ・キッ』と動いたのです。〔それに対して〕驚きを感じたのは，私が二十年間，外科医として絶対に『ドキッ』としない，驚かないというように心がけてきて，ほとんど成功していたという意識があったからだと思います。〔中略〕現在，この場面を思い起こして文章にしていても，胸がつまった感じと喉に感じる不整脈が出ています」（林，1998年，388-389

273

加害者と被害者の"トラウマ"

ページ)。［本文対応ページ：153］
- カルトからの脱会──「カルトからの離脱を考えるだけで，人々は，発汗，激しい動悸，離脱の可能性を回避したいという強烈な欲求といったパニック反応を起こさずにいられなくなる」(ハッサン，1993 年，124 ページ)。［本文対応ページ：145, 153］
- 母親による暴力の拒絶──「母の怒りが僕だけの責任ではないと気づいたとたん，震えるような感覚が足から腕へ走りぬけた。〔中略〕さっきの激しい感情の波で膝がまだ震え，ショックで茫然としそうになりながらも，僕は誓いを立てた」(ペルザー，2003 年 a，113–115 ページ)。［本文対応ページ：153］
- ミルグラム実験──「被験者たちは，発汗し，体を震わせ，どもり，唇をかみ，うめき声をあげ，体に爪を立てた。これらは，例外的な反応というよりはむしろ，本実験に特有のものであった」(Milgram, 1963, p. 375)。［本文対応ページ：135］

［解説］カルトの信者が，その教祖という現実の権威から発せられた指示と相対した際に起こる反応や症状は，その権威に対して本人が実際にどのような姿勢で臨むかによって違ってくるはずです。教祖に完全に帰依していれば，その指示によって不安定が起こることはない（それどころか喜びすら感じる）のに対して，帰依が不十分な場合には，それ相応の不安定が起こるということです。

また，カルトを脱会しようとする際に出る症状は，それまで長期にわたって崇め続けてきた絶対的権威との（心理的）対決を伴うため，ミルグラム実験の場合とは比較にならないほど大きいはずです。したがって，「カルトからの離脱を考えるだけ」で強い反応や症状が出ることや，カルトからの離脱が非常に難しいことは，当然のことと言えるでしょう。

親による子どもの虐待の場合には，被害者たる子どもが，自分にも責任があることを自覚する際に，それ相応の反応が起こります。そしてそれが，おそらく第一反抗期を（また，第二反抗期も）経験することなく過ごしてきた子どもが，心理的に自立するための出発点になるのです。

ミルグラム実験は，確かに単なる心理学実験ですが，被験者にとっては絵空ごとではありません。目の前にいる名門大学心理学教室の実験者という権威のみならず，その背後に控える名門大学当局という，世に広く認められた権威とも，現実の中で対決することになるからです。しかしながら，この場合の対決は，その場限りの，いわば一時的なものにすぎません。にもかかわらず，その対決に際して起こる反応ないし症状は，意外に大きなものであることがわかるでしょう。

付録2　さまざまな反応の項目別整理

　ミルグラム実験で実験者への服従を拒絶したとしても，人格的な成長はほとんど起こらないでしょうが，カルトから離脱し，また，他のカルトや権威に帰依することなく心理的に自立したとすれば，それだけで大きな人格的成長を遂げるはずです。後者の場合，その分だけ離脱に対する抵抗が大きいことは容易に推定されるでしょう。これこそが，カルトからの離脱が困難な主たる理由なのです。

2　自らの責任に直面させられるが，それを認めまいとして起こすもの

――単発的反応
- 自らの犯罪（重犯罪の指示・重罪被告）――〔オウム真理教の創始者・麻原彰晃は，死刑確定前の法廷で，教団のサリン生成に関する質問が始まった時〕「顔をしかめ，首をがくがく前後に動かし出す。その動きは次第に大きくなり，上半身を上下に揺らし始めた。〔中略〕麻原は顔を紅潮させて，上下動を続ける」。〔中略〕それでも，裁判長が審理を続行しようとすると，「麻原の動作は飛び跳ねるほど激しくなった。〔中略〕この騒動の後，証人尋問は打ち切られ，後日続きをやることになった。閉廷が決まると，麻原の動きはピタリと止んだ」（江川，1997年，18-19ページ）。[本文対応ページ：153]
- 自らの犯罪（連続無差別殺人犯・重罪被告）――「金川被告は，伸ばした足を何度か組み替えるなど落ち着きがないように見えた。顔色はどんどん青白くなっていった。検察官が話し始める。『額の傷は7〜8センチです。深さについては筋肉に達しているが，骨には達していません。数ミリ程度と思われます。包丁で切られたものだと思います。血まみれとの記載があり，出血量は多かったと思われます』。ここで，突然，金川被告が首から上をけいれんさせ始め，首がガクッと折れると，左側の刑務官にもたれかかった。弁護人が慌てて身を乗り出して，金川被告の顔色をうかがう」（「ＭＳＮ産経ニュース」2009年5月1日付）。[本文対応ページ：153]
- 自らの犯罪（死刑囚）――「今から足かけ十七年前の七月下旬，私はあの方を殺しましたが，ソノ瞬間から私ははげしい吐き気におそわれ（それはむろん観念的な吐き気などではなく），ゆえに私が逃げたのは司直の手から逃げようとしたというよりも，ソノ行為，その絶対的な現実拒否をしたことで突如としてとらえられた吐き気からの逃避を意味していたのでした」（加賀，1990年，151ページ）。[本文対応ページ：153]
- 自らの加害行為（分裂病患者）――「〔妄想というよりは身勝手な思い込みから，同

加害者と被害者の"トラウマ"

じ病棟に入院中の患者の顔面に，かみそりで傷害を負わせた責任を突きつけられると〕Ｃはニヤニヤ笑いをして横を向いてしまったり，黙って下を向いてしまったり，話をそらしたり，言いのがれをしたり，筆者をおどしたり，タヌキ寝入りをしてしまったり，口実をつくって部屋から逃げ出したり，あるいは生唾のあふれを見せたり，体全体をガクガクふるわせたりした」（笠原，1976年，87ページ）。[本文対応ページ：153]

――持続的反応

- **自らの犯罪（死刑囚の拘禁反応）**――「死刑囚として特別房に独居していたが五五年五月，第二審で控訴棄却の判決をうけた頃から，腰痛，肩痛，心悸昂進，頭痛などの神経症様の訴えが多くなり，同年八月からは気分の変調が目立ち，落着きを欠き，多弁でよく笑い，やや尊大で誇大的な言動をするようになった。一見上機嫌で看守の誰彼をよびとめては冗談をとばし，笑いころげるが些細なきっかけから興奮し，反抗的になる。そうして発作的に暴言を吐き，時には看守に殴りかかったりするが，すぐ後悔して泣きだしたりした。しかし思考はきわめて早く動き，周囲の状勢にも敏感に反応した。和歌を多作し，死刑執行を真近にして全く恐怖心を示さず死が唯一の救いであると大言した〔ママ〕。〔中略〕翌五六年二月頃からこれらの間に，うつ状態がはさまり，気分の易変性が目立つようになった。すなわち，今，愉快そうに笑っているかと思うと次の瞬間にはふと黙りこんで涙をうかべて泣きだす。今度は泣きながら，大声で愉快げに歌いだすという風で，気分が瞬間瞬間にかわりながら混合状態を示すようになった」（小木，1965年，301-302ページ）。[本文対応ページ：151, 153]

- **自らの犯罪（死刑囚の拘禁反応）**――〔それまで弁護人との面会を拒絶していたが，2004年7月29日から接見室に出てくるようになった〕「車いすに座り，弁護人の質問に対する応答はなく，足は時々組み直し，時折話と無関係ににやりとし，口を開け，声を出して笑うこともある。空笑と言ってよかろう。あくびやのびがあることもある。『ん，ん，…』などといった発語があることもある。意味をなしてはいないが，独語としてよいものである。上半身にぴくぴくとしたけいれん様の動きがあることもある〔中略〕昏迷状態と記述してよかろう」（麻原控訴審弁護人編，2006年，101ページ）。[本文対応ページ：151, 153]

- **自らの犯罪（無期囚の拘禁反応）**――「死刑囚の拘禁反応に比べると，無期囚の示す反応は，これがかつて重罪被告として死刑囚と同じような傾向の反応を起こしていたとは思えないほど異なっている。〔中略〕無期囚は拘禁状況の特

276

付録2　さまざまな反応の項目別整理

殊なタイプにはまりこみ人間的な自由さを失ってしまう。彼らは外部との接触をなるべく少なくしようとし，感情の起伏はせまく，すべてに対して無感動である。施設側の役人に対しては従順そのものであり，強制労働や厳格な規律には唯々諾々と従う。身のまわりの些事に視野や関心が集中し，単調な生活に飽きることがない。さらに，子どもっぽい状態への退行がみられる。これは自主性の欠如と拘禁者〔側〕への依存傾向に認められる」（小木，1974年，11-12ページ）。[本文対応ページ：151, 153]

[解説] ここにとりあげたのは，自らの責任に直面させられたにもかかわらず，そのことの重大性の自覚を避けるために，単発的ないし持続的に起こす症状や反応です。それらは，ふだんは考えることなくすませている自らの犯罪に，法廷などで鋭く直面させられると，そのたびに起こす急性の反応と，拘禁状態という，犯行への直面を穏やかに迫られる状況に置かれている場合に見られる持続的な慢性症状とに分けられます。

3　自らの責任に直面させられ，ことの重大性に気づかされた時に起こすもの

- **自らの戦争犯罪（元日本軍軍医）**——「衛生補充兵の教育のために生体解剖した男の母親が書いた告訴の手紙を受けとったとき，ようやく自分が殺した男が単なる生体解剖の犠牲者の一人ではなく，家族と共に生きる一個の人間として浮かびあがり，苦しくてたまらなく感じるようになっていた」（野田，1998年，34ページ）。[本文対応ページ：153, 187]
- **自らの戦争犯罪（ベトナム帰還兵）**——「当然でしょうが，私も含め，そこにいた帰還兵はみな，自分の苦しみについて話すことに慣れていませんでした。それは本当に苦しいことだったのです。多くの帰還兵が，話している間に泣き出してしまったり，床に伏せたり気分が悪くなってしまったりしました」（ネルソン，2006年，66ページ）。[本文対応ページ：153, 162]
- **自らの重犯罪（殺人犯・重罪被告）**——「それよりも自身を卑下したのは，二人も人を殺しておきながら，それでも，まだ，『自分は死刑になりたくない』と考える自分がいる事でした。〔中略〕自殺しないでいると，『他人を殺しておいて自分は生きていたいのか』と自分自身を罵倒する毎日でした。自分の一挙手一投足を否定し，自分のどんな考えも許せない，自分の全存在が許せない，そんな毎日でした。『いっそ狂ってしまった方が』そう考えもしましたが，そ

加害者と被害者の"トラウマ"

んな考えを持つ事も『逃げている』そう思えたのです（拘禁症といって片付ける事もできましたが，それは，そのような初めて自己と向き合わざるを得ない状況に置かれた人間にとって，自身に恥じる事があるからそうなるだけの話で〔中略〕精神性を重んじ，自己に恥じる事のない人間であるなら，どこに置かれても，何でもない事と思うのです。）」（池田・陸田，1999 年，13 ページ）[本文対応ページ：153]

[解説]　これらは，一般に後悔や自責の念，あるいは良心の呵責によるとされるもので，自らの責任に直面させられた結果，ことの重大性に気づかされ，自ら反省に向かおうとした時に起こす反応です。

4　自分をかばおうとする姿勢を放棄する時点で起こる変化

● 戦争犯罪者が悔悟する瞬間　1

〔担当所員が同行して浴室まで歩く間に〕「罪を自覚する瞬間を，土屋さんは『われ地獄に墜ちん』〔1985/2002 年，日中出版〕で次のように書いている。

『その時，ふと，俺は一度だって〔捕らえて拘禁状態に置いた〕中国人を散髪させたことも，風呂に入れさせたこともなかったなあ，と思った。つづけて，張恵民と妻をだまくらかして，張を処刑したことも，八十歳の老母を鉄道自殺に追いやったことも頭に浮かんできた。罪行がグワーッと，頭におしよせてきた。頭をコンクリートにぶちつけ，たたき割ってしまいたくなってしまった。劉所員は，ニコニコして，私たちの先頭を歩いていた。胸の堰が切れた。俺は一体どうしたらいいのだろう。いてもたってもいられなかった。涙がこみあげてきた。自分でもどうしようもなかった。目の前がボーとするようだった。私はうろたえた。力の抜けていくのがわかった。そして，ふらふらと，劉所員の前に私は立った。私は，くずれ落ち，両手をついて，土下座をした。

「おい，五十二号，どうしたんだ」

劉所員のその声は優しかった。

「私は，極悪人だ！　中国人民にひどいことをしてしまいました。ひどいことをしてしまいました」

床に頭をなすりつけた。どっと，涙があふれ，鼻水もしたたってきた。半狂乱だった。あたりは静まりかえって，私の嗚咽だけが響いた。自分でもどうしようもなかった。長い，長い時間だった。ひとしきり泣き叫ぶと，劉所員がひざをついて，私の腕をとった』〔中略〕

付録2　さまざまな反応の項目別整理

　その後の心境の変化を，土屋さんは次のように語る。
　『謝って初めて重荷が軽くなった。今度は誰にでも謝れる。どんな民族だろうが，どんな人であろうが，悪いことをしたら必ず謝れる人間に生れ変わったちゅうことだね。俺は嬉しくって，嬉しくってよ。悪いことをしたら必ず謝らんといかん，これは人の道だということを初めて知ったわけだ。それからは，何時，いかなる断罪を受けても，喜んで死ぬ心の準備ができたと思った』」（野田，1998年，271-272，275ページ。傍点＝引用者）［本文対応ページ：153, 164, 187］

● 戦争犯罪者が悔悟する瞬間　2
〔自ら命じて逮捕させた市民たちを拷問させた時の状況を，B・C級戦犯が法廷で証言する場面〕「私はこの〔拷問による〕苦痛の絶叫を，平然として聞いていました。いやむしろ小気味よいとさえ思って聞いておりました。私はこの事件の拷問だけでも，四人の方々の尊い命を奪っております。しかし私は豚か犬が死んだくらいにしか思っておりませんでした。

　『私は去年長男の死を聞きました。妻からの手紙を手にした日には，運動場の片隅に行って人知れず泣いた私でありました』
　ここまで言った時急に声がつまり，涙が頰を伝って流れはじめた。『いけない。自分の子供の死に』と思ったが，どうすることもできない。私はポケットからハンカチを取り出し鼻水を拭いた。そして『いいんだ，これが私の実力なんだ』と思いなおした。
　『私は鬼でありました。自分の子供の死には涙を流して悲しむのに，他人の子供の死には涙一滴流さない鬼でありました。殺害した人々には必ず両親があり，最愛の妻があり，可愛いい子供さんがいるということは明々白々なことなのに，私はこんな簡単な真理にも気がつかなかった鬼でありました』
　また新しい涙が滂沱（ぼうだ）として流れはじめた。私はまた急いでハンカチを取り出さなければならなかった。
　『帝国主義の野心に満ち満ちた私は，平和に暮している中国の人々を殺害しても，侮辱しても，圧迫しても，財宝を奪っても，それが自分の立身出世につながり，日本帝国主義の利益につながりさえすれば，なんのとがめも感じない人面獣身の鬼でありました。これが侵略者としての私の本質であり，同時に日本帝国主義者の本質であったのであります』
　『私は今やっと，中国人民の長年にわたる温かい，そして辛抱強いご指導によりまして，自分自身の本質を知ることが出来ました。私は今，心の底から，

加害者と被害者の"トラウマ"

私の十一年間にわたって犯した数々の侵略の罪を悔悟しております。そして心から罪万死に値すると感じております。生きる資格のない鬼だと思っております。そしてどうか……』

と言いかけて，二，三歩後退し，絨毯の上に両手をついた。ふんわりとした絨毯の温かい感触が妙に掌(てのひら)に残った。

『裁判長さん！　どうかこの私を厳罰に処して下さい』

と言って深々と頭を下げた。そして急いで後ろの傍聴席の方に向きなおり

『中国人民の皆さん！……』

と叫んだ。厳罰を要求しようと思ったのである。ばたばたと一番近くの歩哨が走り寄って，私の発言を制した」（島村，1995 年，224-226 ページ。傍点=引用者）〔本文対応ページ：164, 187。また，286 ページの「悔悟する加害者（戦争犯罪者）に対面した時の被害者側の反応」節の「B・C 級戦犯」の項も参照のこと〕

● 戦争犯罪者が悔悟する瞬間　3

〔心理療法を受け始めて 9 年ほど後〕「私が診察室に入ると，先生は，いちばん最初に，『ネルソンさん，あなたがどうして人々を殺したのか言ってもらえますか』と聞いてきました。〔中略〕

私はまた言い逃れをしました。『命令に従ったからです……』。するとダニエルズ先生は，ごく自然に合いの手を入れるような口調でたずねました。『ふむ，で，あなたはなぜ人を殺したのですか』。

私はまた言いました。『先生，戦争だったんですよ。敵を殺さなきゃ，こっちがやられたんです』。するとダニエルズ先生はまた聞きました。『うん，で，どうしてあなたは人を殺したのですか』。〔中略〕

その日，ダニエルズ先生に同じことを尋ねられるたび，自分の答えは言い訳に過ぎないのではないかということをますます感じるようになりました。〔中略〕『もう「逃げ場」がないな』。そう感じたとき，私は言い訳をつくることをやめました。私はよくなりたいと思っていたし，ダニエルズ先生は必ず私を助けてくれるとわかっていました。だから『いまここで，もっと自分の心の中の深くまで行かないと』と思ったのです。

私は，自分がベトナムでしたことを認めるのを拒否している──自分の言葉が言い訳であると感じるにしたがって，私にはそんな自分が見えてきました。そして思ったのです。

『だれも，本人がしたくないと思うことを，その人にさせることはできない。

付録2　さまざまな反応の項目別整理

したくなければしなければいいのだから。私自身が，戦場で人を殺したいと思ったからこそ，軍は私にそうさせることができたんじゃないのか』。
　そこまで考えて気づいたことを，私は口にしました。
　『殺したかったからです』。
　ダニエルズ先生は，だまってうなずいていました。とても不思議な瞬間でした。私の中で何かが動きました。
　そう，自分が殺したかったからそうしたのです。それは私自身の行為であり，だれに指図されたからでもありません。軍も上官も，攻撃命令は下すにしても，あの人を殺せ，この人を殺せと指定するわけではありません。それら一人ひとりを撃ったのは，たしかに私の意志であり，それは，私が殺したいと思わなければ起こりえないことでした。
　私にはほかにも選択肢があったはずです。武器を置くこともできたでしょう。あるいはそもそも，ベトナムに行かなくてもよかった。上官に向かって，「私は人を殺したくない」ということもできた。無論，その結果，処罰され，職を失ったり，監獄に入れられたりしたでしょうが，人を殺さなくてもすんだはずです。
　けれど，そうした選択肢を私は選ばず，殺すことを選んだのでした。兵士が戦場におもむくとき，そこには，ある「したいこと」があるはずです。それは自分の暴力性の解放であり，つまり人を殺すことです。自分がそう考えていることを公然と認めるのは恐ろしいことなので，私たちはそれに気づかないふりをしているのですが，それこそ，戦争が兵士に提供するものなのです。
　ダニエルズ先生は，私自身が自分の意志で人を殺したと認められるよう，気づかせてくれたのです。自分にウソをつくのではなく，自分自身に正直にならなければならない，それが，ダニエルズ先生が私に求めたことでした。〔中略〕
　『殺したかったからです』と言った瞬間，それまでとはまったく違った状況が私の中に生じました。まるで何かが頭の中から飛び出して行ったような感覚，自分の中に漂っていた雲が晴れて，初めて，太陽の光が私にさしてきたような，ある意味で自由な気分でした」（ネルソン，2006年，69-74ページ。傍点＝引用者）［本文対応ページ：149, 162, 164］

● カルトの中での犯罪者が悔悟する瞬間

　「いざ自殺を覚悟してみると，妻子や親戚，恩師や友人，かつての患者さんたちなど，これまで接してきた人たちのことを，いまさらのように思い出しました。無理矢理に出家まで引っぱってきてしまった妻子だけにでも，一言

加害者と被害者の"トラウマ"

死を選ぶにいたった理由を説明しておきたいという強い思いが出てきました。〔中略〕その日の夜，ついにはトイレのかげになった壁に，血液で一言残そうとまで思い詰めましたが，それも現実味がなく，一言もいい残せないことが恨めしく思えました。もう，仕方がない，一言も残さずに死ぬかと思ったとき，私が殺した人たちはどうだったんだろう，いい残しておきたい一言があったはずではないか，という思いがふっと浮かびました。

亡くなった人たちは，きっとなにもわからずに，苦しみ抜き，自分が死んで行くことすら認識できなかったにちがいない。解脱を求めて修行していた私でも，断ち切ったと思っていた家族，親しい者への愛着が残っているのだ。そんな愛着のある家族に一言残すどころか，家族のことを思う余裕すらなく，亡くなっていったにちがいない。どんなにか心残りだったろう。そんな思いがつぎつぎに浮かびました。

そして，私がまいたサリンをかたづけて亡くなった地下鉄職員の高橋一正さんと菱沼恒夫さんのことを思いました。乗客の安全や電車の運行の確保という自分の職業人としての使命をまっとうして，そのために亡くなったのだ。私は本来，人の命を救う医師でありながら，そういう人たちを殺してしまったと気づいたとき，いったい何のために自分は生きてきたのかと，その人たちと私，そして医師本来の使命と私のやったことのあまりの落差の大きさに，雷に打たれたような，こころが砕けてしまったような大きな衝撃を受けました。

そして，高橋さんと菱沼さんの家族のことが浮かび，その家族にとっては，かけがえのない夫や父親が突然いなくなり，なぜ死ぬことになったのかもわからず，どんなにか驚き，悲しんでいるだろう，私は，その人たちすべての人生を狂わせてしまったと思いました。なんで私が，いま生きていなくてはならないのだと，いたたまれない気持ちになりました。何人もの人たちを，私たちは亡くならせてしまったのだ。その人たち一人一人には，それぞれの人生に大切な出会いがあったはずだ。

その出会いをもった人たちにとっては，突然その人が消し去られてしまったのだ。夫や妻や，息子や娘や，父親や母親や，友人や知人が突然いなくなり，驚きが，そして怒りと悲しみ，憎しみが縁ある人たちに生じる。一人一人を中心に，縁によって悲しみが広がっていく。悲しみが色となって，その果てしない人の縁の広がりを染めていく。そのようなイメージが見えたように思いました。

その瞬間，この現実の前には，ポアなど成立しないし，何の意味ももたない，

付録2　さまざまな反応の項目別整理

麻原は間違っている，とわかったのです。涙が，いつまでも，ひたすら出てきました。私のとった行動は誤っていた，と確信できました。私は，このときほど，悲しかったことはありませんでした。〔中略〕

　私が信じておこなわれたことは，とり返しのつかない大きな過ちでした。自らを恥じ，自分が生きていることを恥じました。戻しようのないことはわかっていても，何度，元へ戻せたら……と思ったことでしょうか。なんで，わからなかったのだ，と身悶えする思いが繰り返し湧き上がってきました。ひたすら殺してしまった人たちの心残りを思い，残された家族，縁のある人たちの悲しみを思い，その悲しみを思うたびに，涙がとめようもありませんでした」
（林，1998年，484-487ページ）[本文対応ページ：144, 153, 187]

[解説] ここにとりあげたのは，軍隊やカルトなどの集団の中で重犯罪を犯した人たちが改心した時の様子です。被害者と自分を同一地平上にいる同じ人間と認めることが，このような改心の大きな契機になっていることがわかるでしょう。逆に言えば，反省や悔悟を避けるためには，ひいては自分の人格を成長させる大きなきっかけとなるものを看過ないし忌避するためには，自分の行為により被害を受けた相手を，何らかの形で見下す必要があるということです。

5　心理的原因を探り出す際に起こすもの

- **分裂病**──「再発の原因を探っていて，その原因の近くまでゆくと，患者に反応が起こる。それは，『軽い場合にはハッとした表情・姿勢の変化であり，極端な場合には驚愕反応』である」（小坂，1972年b，78ページ）。頭痛や悪心などの身体的変化が，また，あくびや眠気が起こることもあります。小坂は，こうした反応を，忘れていた原因を思い出したことによる驚愕や不快感や良心の呵責から起こるものと考えました。そして，このような反応を，原因を探りだす際の有力な手がかりとしたのです。[本文対応ページ：153, 203-207]
- **心因性疾患一般**──「症状出現の直前にあるはずの心理的原因を探ってゆくと，心身症でも神経症でも，分裂病と全く同質の反応が観察される。〔中略〕同じ心身症という言葉が当てはまるとしても，自覚症状が中心の，いわゆる自律神経失調症と，現実に気道が狭まって，喘鳴を伴う呼吸困難を起こす気管支喘息や，大腸に難治性の炎症や潰瘍を引き起こす潰瘍性大腸炎とは，医学的には全く異質な疾患である。にもかかわらず，心理的原因らしきものに近づ

加害者と被害者の"トラウマ"

くと，どのような心身症を持つ者であっても，例外なく反応が出現した。そして，そこから遠ざかると，反応もすみやかに消えるのである。〔中略〕
　身体的反応は，強さはもちろん，内容的にも実にさまざまである。まず，自覚的反応としては，頭痛や腰痛や腹痛といった身体各部の痛み，肩こり，動悸や息苦しさ，過呼吸，悪心，身体各部の熱感や冷感，しびれ，かゆみ，頭や体が引っ張られる感じ，体が沈み込む感じ，めまい，静座不能などがあげられる。また，他覚的反応としては，古典的ヒステリーに見られる身体各部の不随意運動，失声，叫びや笑い（吹き出す感じ），下痢，咳嗽，おくび，嘔吐，鼻水，蕁麻疹，喘息発作などがある。〔中略〕多重人格障害の患者の場合には，人格変化が起こることもある」（笠原，2004 年 a，63 ページ）。[**本文対応ページ：153**]

[**解説**]　専門家の間でも全く知られていませんが，精神病も含め，心因性疾患では，それぞれの症状の原因を探ろうとしてそれに近づくと，何らかの反応が必ず起こります。そして，その反応が強まる方向へ進んでゆけば，症状出現の直前にあって記憶が消えている，当該の心理的原因に辿り着くことができるのです。この場合の反応は，自分の意識をその原因に向かわせないようにするための手段として，私の言う内心によって作りあげられます。したがって反応は，でたらめに出ることはないので，原因を突き止めるうえで非常に有力な手がかりになるのです。

6　悔悟する加害者（戦争犯罪者）に対面した時の被害者側の反応

● ベトナム帰還兵

　「ベトナムに着いたらどんなことを思うだろう」「自分はそこで何をするつもりなのか」「ベトナムの人々は自分に怒りをぶつけ，責めるんじゃないか」──そんなことをくり返し自問しました。「私が殺した人の家族や親戚に会うんじゃないだろうか」とも考えました。「そうしたらその人たちは，私を殺そうとするんじゃないか」……。〔中略〕
　驚いたことに，埠頭には，「ようこそ」と書かれた大きなボードをもって笑顔で手を振っている人たちが見えました。高校生くらいのベトナムの若者，一〇〇～三〇〇人くらいでしょうか。民族衣装に身を包み，ベトナム古来の踊りを踊っています。〔中略〕私はそれを見て心がふるえ，涙が止まらなくなってしまいました。思わず，自分がベトナム戦争から本国へ帰ってきたときのこと，だれも迎えてくれなかった孤独な帰還を思い出したのです。アメリカ

付録2　さまざまな反応の項目別整理

では，ベトナムから帰った私に，ねぎらいや感謝の言葉をかけてくれる人はいなかった。それなのに，自分が本当に数え切れない暴力と殺人を犯したベトナムに戻ったいま，多くの人が，その私を温かく迎えてくれている。〔中略〕

　その日の夜，ダナン市主催の集会があり，私はそこに参加しました。ダナン市の市長や政治家をはじめ，二〇〇〇～三〇〇〇人の人々が参加し，ベトナムのメディアも取材に来ていました。〔中略〕ステージに上がり，温かい歓迎にお礼を言った後，私は，四〇年近く前に自分がした間違いを列挙していきました。

　「私は，みなさんの子どもたちを殺しました。女性やお年寄りを殺しました。兵士を殺しました。村を焼き払いました。この国にやってきて，数え切れない人々に暴力を振るいました……。私は間違っていました。申し訳ありません。いま，私はそれを本当にすまないと思っています」。〔中略〕

　私を許すかどうかは，ベトナムの人々が決めることだと思いました。受け入れられるかどうかにかかわらず，私は謝罪しなければならないと考えたのです。もし私がベトナム人の父親だったとして，アメリカの海兵隊がやってきて，妻を殺し，子どもを殺したとしたら，私は，果たしてその海兵隊員を許すことができるだろうかと想像しました。そんな立場に置かれたとしたら，仮にその海兵隊員が謝罪したとしても，許すことができるかどうか，私にはわかりません。〔中略〕

　あいさつを終えて会場を見渡したとき，私は驚きました。多くの人々が泣いていたのです。ステージから降りると，みんなが拍手してくれました。ダナン市の市長が走り寄ってきて，私を強く抱きしめてくれました。多くの人が握手をしてくれ，私にありがとうといってくれました。「これでやっと，私は安らかな気持で死ぬことができる」。心からそう思ったことを覚えています。（ネルソン，2006年，91-96ページ。引用に際して段落変更）**[本文対応ページ：187, 266]**

● **中国帰還兵**

　東さんが証言した一九八七年の十二月，南京事件研究会（会長・故洞富雄先生）の一行が南京五〇周年を記念して受害者を追悼し，さらに調査研究のため南京市を訪問し，東さんも同行した。〔中略〕

　東さんは，「南京の記念館の庭で群衆に取り囲まれたとき，復讐を覚悟した」という。しかし，南京の市民は「復讐」ではなく，たくさんの質問をした。

加害者と被害者の"トラウマ"

　最後の質問は一人の女性からで,「いかなることがあっても過去は過去,これからの中国と日本の関係はどうあるべきと考えるか」という聡明な質問であった。東さんは,その問いに答えることができず,考え込んだ。
　さらに応接間で幸存者のおじいさん,おばあさんと対面し体験を聞いた。そして最後に幸存者の靴屋さんから求められ握手をした。後に東さんは,「それだけでも南京に来た甲斐があったと思った」と感想を述べている。
　謝罪のために訪問した南京であったが,五〇年前の記憶が東さん自身に問いかける。言葉にならない。ただ頭を下げるだけ。「南京の人たちにはたいへんなご迷惑をかけた。どうもあいすみませんでした」という言葉がやっと出た言葉であった。同行の日本の学者の方々には,「不十分な言葉」と感じられたようである。
　長年南京の紫金山天文台に勤務されていた劉彩品さんは,この東さんの訪問について「いつまでもひざまずいている東さんを見て,記念館にいた中国人は感動しました。新聞記者はその感動を記事にし,その記事を読んだ私たち,南京に住む者も感動したのです」と,語っている。(山内,2001年,25-26ページ。傍点＝引用者)［本文対応ページ：187, 266］

● B・C級戦犯

　五五年二月から,撫順戦犯管理所は,中国紅十字会〔赤十字〕から転送された,日本戦犯の家族や親しい友人からのたくさんの手紙と小包を受け取った。島村三郎〔元満州国三江省警務総局特務処調査科科長,後の中国帰還者連絡会会長〕も,妻の島村迪子の手紙を受け取った。〔ところが〕息子の鉄彦のことが書かれていなかったので,心の中に疑惑が生じた。そこで彼は,直ちに返事を書いて,単刀直入にこのことにふれ,自分に対して隠し立てのないよう妻に求めた。
　島村は,手紙を出してからは笑い顔一つ見せず,一日中塞ぎ込んでいた。
　およそ二十日ほど過ぎてから,島村は返信を受け取った。やはり予想していた通り,息子の鉄彦はこの世の人ではなかった。妻の手紙には,
「鉄彦は三年前に亡くなりました。自転車に乗っているところをバスにひかれて死んだのです……私はこの知らせを聞き,あわてて家に戻ったときには,満身血だらけで,すでに息は絶えていて……私はあなたを余計に苦しめるだろう,と思って隠していたのです……」
　と書いてあった。島村三郎は読み終わると,泣きながら私に,
「私は死んでも罪を償い切れない人間です。子供の死のために涙を流す資格な

んかない人間です」

と言った。私は島村の情況を指導部に総括して報告した。指導部は，島村を幾日か休ませるとともに，炊事に話してここ数日間，島村に対して別個においしい食事を与えるように，と言った。このことに島村は非常に感動した。その後，島村三郎の思想表現は，さらに顕著な変化が生れた。〔中略〕

一九五六年六月二十一日，最高人民法院瀋陽特別軍事法廷で，拘留中の二十八名の偽「満州国」政府系の日本戦犯の裁判があったとき，島村三郎も起訴され，裁判を受けた。

荘厳厳粛な特別軍事法廷で，島村三郎は，陳述中に涙に埋もれながら，自己の罪行に対するきわまりない後悔と，我々の寛大な待遇に対する非常に感激した気持ちを示した。七月二十日，特別軍事法廷は彼を有期十五年の懲役に処した。彼は最後の陳述のとき，床に跪いて，自己を極刑に処してくれるよう法廷に要求してから，向きを変え，傍聴席の人たちに向かって頭を床につけた……。この降って来たような場面に，大法廷内の人々は皆呆然とした。被告席の両側にいた二人の軍人は，急いで走り寄って島村を抱き起こした。場内にいた通訳が，島村の言ったことを通訳し終ったとき，皆はやっと先ほどのことがどんなことであったのか分かった。島村の心の底からの誠実な声を，私は今に至っても，忘れることができない。（中国帰還者連絡会，1995年，86-88ページ。引用に際して段落変更。279ページも参照）〔**本文対応ページ：187, 266**〕

[**解説**] ここに引用したのは，悔悟した戦争犯罪者に対して，被害者側がどのような反応を示したかということなので，これまでのものとは異質ですが，真摯な反省をする加害者に接した被害者が，感動をもってその罪を許すことを示す非常に重要な資料であるため，あえてここでとりあげました。

7　修行による大悟の瞬間

〔飲まず食わず寝ずの状態で過去を振り返る宗教的修行の4日目の晩〕その後また二時間余り過ぎたころ，今度は駒谷お師匠様が面接にお越しくださって
「一心一向になれましたか？」
「なってくれません」
「御自分の罪悪がわかりましたか？」
「表面だけわかっても，心の奥ではなんとも感じてくれません」

加害者と被害者の"トラウマ"

「今度こそ救われてほしい，助かってもらいたいと思い，夜も昼も皆で苦心しましたが，あなたの悪業が強いのでどうにもなりません」
「お師匠さん助けてください」
「万策つきました。無宿善には力及ばず」
「お願いします，たのみます」
「駄目です，私にその徳もなく自信もありません」
　すがりつく私の手を振り切って恩師は立ち去ろうとされました。
　屏風の外へ行こうとされる師のおひざにすがって，死の恐怖と罪悪の苦しさにおののきながら，失望のどん底にあえいでおりました。
　その後，何時間経過したのか，あるいは数分間でしかなかったのか，私にはわかりませんが，前のめりにぶっ倒れたまま，しばらくの間，人事不省におちいっていた私は，ふと気がつくと嬉しくて嬉しくて，ただ涙のみでした。
〔中略〕
　八日の晩から四昼夜眠っていないんですから，眠たいはずなのに，興奮さめやらぬためか十二日の夜も眠れません。全く不思議です。不思議といえば食べていないのに腹がすかない，つまり空腹を覚えないのもまさに不可思議です。また一日二十四時間の中で午前三時か四時ごろが最も身調べのよくできる時間だったということも発見できました。〔中略〕
　あの瞬間の来る寸前，小用で立ったとき，一人で歩けないくらい衰弱して，二人のお方の肩を拝借して便所へ行ったのに，それから一時間も経ぬ間に，この感激に浸れるとは，しかもシャンシャン歩けます。三〇センチほど雲の上を歩いているようです。顔もちょっと前までは地獄の底から這い出たように恐ろしかったのが，ニコニコ，ゲラゲラ，喜び笑いが底からこみあげてきて防ぎようがありません。細長かった人相が急に丸顔に変わっていたことでしょう。（吉本，1965年，97-99ページ）[本文対応ページ：153, 164, 178]

[解説] 本例は，宗教的な修行（本例では，浄土真宗の一派による"見調べ"）の中で悟りを開く瞬間を，体験者自身が描写した非常に貴重な証言です。この方法では，自分が今死んだら，極楽に行くか地獄に行くかを，"飲まず食わず寝ず"という過酷な条件の下で突き詰めて考えることが唯一の課題です。その答えは，「地獄行き」に決まっているのですが，それを本当に心から納得しなければならないのです。それは，自分をかばう姿勢をやめるということにほかなりません。それこそが，真の反省に必要不可欠の要素なのです。

参考文献

NHK取材班（1995年）『太平洋戦争 日本の敗因〈4〉責任なき戦場 インパール』角川文庫
G．アイゼン（1996年）『ホロコーストの子どもたち』立風書房
青木冨貴子（2005年）『731』新潮社
青島多津子，村上千鶴子，小田晋，田辺文夫（1996年）「加害者自身への犯罪ストレス」『犯罪学雑誌』第62巻，86-87ページ
浅野弘毅（2000年）『精神医療論争史』批評社
麻原控訴審弁護人編（2006年）『獄中で見た麻原彰晃』インパクト出版会
朝日新聞山形支局（1991年）『ある憲兵の記録』朝日文庫
東史郎（1987年）『わが南京プラトーン――一召集兵士の体験した南京大虐殺』青木書店
東史郎（2001年）「俯仰天地に愧じず」東史郎さんの南京裁判を支える会編『加害と赦し――南京大虐殺と東史郎裁判』（現代書館）所収
荒川直人（1997年）「国立精神・神経センター国府台病院〜教導団病室，衛戌病院，陸軍病院（戦争神経症センター），国立病院を経て精神・神経センター病院へ」『日本病院会雑誌』第44巻，151-158ページ
荒木憲一，川崎ナヲミ，太田保之（1995年）「災害精神保健システムと精神科医の役割」『臨床精神医学』第24巻，1557-1565ページ
H．アーレント（1969年）『イェルサレムのアイヒマン』みすず書房
安克昌（1996年）『心の傷を癒すということ』作品社
安藤久美子他（2007年）「自らの加害行為によるPTSD類似症状――医療観察法の実子殺害例の検討から」『臨床精神医学』第36巻，1181-1189ページ
池田晶子，陸田真志（1999年）『死と生きる――獄中哲学対話』新潮社
池田由子（1984年）「被虐待児症候群」池田由子編『現代のエスプリ 被虐待児症候群』（至文堂）所収
池田由子（1987年）『児童虐待』中公新書
池見西次郎（1965/79年）『愛なくば』日本心身医学協会
石井猪太郎（1986年）『外交官の一生』中公文庫
石塚千秋他（1999年）「診断が困難であった実子殺しの鑑定事例」『犯罪学雑誌』第65巻，202-206ページ
市橋秀夫（1994年）「緊張病の2症例」木村敏編『精神分裂病Ⅰ――精神病理』（中山書店）所収
伊東壮他（1978年）「原爆と人間」ISDA JNPC編集出版委員会編『被爆の実相と被爆者の実情』（朝日イブニングニュース社）所収
井上郁美（2000年）『永遠のメモリー』河出書房新社

加害者と被害者の"トラウマ"

井村恒郎（1956年）「戦争神経症の印象」『青年心理』第7巻1号，87-90ページ
井村恒郎（1965年）「戦争下の異常心理――戦争神経症を中心として」井村恒郎他編『異常心理学講座第五巻　社会病理学』（みすず書房）所収
入江曜子（2001年）『日本が「神の国」だった時代――国民学校の教科書を読む』岩波新書
岩井宜子（2008年）「アメリカにおけるInsanity Defenseの動向」『司法精神医学』第3巻，88-92ページ
E．S．ヴァレンスタイン（2008年）『精神疾患は脳の病気か？　向精神薬の科学と虚構』みすず書房
上野創（2002年）『がんと向き合って』晶文社
内村祐之（1948年）『精神醫學教科書　上巻』南山堂書店
臺弘（1978年）「解説」臺弘編『分裂病の生活臨床』（創造出版）所収
鵜野晋太郎（1983年）『菊と日本刀　上下』谷沢書房
浦河べてるの家（2002年）『べてるの家の「非」援助論』医学書院
江川紹子（1997年）『「オウム真理教」裁判傍聴記②』文藝春秋
江熊要一（1974年）「生活臨床概説」『精神医学』第16巻，623-638ページ
愛媛県（出版年不詳）『こころのケア対応マニュアル』愛媛県
遠藤周作（1986年）『私が見つけた名治療家32人』祥伝社
太田保之（2002年）「原子爆弾被爆住民の長期経過後の精神的影響」『臨床精神医学』増刊号，146-151ページ
大谷正（2007年）「日清戦争における日本軍の住民への加害」田中利幸編『戦争犯罪の構造――日本軍はなぜ民間人を殺したのか』（大月書店）所収
大江志乃夫（1981年）『徴兵制』岩波新書
岡田靖雄（1975年）「はじめに」岡田靖雄他編『精神科症例集　上巻』（岩崎学術出版社）所収
岡田靖雄，小坂英世（1970年）『市民の精神衛生――社会のなかで精神病を治す』勁草書房
小川一夫，宮真人（1994年）「長期経過――症例の転帰・予後」佐藤光源編『精神分裂病Ⅱ――おもに病因論・病態論の立場から』（中山書店）所収
奥野修司（2006年）『心にナイフをしのばせて』文藝春秋
小倉豊文（1948年）『絶後の記録――廣島原子爆彈の手記』中央社（1982年，中公文庫）
長田新編（1965年）「原爆の子」『昭和戦争文学全集　13　原子爆弾投下さる』（集英社）所収
小沢牧子（2002年）『「心の専門家」はいらない』洋泉社新書
J．オダネル，J．オルドリッチ（1995年）『トランクの中の日本――米従軍カメラマンの非公式記録』小学館
御茶の水女子大学桜蔭会兵庫県支部編（1996年）『災禍を超えて』編集工房ノア
加賀乙彦（1990年）『ある死刑囚との対話』弘文堂
加賀乙彦（2006年）『悪魔のささやき』集英社新書
笠原十九司（1997年）『南京事件』岩波新書
笠原十九司（2002年）『南京事件と日本人』柏書房
笠原十九司（2006年）「南京虐殺の記憶と歴史学」笠原十九司，吉田裕編『現代歴史学と

南京事件』（柏書房）所収
笠原敏雄（1976年）「精神分裂病患者の防衛機制」『東大分院神経科研究会誌』第2号，78-92ページ
笠原敏雄（1995年）『隠された心の力——唯物論という幻想』春秋社
笠原敏雄（1999年）「解説」笠原敏雄編『多重人格障害——その精神生理学的研究』（春秋社）所収
笠原敏雄編（2002年）『偽薬効果』春秋社
笠原敏雄（2004年a）『幸福否定の構造』春秋社
笠原敏雄（2004年b）『希求の詩人・中原中也』麗澤大学出版会
笠原敏雄（2005年）『なぜあの人は懲りないのか・困らないのか——日常生活の精神病理学』（旧題『懲りない・困らない症候群』〔1997年〕）春秋社
笠原敏雄（2010年）『本心と抵抗——自発性の精神病理』すぴか書房
笠原嘉（1967年）「内因性精神病の発病に直接前駆する『心的要因』について」『精神医学』第9巻6号，17-26ページ
笠原嘉（1974年）「書評：精神分裂病読本」『精神医学』第16巻，630-631ページ
笠原嘉（1998年）『精神病』岩波新書
A．カーディナー（2004年）『戦争ストレスと神経症』みすず書房
加藤進昌，飛鳥井望，金吉晴，神庭重信（2002年）「座談会　ＰＴＳＤとその周辺をめぐって」『臨床精神医学』増刊号，7-21ページ
門田隆将（2008年）『なぜ君は絶望と闘えたのか——本村洋の3300日』新潮社
河合隼雄（1993年）「藤岡喜愛さんを偲んで」藤岡喜愛著『イメージの旅』（日本評論社）所収
川上武編著（2002年）『戦後日本病人史』農村漁村文化協会
川平那木（2005年）『性虐待の父に育てられた少女——蘇生への道』解放出版社
北川昶（1965年）「心の遍歴七日間」吉本伊信著『内観四十年』（春秋社）所収
菊田幸一（1994年）『いま，なぜ死刑廃止か』丸善ライブラリー
木佐芳男（2001年）『〈戦争責任〉とは何か——清算されなかったドイツの過去』中公新書
岸田秀（1982年）「わたしの原点」『ものぐさ精神分析』（中公文庫）所収
清沢洌（山本義彦編）（1960年）『暗黒日記——1942-1945』岩波文庫
栗本藤基（1980年）「分裂病者の母親に内観を施行しての一考察」『第三回日本内観学会発表論文集』（日本内観学会事務局）所収
J．グレゴリー（2005年）『Sickened——母に病気にされ続けたジュリー』竹書房文庫
D．グロスマン（2004年）『戦争における「人殺し」の心理学』ちくま学芸文庫
A．ケストラー（1969年）『機械の中の幽霊——現代の狂気と人類の危機』ぺりかん社
小池滋（1991年）『もうひとつのイギリス史』中公新書
纐纈厚（1999年）『侵略戦争——歴史事実と歴史認識』ちくま新書
小木貞孝（1965年）「拘禁状況の精神病理——とくに異常体験反応を中心として」井村恒郎他編『異常心理学講座第5巻　社会病理学』（みすず書房）所収
小木貞孝（1974年）『死刑囚と無期囚の心理』金剛出版

小坂英世（1960年）「精神分裂病患者の家族関係の研究」『医療』第14巻，259-272，354-360ページ
小坂英世（1963年）「栃木県における精神病者の管理」『精神医学』第5巻，569-573ページ
小坂英世（1966年a）『精神衛生活動の手引き』日本看護協会出版部
小坂英世（1966年b）「精神病院の機能と限界」『精神医学』第8巻，583-584ページ
小坂英世（1966年c）「精神衛生と行動科学——生態学派の立場から」『公衆衛生』第30巻，504-507ページ
小坂英世（1966年d）「地域精神医学における問題点」『精神医学』第8巻，816-819ページ
小坂英世（1968年）「保健婦と患者家族を友として」『公衆衛生』第32巻，103-106ページ
小坂英世（1970年a）「特集60年代から70年代へ 精神衛生」『公衆衛生』第34巻，416-421ページ
小坂英世（1970年b）『精神分裂病患者の社会生活指導』医学書院
小坂英世（1971年a）「リハビリテーションの技術論」江副勉監修『精神科リハビリテーション』（医歯薬出版）所収
小坂英世（1971年b）「ある家族の手紙」『精神医療』第2巻1号，95-101ページ
小坂英世（1972年a）『患者と家族のための精神分裂病理論』珠真書房
小坂英世（1972年b）『精神分裂病読本』日本看護協会出版部
小坂英世（1973年a）「再発の研究」小坂教室テキストシリーズ，No.5
小坂英世（1973年b）「抵抗とイヤラシイ再発の研究」小坂教室テキストシリーズ，No.6
小坂英世（1974年）「過去の分析（その1）」小坂教室テキストシリーズ，No.9
小坂英世（1976年）「私の病因論と治療法」小坂教室テキストシリーズ，No.11
小坂英世（1977年）「小坂から患者諸君に」小坂教室発行1977年10月20日付リーフレット
小坂英世（1987年）「駆水剤による精神病治療」『日本東洋医学雑誌』第37巻，345ページ
小坂洋右（2005年）『破壊者のトラウマ——原爆科学者とパイロットの数奇な運命』未来社
小俣行男（1982年）『侵掠——中国戦線従軍記者の証言』徳間書店
小山順（2004年）『犯人よ，話してくれてありがとう——長野生坂ダム事件の真相を追った母の23年』朝日新聞社
H．コリンズ，T．ピンチ（1997年）『七つの科学事件ファイル』化学同人
斎藤学（1999年）『封印された叫び——心的外傷と記憶』講談社
斎藤道雄（1995年）『原爆神話の五〇年』中公新書
斎藤道雄（2002年）『悩む力』みすず書房
佐木隆三（2005年）『なぜ家族は殺し合ったのか』青春新書
佐高信，魚住昭（2008年）『だまされることの責任』角川文庫
佐藤哲哉（2001年）「心因と心因性精神障害——その歴史的変遷」『こころの科学』第95号，10-15ページ
佐瀬稔（1990年）『うちの子がなぜ！——女子高生コンクリート詰め殺人事件』草思社
佐野三治（1992年）『たった一人の生還——「たか号漂流二十七日間の闘い」』新潮社
C．F．シェイタン（1984年）「ベトナム復員兵のストレス病——持続する感情障害」D．

参考文献

R．フィグレー編『ベトナム戦争神経症』（岩崎学術出版社）所収
島村三郎（1975年）『中国から帰った戦犯』日中出版
清水寛編著（2006年）『日本帝国陸軍と精神障害兵士』不二出版
J．ジーメス（1970年）「原爆！」『聖心の使徒』7・8月合併号，318–327ページ；9月号，381–387ページ
下坂幸三（1998年）「心的外傷論の拡大化に反対する」『精神療法』第24巻，332–339ページ
G．シュヴィング（1966年）『精神病者の魂への道』みすず書房
周藤由美子（2004年）「『偽りの記憶』論争から何を学べばいいのか——『危ない精神分析』を批判する」『フェミニストカウンセリング研究』第3巻，58–68ページ
新福尚武（1979年）「成因　総論」高橋良他編『現代精神医学大系　躁うつ病Ⅰ』（中山書店）所収
スアド（2004年）『生きながら火に焼かれて』ソニーマガジンズ
杉原美津子（1983年）『生きてみたい，もう一度』文藝春秋
鈴木浩二（1978年）「家族精神療法」懸田克躬他編『現代精神医学大系　精神科治療学Ⅰ』（中山書店）所収
諏訪敬三郎（1948年）「今次戰爭に於ける精神疾患の概況」『醫療——国立醫療學會誌』第1巻4號，17–20ページ
H．ゼア（2003年）『修復的司法とは何か——応報から関係修復へ』新泉社
M．B．セイボム（2005年）『新版「あの世」からの帰還』日本教文社
M．B．セイボム（2006年）『続「あの世」からの帰還』日本教文社
関谷晧元（1993年）『虚業教団——〈幸福の科学〉で学んだものは何だったのか』現代書林
M．A．セシュエー（1971年）『分裂病の少女の手記』みすず書房
H．セリエ（1963年）『現代生活とストレス』法政大学出版局
副田義也（1996年）「震災遺児家庭の実態」あしなが育英会編『黒い虹——阪神大震災遺児たちの一年』（廣済堂出版）所収
曽根一夫（1988年）『南京虐殺と戦争』泰流社
田口憲一（1968年）『ヒロシマ・パイロット——クロード・イーザリーの悲劇』講談社
田口寿子（2005年）「産後うつ病により子殺しを行った女性患者の治療をめぐって」『心と社会』第120号，66–72ページ
田辺功（2008年）『心の病は脳の傷』西村書店
S．ダルデンヌ（2005年）『すべて忘れてしまえるように——少女監禁レイプ殺人犯と暮らした80日間』ソニーマガジンズ
J．ダワー（2001年）『容赦なき戦争——太平洋戦争における人種差別』平凡社
R．ダンブロジオ（2000年）『ローラ，叫んでごらん——フライパンで焼かれた少女の物語』講談社プラスα文庫
中国帰還者連絡会（1984年）『完全版三光』晩聲社
中国帰還者連絡会訳編（1995年）『覚醒——撫順戦犯管理所の六年』新風書房
鶴間和幸，吉村作治，松本健他（2000年）「座談会——四大文明をめぐる［4］埋葬」鶴

加害者と被害者の"トラウマ"

間和幸他編著『NHKスペシャル　四大文明　中国』(NHK出版) 所収
G．ディディ・ユベルマン (1990年)『アウラ・ヒステリカ——パリ精神病院の写真図像集』リブロポート
戸谷由麻 (2006年)「東京裁判における戦争犯罪訴追と判決」笠原十九司・吉田裕編『現代歴史学と南京事件』(柏書房) 所収
豊田正義 (2005年)『消された一家——北九州・連続監禁殺人事件』新潮社
富永正三 (1996年)『あるB・C級戦犯の戦後史——ほんとうの戦争責任とは何か』水曜社
永井隆 (1949年)『長崎の鐘』日比谷出版社 (2009年，勉誠出版他)
中沢正夫 (1975年a)「〔症例18〕分裂病 (女・1943年5月うまれ)」岡田靖雄他編『精神科症例集　上巻』(岩崎学術出版社) 所収
中沢正夫 (1975年b)「江熊要一，その『ひと』と『しごと』」岡田靖雄他編『精神科症例集　上巻』(岩崎学術出版社) 所収
中沢正夫 (1998年)『ストレス「善玉」論』角川文庫
中澤正夫 (2007年)『ヒバクシャの心の傷を追って』岩波書店
永田貴子，平林直次，津久江亮太郎，岡田幸之 (2007年)「加害行為後，PTSD類似の症状が出現した統合失調症の1例」『司法精神医学』第2巻1号, 2-7ページ
中原思郎 (1970年)『兄中原中也と祖先たち』審美社
長嶺敬彦 (2006年)『抗精神病薬の「身体副作用」がわかる』医学書院
中村哲 (2007年)『医者，用水路を拓く——アフガンの大地から世界の虚構に挑む』石風社
西村忠郎他 (1971年)「隠されつづけた南京大虐殺の記録」『潮』7月号, 112-156ページ
西澤哲 (1994年)『子どもの虐待——子どもと家族への治療的アプローチ』誠信書房
E．P．ニース他 (1984年)「ベトナム復員兵薬物乱用者の退役2年後の適応状況」D．R．フィグレー編『ベトナム戦争神経症』(岩崎学術出版社) 所収
J．S．ニューマン (1993年)『アウシュヴィッツの地獄に生きて』朝日新聞社
A．ネルソン (2003年)『ネルソンさん，あなたは人を殺しましたか?——ベトナム帰還兵が語る「ほんとうの戦争」』講談社
A．ネルソン (2006年)『戦場で心が壊れて——元海兵隊員の証言』新日本出版社
野田正彰 (1998年)『戦争と罪責』岩波書店
野田正彰 (2002年)『犯罪と精神医療——クライシス・コールに応えたか』岩波書店
M．ハーウィット (1997年)『拒絶された原爆展』みすず書房
J．ハーシー (1949年)『ヒロシマ』法政大學出版局 (2003年,増補版, 法政大学出版局)
長谷川毅 (2006年)『暗闘——スターリン，トルーマンと日本降伏』中央公論新社
蜂矢英彦 (1993年)『心の病と社会復帰』岩波新書
蜂谷道彦 (1955年)『ヒロシマ日記』朝日新聞社
I．ハッキング (1998年)『記憶を書きかえる——多重人格と心のメカニズム』早川書房
S．ハッサン (1993年)『マインド・コントロールの恐怖』恒友出版
T．X．バーバー (2008年)『もの思う鳥たち——鳥類の知られざる人間性』日本教文社
浜田晋 (1975年)「〔症例19〕分裂病 (女・1935年11月うまれ)」岡田靖雄他編『精神

科症例集　上巻』(岩崎学術出版社) 所収
浜田晋 (1986年)「小坂療法と私——小坂流家族療法の再検討」大原健士郎, 石川元編『家族療法の理論と実際　1』(星和書店) 所収
浜田晋 (2001年)『私の精神分裂病論』医学書院
浜田晋 (2005年)「小坂理論の後始末」『精神医療』第39号, 98-102ページ
浜田晋 (2010年 a)「日本社会精神医学外史 [その7]「生活臨床」(江熊要一一派) の功罪」『精神医療』第58号, 103-115ページ
浜田晋 (2010年 b)「日本社会精神医学外史 [その8]——小坂英世という男」『精神医療』第59号, 153-162ページ
浜田晋, 川上武 (2001年)「対談　臨床日記からみる戦後病人史——『私の精神分裂病論』が提起したもの」『週刊医学界新聞』第2443号
J．L．ハーマン (1996年)『心的外傷と回復』みすず書房
林郁夫 (1998年)『オウムと私』文藝春秋
林峻一郎 (1993年)『「ストレス」の肖像——環境と生命の対話』中公新書
林直樹 (2010年)「『小坂理論』に見る精神療法の『理論』」『精神療法』第36巻, 776-778ページ
D．バルオン (1993年)『沈黙という名の遺産——第三帝国の子どもたちと戦後責任』時事通信社
L．ピッカー (1966年)『わが心の旅路』東都書房
日野啓三, 今西錦司 (1983年)「対談　今西錦司——成るがままの世界」『創造する心——日野啓三対談集』(読売新聞社) 所収
広島市長崎市原爆災害誌編集委員会 (1979年)『広島・長崎の原爆災害』岩波書店
広田伊蘇夫 (1971年)「もちあじ論への疑問——園田よし氏 (あけぼの会) との関連から」『精神医療』第2巻3号, 87-90ページ
福原泰平 (2003年)「ＰＴＳＤの視点からの加害者の特徴と処遇　成人」『矯正医学』第52巻, 152-157ページ
福原泰平, 宮嶋芳弘 (2000年)「夢の侵入によって眠れないと訴える殺人事件加害者とＰＴＳＤ」『矯正医学』第48巻, 108-109ページ
福原泰平, 宮嶋芳弘 (2002年)「殺人事件加害者におけるＰＴＳＤの研究」『矯正医学』第50巻, 94ページ
藤沢敏雄 (1971年)「過渡期の悲劇——小坂英世氏に関するおぼえ書き」『精神医療』第2巻2号, 118-122ページ
藤縄昭, 加藤清 (1968年)「心理療法 (六) とくに精神分裂病の心理療法をめぐって」井村恒郎他編『異常心理学講座　第三巻』(みすず書房) 所収
藤原彰 (1985年)『南京大虐殺』岩波ブックレット
藤原彰 (2001年)『餓死した英霊たち』青木書店
T．ブラス (2008年)『服従実験とは何だったのか——スタンレー・ミルグラムの生涯と遺産』誠信書房

加害者と被害者の"トラウマ"

Ｖ．Ｅ．フランクル（1993年）『それでも人生にイエスと言おう』春秋社
Ｖ．Ｅ．フランクル（2002年）『夜と霧　新版』みすず書房
古田元夫（1988年）「証言　黒人兵とベトナム戦争」ベトナム戦争の記録編集委員会編『ベトナム戦争の記録』（大月書店）所収
古屋龍太（2008年）「日本病院・地域精神医学会の50年とわが国の精神保健福祉をめぐる流れ」『日本病院・地域精神医学』第51巻3号，254-286ページ
Ｉ．ブルマ（1994年）『戦争の記憶――日本人とドイツ人』ティビーエス・ブリタニカ
Ｓ．フロイト（1970年）『日常生活の精神病理学』人文書院
Ｓ．Ａ．ヘイリー（1984年）「戦闘後ストレス反応の治療の意味――精神衛生の専門家のために」Ｄ．Ｒ．フィグレー編『ベトナム戦争神経症』（岩崎学術出版社）所収
Ｈ．ベルクソン（1965年）「『生きている人のまぼろし』と『心霊研究』」『ベルクソン全集5　精神のエネルギー』（白水社）所収
Ｈ．ベルクソン（1979年）『道徳と宗教の二つの源泉』澤瀉久敬編『ベルクソン』（中央公論社）所収
Ｄ．ペルザー（2003年ａ）『"It"と呼ばれた子　完結編』ソニーマガジンズ
Ｄ．ペルザー（2003年ｂ）『"It"と呼ばれた子　指南編』ソニーマガジンズ
星徹（2002年）『私たちが中国でしたこと』緑風出版
細渕富夫，清水寛，飯塚希世（2000年）「日本帝国陸軍と精神障害兵士［Ⅱ］――国府台陸軍病院『病床日誌（昭和20年度）の戦争神経症患者の症例』」『埼玉大学紀要 教育学部（教育科学）』第49巻2号，51-62ページ
細渕富夫，清水寛，飯塚希世（2002年）「日本帝国陸軍と精神障害兵士［Ⅷ］――国府台陸軍病院『病床日誌（一九三八（昭和13年度）～一九四五年（20年度）』にみる戦争神経症患者の生活史的検討」『精神医学』第44巻，877-883ページ
洞富雄（1967年）『近代戦史の謎』人物往来社
洞富雄編（1973年）『日中戦争資料9　南京事件Ⅱ』河出書房新社
洞富雄，本多勝一，藤原彰編（1987年）『南京事件を考える』大月書店
Ｍ．Ｊ．ホロヴィッツ，Ｇ．Ｆ．ソロモン（1984年）「ベトナム復員兵の遅発性ストレス反応症状群」Ｄ．Ｒ．フィグレー編『ベトナム戦争神経症』（岩崎学術出版社）所収
本多勝一（1981年ａ）『戦場の村』朝日文庫
本多勝一（1981年ｂ）『中国の旅』朝日文庫
本多勝一（1981年ｃ）『アメリカ合州国』朝日文庫
本多勝一（1982年）『殺される側の論理』朝日文庫
本多勝一（1987年）『南京への道』朝日新聞社
本多勝一編（1989年）『裁かれた南京大虐殺』晩聲社
本多勝一，長沼節夫（1991年）『天皇の軍隊』朝日文庫
松岡環（2002年）『南京戦――閉ざされた記憶を尋ねて　元兵士１２０人の証言』社会評論社
松田宏也（1983年）『ミニヤコンカ奇跡の生還』山と渓谷社
松田美智子（2009年）『新潟少女監禁事件――密室の３３６４日』朝日文庫

参考文献

松本重治（1975 年）『上海時代――ジャーナリストの回想　下』中公新書
松本重治（聞き手・國広正雄）（1986 年）『昭和史への一証言』毎日新聞社
松本雅彦（2000 年）「精神分裂病の心因論をめぐって」『精神医学レビュー』第 33 巻，42-51 ページ
真鍋弘樹（2008 年）「死刑制度と向き合う」『朝日新聞』10 月 26 日付朝刊
三浦宗克（2009 年）「抗精神病薬の神話と真実」『精神看護』第 12 巻 4 号，96-104 ページ
三笠宮崇仁（1994 年）「闇に葬られた皇室の軍部批判」『This is 読売』8 月号，40-59 ページ
宮城音弥（1977 年）『人間の心を探究する』岩波新書
宮地尚子（2005 年）『トラウマの医療人類学』みすず書房
Ｓ．ミルグラム（1975 年）『服従の心理』河出書房新社
向谷地生良（2006 年）『「べてるの家」から吹く風』いのちのことば社
Ｒ．メスナー（1983 年）『死の地帯』山と渓谷社
守田嘉男（2008 年）「疾患ごとに見たライフステージ〈統合失調症〉　高齢者統合失調症における加齢の影響」『精神科臨床サービス』第 8 巻，179-183 ページ
森村誠一（1983 年）『悪魔の飽食　正続』角川文庫
森山康平（1975 年）『証言記録三光作戦――南京虐殺から満州国崩壊まで』新人物往来社
安永浩（1977 年）「分裂病者にとっての『主体他者』」安永浩編『分裂病の精神病理 6』（東京大学出版会）所収
柳沢玄一郎（2003 年）『軍医戦記――生と死のニューギニア戦』光人社ＮＦ文庫
矢幡洋（2003 年）『危ない精神分析――マインドハッカーたちの詐術』亜紀書房
山内小夜子（2001 年）「歴史を尊重する人は歴史から尊重される」東史郎さんの南京裁判を支える会編『加害と赦し――南京大虐殺と東史郎裁判』（現代書館）所収
山﨑浩子（1994 年）『愛が偽りに終わるとき』文藝春秋
山下京子（1998 年）『彩花へ「生きる力」をありがとう』河出書房新社
山手茂（1978 年）「被爆者の精神的苦悩」ＩＳＤＡ ＪＮＰＣ編集出版委員会編『被爆の実相と被爆者の実情』（朝日イブニングニュース社）所収
山中康裕，山田宗良（1993 年）『分裂病者と生きる』金剛出版
山野井泰史（2004 年）『垂直の記憶――岩と雪の 7 章』山と渓谷社
山室あかね（1988 年）『彩流――精神分裂病の夫と三十年』同時代社
山本茂美（1972 年）『新版　あゝ野麦峠』朝日新聞社
Ａ．ヤング（2001 年）『ＰＴＳＤの医療人類学』みすず書房
Ａ．ヤング（2008 年）「ＰＴＳＤと『記憶の歴史』――アラン・ヤング教授を迎えて」『生存学研究センター報告 1』立命館大学生存学研究センター
湯浅修一（1989 年）「精神療法 3　分裂病者の精神療法――生活臨床の立場から」土居健郎他編『異常心理学講座　第 9 巻　治療学』（みすず書房）所収
Ｓ．Ｌ．ユードル（1995 年）『八月の神話――原子力と冷戦がアメリカにもたらした悲劇』時事通信社
横川和夫（2003 年）『降りていく生き方』太郎次郎社

加害者と被害者の"トラウマ"

吉開那津子（1981年）『消せない記憶——湯浅軍医生体解剖の記録』日中出版
吉田守男（1991年）「原爆投下目標としての京都」核戦争防止・核兵器廃絶を訴える京都
　医師の会編『医師たちのヒロシマ——原爆災害調査の記録』（機関紙共同出版）所収
吉田裕（1985年）『天皇の軍隊と南京事件——もうひとつの日中戦争史』青木書店
吉田裕（1995年）『日本人の戦争観——戦後史のなかの変容』岩波書店
吉田裕（1997年）『現代歴史学と戦争責任』岩波書店
吉田裕（2002年）『日本の軍隊』岩波新書
吉本伊信（1965年）『内観四十年』春秋社
四宮鉄男（2002年）『とても普通の人たち』北海道新聞社
L．ライト（1999年）『悪魔を思い出す娘たち——よみがえる性的虐待の「記憶」』柏書房
R．J．リフトン（1971年）『死の内の生命——ヒロシマの生存者』朝日新聞社
R．J．リフトン（1984年）「治療者の倫理的あり方」D．R．フィグレー編『ベトナム
　戦争神経症』（岩崎学術出版社）所収
R．J．リフトン（2000年）『終末と救済の幻想——オウム真理教とは何か』岩波書店
R．J．リフトン，野田正彰（1995年）「対談　惨害と人間——原爆・戦争・震災」『世界』
　9月号，77–87ページ
R．J．リフトン，G．ミッチェル（1995年）『アメリカの中のヒロシマ 上下』岩波書店
A．ルリア（1983年）『偉大な記憶力の物語——ある記憶術者の精神生活』文一総合出版
J．レフ，C．ヴォーン（1991年）『分裂病と家族の感情表出』金剛出版

Andreasen, N.C. (2007). DSM and the death of phenomenology in America: An example of unintended consequences. *Schizophrenia Bulletin, 33*, 108–112.
Andrews, B., Brewin, C.R., Philpott, R., and Stewart, L. (2007). Delayed-onset posttraumatic stress disorder: A systematic review of the evidence. *American Journal of Psychiatry, 164*, 1319–26.
Baggaley, M. (1998). 'Military Munchausen's': Assessment of factitious claims of military service in psychiatric patients. *Psychiatric Bulletin, 22*, 153–54.
Barber, T.X. (1969). *Hypnosis: A Scientific Approach*. New York: Van Nostrand Reinhold.
Beecher, H.K. (1949). *Resuscitation and Anesthesia for Wounded Men: The Management of Traumatic Shock*. Chicago, IL: Charles C. Thomas.
Ballerini, A., *et al.* (2007). An observational study in psychiatric acute patients admitted to General Hospital Psychiatric Wards in Italy. *Annals of General Psychiatry, 6* (2). open access.
Bendall, S., Jackson, H.J, Hulbert, C.A., and McGorry, P.D. (2008). Childhood trauma and psychotic disorders: A systematic, critical review of the evidence. *Schizophrenia Bulletin, 34*, 568–79.
Beratis, S., Gourzis, P., and Gabriel, J. (1994). Anniversary reaction as seasonal mood disorder. *Psychopathology, 27*, 14–18.
Blass, T. (1998). The roots of Stanley Milgram's obedience experiments and their relevance to the holocaust. *Analyse & Kritik, 20*, 46–53.
Blass, T. (2004). *The Man Who Shocked the World: The Life and Legacy of Stanley Milgram*. New York: Basic Books.
Bloom, S.L. (2000). Our hearts and our hopes are turned to peace. In A.Y. Shalev, R. Yuhuda &

参考文献

A.C. McFarlane (eds.), *International Handbook of Human Response to Trauma* (pp. 27–50). New York: Kluwer Academic/Plenum Publishers.

Bockoven, J.S., and Solomon, H.C. (1975). Comparison of two five-year follow-up studies: 1947 to 1952 and 1967 to 1972. *American Journal of Psychiatry, 132*, 796–801.

Breslau, N., and Davis, G.C. (1987). Posttraumatic stress disorder: The etiologic specificity of wartime stressors. *American Journal of Psychiatry, 144*, 578–83.

Brill, N.Q., and Beebe, G.W. (1955). *A Follow-Up Study of War Neuroses. V.A. Medical Monograph.* Veterans Administration.

Brown, M.W. (ed. by F.E. Williams).(1918). *Neuropsychiatry and the War: A Bibliography with Abstracts.* New York: War Work Committee, National Committee for Mental Hygiene.

Bryk, M., and Siegel, P.T. (1997). My mother caused my illness: The story of a survivor of Münchausen by proxy syndrome. *Pediatrics, 100*, 1–7.

Byrne, M.K. (2003). Trauma reactions in the offender. *International Journal of Forensic Psychology, 1*, pp. 59–70

Carpenter, W.T., McGlashan, T.H., and Strauss, J.S. (1977). The treatment of acute schizophrenia without drugs: An investigation of some current assumptions. *American Journal of Psychiatry, 134*, 14–20.

Collins, J.J. and Bailey, S. (1990). Traumatic stress disorder and violent behaviour. *Journal of Traumatic Stress, 3*, 203–20.

Cotton, H.A., and Ebaugh, F.G. (1946). Japanese neuropsychiatry. *American Journal of Psychiatry, 103*, 342–48.

Daniel, D.L. (2008). *Post-traumatic Stress Disorder and the Casual Link to Crime. A Looming National Tragedy: A Monograph.* Fort Leavenworth, Kansas: School of Advanced Military Studies, United States A l Staff College.

Darwin, C. (1871). *The Descent of Man, and Selection in Relation to Sex.* 2 vols. London: John Murray.

Davis, K.L., Kahn, R.S., Ko, G., and Davidson, M. (1991). Dopamine in schizophrenia: Review and reconceptualization. *American Journal of Psychiatry, 148*, 1474–86.

Double, D. (2002). The limits of psychiatry. *British Medical Journal, 324*, 900–4.

Dutton, D.G. (1995). Trauma symptoms and PTSD-like profiles in perpetrators of intimate abuse. *Journal of Traumatic Stress, 8*, 299–316.

Evans C. (2006). What violent offenders remember of their crime: Empirical explorations. *Australian and New Zealand Journal of Psychiatry, 40*, 508–18.

Evans, C., Ehlers, A., Mezey, G., and Clark, D.M. (2007a). Intrusive memories and ruminations related to violent crime among young offenders: Phenomenological characteristics. *Journal of Traumatic Stress, 20*, 183–96.

Evans, C., Ehlers, A., Mezey, G., and Clark, D.M. (2007b). Intrusive memories in perpetrators of violent crime: Emotions and cognitions. *Journal of Consulting and Clinical Psychology, 75*, 134–44.

Farmer, R., Tranah, T., O'Donnel, I., and Catalan, J. (1992). Railway suicide: The psychological effects on drivers. *Psychological Medicine, 22*, 407–14.

Fraser, K.A. (1988). Bereavement in those who have killed. *Medicine, Science and the Law, 28*, 127–30.

Freeze, D. (2003). Paul Tibbets: A rendezvous with history (part 1). Retrieved April 19, 2009, from Airport Journals Web site: http://www.airportjournals.com/Display.cfm?varID=0304003.

Freyd, J.J. (1994). Betrayal trauma: Traumatic amnesia as an adaptive response to childhood abuse. *Ethics & Behavior, 4*, 307–29.

Frey-Wouters, E., and Laufer, R.S. (1986). *Legacy of a War: The American Soldier in Vietnam*. Armonk, NY: M.E. Sharpe.

Friel, A., White, T., and Hull, A. (2008). Posttraumatic stress disorder and criminal responsibility. *Journal of Forensic Psychiatry & Psychology, 19*, 64–85.

Frueh, B.C., et al. (2005). Documented combat exposure of US veterans seeking treatment for combat-related post-traumatic stress disorder. *British Journal of Psychiatry, 186*, 467–72.

Frueh, B.C., Grubaugh, A.L., Yeager, D.E., and Magruder, K.M. (2009). Delayed onset posttraumatic stress disorder among war veterans in primary care clinics. *British Journal of Psychiatry, 194*, 515–20.

Fujiwara, T., Okuyama, M., Kasahara, M., and Nakamura, A. (2008). Characteristics of hospital-based Munchausen Syndrome by Proxy in Japan. *Child Abuse & Neglect, 32*, 503–9.

Gault, W.B. (1971). Some remarks on slaughter. *American Journal of Psychiatry, 128*, 450–54.

Geraerts, E. et al. (2007). Traumatic memories of war veterans: Not so special after all. *Consciousness and Cognition, 16*, 170–77.

Gray, N.S., et al. (2003). Post-traumatic stress disorder caused in mentally disordered offenders by the committing of a serious violent or sexual offence. *Journal of Forensic Psychiatry & Psychology, 14*, 27–43.

Grossman, D. (1995). *On Killing: The Psychological Cost of Learning to Kill in War and Society*. Boston, MA: Little, Brown & Co.

Haley, S.A. (1974). When the patient reports atrocities: Specific treatment considerations of the Vietnam veteran. *Archives of General Psychiatry, 30*, 191–96.

Harding, C.M., Zubin, J., and Strauss, J.S. (1987). Chronicity in schizophrenia: Fact, partial fact, or fiction? *Hospital and Community Psychiatry, 38*, 477–86.

Harding, C.M., et al. (1987). The Vermont longitudinal study of persons with severe mental illness I: Methodology, study sample, and overall status 32 years later. *American Journal of Psychiatry, 144*, 718–26.

Harrington R. (2003). On the tracks of trauma: Railway spine reconsidered. *Social History of Medicine, 16*, 209–223.

Harrison, P.J. (1999). The neuropathology of schizophrenia: A critical review of the data and their interpretation. *Brain, 122*, 593–624.

Harry, B., and Resnick, P.J. (1986). Posttraumatic stress disorder in murderers. *Journal of Forensic Sciences, 31*, 609–13.

Heide, F.J., and Borkovec, T.D. (1984). Relaxation-induced anxiety: Mechanisms and theoretical implications. *Behaviour Research and Therapy, 22*, 1–12.

Hendin, H., and Haas, A.P. (1984). *Wounds of War: The Psychological Aftermath of Combat in Vietnam*. New York: Basic Books.

Herman, J. (1997). *Trauma and Recovery*. 2nd ed. New York: Basic Books.

参考文献

Holmes, T.H., and Rahe, R.H. (1967). The social readjustment rating scale. *Journal of Psychosomatic Research, 11*, 213–18.

Hooley, J.M. (2007). Expressed emotion and relapse of psychopathology. *Annual Review of Clinical Psychology, 3*, 329–52.

James, W. (1988). *William James: Writings 1902-1910*. New York: Library of America.

Jones, E., *et al.* (2003). Flashbacks and post-traumatic stress disorder: The genesis of a 20th century diagnosis. *British Journal of Psychiatry, 182*, 158–63.

Kelman, H. (1963). Oriental psychological processes and creativity. *American Journal of Psychoanalysis, 23*, 67–84.

Koenen, K.C., Stellman, S.D., Sommer, Jr., J.F., and Stellman, J.M. (2008). Persisting post-traumatic stress disorder symptoms and their relationship to functioning in Vietnam veterans: A 14-year follow-up. *Journal of Traumatic Stress, 21*, 49–57.

Kloner, R.A. (2004). Editorial: The "Merry Christmas coronary" and "Happy New Year heart attack" phenomenon. *Circulation, 110*, 3744–45.

Kruppa, I., Hickey, N., and Hubbard, C. (1995). The prevalence of post traumatic stress disorder in a special hospital population of legal psychopaths. *Psychology, Crime & Law, 2*, 131–41.

Laufer, R.S. (1985). War trauma and human development: The Viet Nam experience. In S.M. Sonnenberg, A.S. Blank & J.A. Talbott (eds.), *The Trauma of War: Stress and Recovery in Viet Nam Veterans* (pp. 31–55). Washington, D.C.: American Psychiatric Press.

Laufer, R.S., Gallops, M.S., and Frey-Wouters, E. (1984). War stress and trauma: The Vietnam experience. *Journal of Health and Social Behaviour, 25*, 65–85.

Laufer, R.S., Brett, E., and Gallops, M.S. (1985). Symptom patterns associated with post-traumatic stress disorder among Vietnam veterans exposed to war trauma. *American Journal of Psychiatry, 142*, 1304–11.

Leete, E. (1987). The treatment of schizophrenia: A patient's perspective. *Hospital and Community Psychiatry, 38*, 486–91.

Lifton, R.J. (1973). *Home From the War: Vietnam Veterans—Neither Victims nor Executioners*. New York: Simon & Schuster.

Lifton, R.J. (1978). Advocacy and corruption in the healing profession. In C.R. Figley (ed.), *Stress Disorders Among Vietnam Veterans: Theory, Research and Treatment* (pp. 209–30). New York: Brunner/Mazel.

Lifton, R.J. (2004a). Conditions of atrocity. *The Nation*, May 31, pp. 4–5.

Lifton, R.J. (2004b). Doctors and torture. *New England Journal of Medicine, 351*, 415–16.

Lifton, R.J., and Mitchell, G. (1995). *Hiroshima in America: Fifty Years of Denial*. New York: Grosset/Putnam.

Loftus, E.F., and Davis, D. (2006). Recovered memories. *Annual Review of Clinical Psychology, 2*, 469–98.

Lunt, P. (2009). *Stanley Milgram: Understanding Obedience and its Implications*. Basingstoke, Hampshire: Palgrave Macmillan.

MacNair, R.M. (2002a). Perpetration-induced traumatic stress in combat veterans. *Peace & Conflict: Journal of Peace Psychology, 8*, 63–72.

MacNair, R.M. (2002b). *Perpetration-Induced Traumatic Stress: The Psychological Consequences of Killing.* Santa Barbara, CA: Praeger/Greenwood Publishers.

MacNair, R.M. (n.d.). *PITS—What is it?* Retrieved June 18, 2009, from Pits Web site: http://www.rachelmacnair.com/pits.html.

McGlashan, T.H. (1988). A selective review of recent North American longterm followup studies of schizophrenia. *Schizophrenia Bulletin, 14,* 515–42.

McNally, R.J. (2005). Debunking myths about trauma and memory. *Canadian Journal of Psychiatry, 50,* 817–22.

Marr, H.C. (1919). *Psychoses of the War Including Neurasthenia and Shell Shock.* London: Oxford University Press.

Martin, A.R. (1951). The fear of relaxation and leisure. *American Journal of Psychoanalysis, 11,* 42–50.

Mason, J.W. (1971). A re-evaluation of the concept of 'non-specificity' in stress theory. *Journal of Psychiatric Research, 8,* 323–33.

Milgram, S. (1963). Behavioral study of obedience. *Journal of Abnormal and Social Psychology, 67,* 371–78.

Milgram, S. (1974). *Obedience to Authority: An Experimental View.* New York: Harper & Row.

Muramatsu, T., Lifton, R.J., and Doi, T. (1954). Letter from Japan. *American Journal of Psychiatry, 110,* 641-43.

Nansen, O. (trans. by K. John).(1949). *From Day to Day.* New York: G.P. Putnam's Sons.

Nedopil, N. (1997). Violence of psychotic patients: How much responsibility can be attributed? *International Journal of Law and Psychiatry, 20,* 243–47.

Noblitt, J.R. and Perskin, P.S. (1995). *Cult and Ritual Abuse: Its History, Anthropology, and Recent Discovery in Contemporary America.* Westport, CT: Praeger Publishers.

North, C.S., Suris, A.M., Davis, M., and Smith, R.P. (2009). Toward validation of the diagnosis of posttraumatic stress disorder. *American Journal of Psychiatry, 166,* 34–41.

Papanastassiou, M., Waldron, G., Boyle, J., and Chesterman, L.P. (2004). Post-traumatic stress disorder in mentally ill perpetrators of homicide. *Journal of Forensic Psychiatry & Psychology, 15,* 66–75.

Penk, W.E., *et al.* (1989). Ethnicity: Post-traumatic stress disorder (PTSD) differences among black, white, and hispanic veterans who differ in degrees of exposure to combat in Vietnam. *Journal of Clinical Psychology, 45,* 729–35.

Pezdek, K., and Banks, W.P. (eds.).(1996). *The Recovered Memory/False Memory Debate.* San Diego, CA: Academic Press.

Phillips, D.P., Jarvinen, J.R., Abramson, I.S., and Phillips, R.R. (2004). Cardiac mortality is higher around Christmas and New Year's than at any other time: The holidays as a risk factor for death. *Circulation, 110,* 3781–88.

Pollock, P.H. (1999). When the killer suffers: Post-traumatic stress reactions following homicide. *Legal and Criminological Psychology, 4,* 185–202.

Prigerson, H.G., *et al.* (2002). Population attributable fractions of psychiatric disorders and behavioral outcomes associated with combat exposure among US men. *American Journal of Public Health, 92,* 59–63.

参考文献

Richardson, L.K., Frueh, B.C., and Acierno, R. (2010). Prevalence estimates of combat-related PTSD: A critical review. *Australian and New Zealand Journal of Psychiatry, 44*, 4–19.

Rifkin, A., and Quitkin, F. (1978). What's new in the psychopharmacology of schizophrenia. *Bulletin of the New York Academy of Medicine, 54*, 869–78.

Rogers, P, Gray, N.S., Williams, T., and Kitchiner, N. (2000). Behavioral treatment of PTSD in a perpetrator of manslaughter: A single case study. *Journal of Traumatic Stress, 13*, 511–19.

Rosen, G.M., and Taylor, S. (2007). Pseudo-PTSD. *Journal of Anxiety Disorders, 21*, 201–10.

Rosen, G.M., and Lilienfeld, S.O. (2008). Posttraumatic stress disorder: An empirical evaluation of core assumptions. *Clinical Psychology Review, 28*, 837–68.

Rosen, G.M., Spitzer, R.L., and McHugh, P.R. (2008). Editorial: Problems with the post-traumatic stress disorder diagnosis and its future in DSM-V. *British Journal of Psychiatry, 192*, 3–4.

Rosenberg, D.A. (1987). Web of deceit: A literature review of Munchausen syndrome by proxy. *Child Abuse and Neglect, 11*, 547–63.

Ross, C.A. (1995). *Satanic Ritual Abuse: Principles of Treatment*. Toronto: University of Toronto Press.

Ross, C.A. (1997). *Dissociative Identity Disorder: Diagnosis, Clinical Features, and Treatment of Multiple Personality*. New York: John Wiley & Sons.

Russel, N.J.C. (2011). Milgram's obedience to authority experiments: Origins and early evolution. *British Journal of Social Psychology, 50*, 140–162.

Russel, B. (1935). *In Praise of Idleness, and Other Essays*. New York: W. W. Norton & Company.

Rynearson, E.K. (1984). Bereavement after homicide: A descriptive study. *American Journal of Psychiatry, 141*, 1452–54.

Schmale, A.H. (1958). Relationship of separation and depression to disease. I. A report on a hospitalized medical population. *Psychosomatic Medicine, 20*, 259–77.

Scott, W.J. (1990). PTSD in DSM-III: A case in the politics of diagnosis and disease. *Social Problems, 37*, 294–310.

Selye, H. (1936). A syndrome produced by diverse nocuous agents. *Nature, 138*, 32.

Shatan, C. (1985). Johnny, we don't want to know you: From DEROS and death camps to the diagnostic battlefield. Paper presented at the founding meeting of the Society for Traumatic Stress Studies, Atlanta, GA, Sept. 23.

Shaw, D.M., Churchill, C.M., Noyes, R., and Loeffelholz, P.L. (1987). Criminal behavior and PTSD in Vietnam veterans. *Comprehensive Psychiatry, 28*, 403–11.

Shengold, L. (2007). The dreaded promise of Christmas and the New Year. *Psychoanalytic Quarterly, 86*, 1351–60.

Sheridan, M.S. (2003). The deceit continues: An updated literature review of Munchausen syndrome by proxy. *Child Abuse & Neglect, 27*, 431–51.

Singer, M. (2004). Shame, guilt, self-hatred and remorse in the psychotherapy of Vietnam combat veterans who committed atrocities. *American Journal of Psyhotherapy, 58*, 377–85.

Sparr, L., and Pankratz, L.D. (1983). Factitious posttraumatic stress disorder. *American Journal of Psychiatry, 140*, 1016–19.

Spitzer, C., *et al*. (2001). Post-traumatic stress disorder in forensic inpatients. *Journal of Forensic Psychiatry & Psychology, 12*, 63–77.

Spitzer, R.L., First, M.B., and Wakefield, J.C. (2007). Saving PTSD from itself in DSM–V. *Journal of Anxiety Disorders, 21,* 233–241

Steiner, H., Garcia, I.G., and Matthews, A. (1997). Posttraumatic stress disorder in incarcerated juvenile delinquents. *Journal of the American Academy of Child & Adolescent Psychiatry, 36,* 357–65.

Stevenson, I. (1950). Physical symptoms during pleasurable emotional states. *Psychosomatic Medicine, 12,* 98–102.

Stevenson, I. (1970). Physical symptoms occurring with pleasurable emotional states. *American Journal of Psychiatry, 127,* 175–79.

Stevenson, I. (1989). *Some of My Journeys in Medicine.* The Flora Levy Lecture in the Humanities, delivered at the University of Southwestern Louisiana, Lafayette, LA.

Stevenson, I. (1994). A case of the psychotherapist's fallacy: Hypnotic regression to "previous lives." *American Journal of Clinical Hypnosis, 36,* 188–93.

Stimson, H. (1945). Stimson Diary. June 6 and July 24, 1945. Retrieved April 1, 2011, from Hiroshima: Was it necessary? Web site: http://www.doug-long.com/

Thomas, C., Adshead, G., and Mezey, G. (1994). Case report: Traumatic responses to child murder. *Journal of Forensic Psychiatry & Psychology, 5,* 168–76.

Thompson, C.L. (1998). *The Suffering of the Killer: Post-Traumatic Stress Reactions Following Murder.* A paper submitted to Prof. David V. Canter, Investigative Psychology, University of Surrey, Guildford, Surrey, United Kingdom.

Ullman, S.E. (2007). Relationship to perpetrator, disclosure, social reactions, and PTSD symptoms in child sexual abuse survivors. *Journal of Child Sexual Abuse, 16,* 19–36.

United States Strategic Bombing Survey (1946). *The Effect of Atomic Bombs on Hiroshima and Nagasaki.* Chairman's Office, The United States Strategic Bombing Survey.

United States Strategic Bombing Survey (1947). *Summary Report (Pacific War).* Washington, DC.

Wessely, S. (2005). War stories: Invited commentary on…Documented combat exposure of US veterans seeking treatment for combat-related post-traumatic stress disorder. *British Journal of Psychiatry, 186,* 473–75.

Williams, L.M. (1994). Recall of childhood trauma: A prospective study of women's memories of child sexual abuse. *Journal of Consulting and Clinical Psychology, 62,* 1167–76.

Wilson, J.P., and Green, B.L. (1991). Obituary—Robert S. Laufer: 1942–1989. *Journal of Traumatic Stress, 14,* 155–57.

Wolf, S.G. (1950). Correlation of conscious and unconscious conflicts with changes in gastric function and structure. In H.G. Wolff, S.G. Wolf & C.C. Hare (eds.), *Life Stress and Bodily Disease* (pp. 665–76). Baltimore, MD: Williams & Wilkins.

Wolff, H.G. (1950). Life stress and bodily disease—A formulation. In H.G. Wolff, S.G. Wolf & C.C. Hare (eds.), *Life Stress and Bodily Disease* (pp. 1059–94). Baltimore, MD: Williams & Wilkins.

Wolff, H.G. (1953). *Stress and Disease.* Springfield, IL: Charles C. Thomas.

Young, A. (1995). *The Harmony of Illusions: Inventing Post-Traumatic Stress Disorder.* Princeton, NJ: Princeton University Press.

Zimbardo, P.G. (2004). A situationist perspective on the psychology of evil: Understanding how good people are transformed into perpetrators. In A. Miller (ed.), *The Social Psychology of Good and Evil* (pp. 21–50). New York: Guilford.

索　引

本索引の見出しは，必ずしも本文通りではなく，名詞的に変えたものが，一部にあります。項目中の（　）は，中の語が含まれる場合と含まれない場合があることを，〔　〕は，その前の語が括弧内の語と入れ替わる場合があることを示しています。また，→は参照項目を，数字の後のnは見出し語が当該ページ下段の註内に，tは表中に，fは図中にあることを示しています。

【アルファベット】

APA　95-99　→アメリカ精神医学協会
B・C級戦犯　148, 176, 185, 279, 280, 286
DSM　8, 18, 42n, 45, 46, 55, 69, 87, 90, 98-100, 102, 103, 107, 212, 234, 235, 248n, 270
——Ⅰ　iv, 90, 249, 270
——Ⅱ　95, 96
——Ⅲ　iii, 8, 42n, 87, 90, 95-99, 103, 105, 195, 234, 248, 270, 271
——Ⅲ-R　248
——Ⅳ　17, 72, 82, 85, 87, 99, 102, 167, 195, 248, 249
——5　100, 102, 195
PTSD　ii-iv, 3, 8-10, 12, 17-19, 23, 24, 31, 38-41, 45, 48, 50, 55-57, 67, 68, 71, 72, 74-76, 81-87, 90, 99-105, 107, 110-115, 133, 136, 145, 148-152, 155, 163-169, 172-176, 181, 185-190, 195, 225, 231, 234, 237, 242, 243, 246, 248, 248n, 249, 251, 262, 266, 268, 270　→外傷後ストレス障害, 戦争神経症
——理論　iii, iv, 3-5, 7-10, 17, 18, 20, 23, 24, 38, 39, 41, 42, 47, 50, 58, 60, 63, 68, 70-72, 75, 82, 85, 86, 107, 111, 113, 145, 149, 165, 176, 189-191, 209, 211, 229-231, 234, 251, 267
——, 遅延性　98, 100, 272
——, 複雑性　37, 45, 70, 82, 103, 113
VA　90, 94, 97, 172　→復員軍人局

【あ行】

愛情　19, 60, 63, 66, 68, 80, 242, 250, 251, 258, 268
——（の）否定　63, 177　→幸福否定
アイヒマン, A.　Eichmann, Adolf　122, 138
アウシュヴィッツ（強制収容所）　51, 67, 228, 235, 253
悪魔の誘惑　6, 178　→誘惑

悪夢　56, 102, 106, 107, 151, 171t, 236
麻原彰晃　142, 143, 151, 151n, 275, 276
悪しき自己主張　156n, 214, 214n, 217
アメリカ（海）軍　ii, 74-76, 91n, 92, 94, 95, 100, 103, 111n, 112, 115, 178, 184, 185, 252, 285
アメリカ精神医学協会　iii, iv, 8, 82, 92, 270　→APA
アメリカ兵　8, 113, 115, 116n, 118, 122, 187
イエス・キリスト　144, 158-160, 178, 260
怒り　13, 26, 59, 74, 75, 93, 94, 104, 115, 120, 148, 215, 252, 253, 259, 272, 274, 282, 284
イーザリー, C.R.　Eatherley, Claude R.　105-107, 173
意志　ii, iii, 5, 7, 8, 20, 34, 49, 50, 86, 121, 133, 141, 144, 145, 149, 150, 158, 169, 176, 177f, 179, 181, 225, 229, 230, 231, 242, 281
——, 生きる　256
——, 自由　146
——, 集団の　ii
——, 内心の　181, 231
——, 前向きの　256
——, 無意識的な　5
意識化　224, 242
意識の光　242
異常反応　41, 47, 67-69, 76, 78, 175, 248, 249, 251
癒し　iii, 15, 41
内村祐之　191, 192n
うつ状態　50, 51, 54, 55, 104, 276
うらみ　11, 14, 59, 94, 168, 169, 265, 266
——, 逆　14, 15, 51, 59, 155, 169, 209, 211
——, 正当な　14, 59
江熊要一　197, 199
オウム真理教　89, 141, 151, 157. 262, 273, 275
臆病者　118, 120, 157　→腰抜け
井上郁美　13, 14, 77n, 252

305

加害者と被害者の"トラウマ"

【か行】

悔悟（の念） 152, 176, 263, 265, 273, 278-281, 284, 287
外傷後ストレス障害 ii, 3, 82, 83, 85, 87, 99, 175, 176, 189, 248, 271, 272 →ＰＴＳＤ
解離状態 116, 120
解離性障害 99
カウンセラー 75, 77n, 252
カウンセリング iii, 75, 76, 77n, 80, 162, 178, 194
加害行為 iv, 113, 145, 161-165, 167, 169, 172, 173, 175-177, 189, 190, 275
加賀乙彦 151, 151n, 152, 275 →小木貞孝
科学的 3, 39, 53, 54, 67, 69, 147, 219, 241, 242
――根拠 9, 10, 47, 53, 55, 57, 69, 150n, 229, 251
――（な）立場 46, 198, 226n
――手順〔手続き〕 217, 219
――（な）方法 3, 4, 41, 58, 71, 122, 123, 195, 199, 224n, 229, 230, 234, 241
『隠された心の力』 4n, 18n, 232n
葛藤 61, 85, 104, 125, 126, 129, 134, 136, 163, 169, 172, 177f, 186-189, 233, 233n
家庭内暴力 33, 157
悲しみ 12, 17, 46, 47, 75, 115, 177, 242, 243, 250, 252, 258, 259, 261, 282, 283
――の否定 177 →愛情の否定
カリスマ（的） ii, 35, 38, 157, 160, 201
環境（的） 4, 5, 56, 86, 117, 148, 227, 229, 230, 260
『患者と家族のための精神分裂病理論』 200n
帰還兵 iii, 9, 17, 82, 83, 90-94, 97, 100, 102, 103, 111, 119, 162, 171t, 172, 179, 182, 183, 188, 189n, 236, 242n, 277
――, 中国 →中国帰還兵
――, ベトナム →ベトナム帰還兵
虐待 3, 10, 12, 24, 25, 27, 27n, 28, 29f, 30, 36, 37, 41-55, 57, 59-64, 65t, 66, 67, 78, 79, 118, 146, 170t, 178, 207, 209, 228, 233, 234, 254, 261, 266, 268, 274
――者 43, 59, 61-64, 65t, 80
――体験 59, 60
――の再現 27, 46-54
――, 儀式的 79, 80
――, 児童（幼児） 44, 62-67, 207

――, 性的 48, 49, 54, 55, 59, 61, 64, 72
――, 先進国型の 42
――, 伝統的な 42
急性ストレス障害 17, 75
共感（的） 16, 19, 77, 243, 251
矯正教育 155, 265
強制収容所 iv, 8, 9, 45, 54, 58, 67, 82, 97, 122, 138, 147, 157, 186, 187, 228, 233, 235, 253-255, 259, 260, 262
――（解放後）症候群 9, 52
共同幻想〔妄想〕 16, 143
恐怖（心） 7, 20, 21, 23, 25, 28, 32, 33, 36, 38, 56, 85, 91, 156, 158, 173, 176, 196, 239, 241, 242, 245, 246, 267t, 270, 276, 288
虚栄心（の放棄） 157, 158
権威 ii, iii, 79n, 85, 112, 124-129, 131-136, 137t, 138-147, 155, 156n, 156, 157-160, 163, 179, 214, 221, 273-275
――からの自由 157, 157
――との対決〔への反逆〕 134, 136, 143, 273
――への忠誠（心） iii, 132, 156, 162
――への（依存的）服従 122, 124, 125, 128, 129, 133, 136, 140, 155, 158, 163
――, 一時的（な） 131, 139
――, 絶対的（な） 85, 143, 144, 146, 159, 160, 274
原因論（的） iii, 5, 18, 20, 39, 46, 71, 176, 193, 197, 200n, 201, 205, 208, 225, 267t
幻覚 55, 151, 180, 201, 205, 205n, 206, 223, 259
原爆（投下） ii, iv, 21, 88, 90, 105-108, 110-112, 114, 131, 132, 132n, 233, 239, 243, 244, 246, 247, 247f, 249
原爆展, スミソニアン 90, 110
後悔 13, 31, 85, 87, 105-107, 153, 167-169, 172, 175-177, 187, 188, 213, 215, 216, 227, 241, 276, 278, 287
強姦 74, 114, 169 →レイプ
拘禁反応 151, 151n, 152, 152t, 164, 177f, 181, 276
行動異常 9, 12
国府台陸軍病院 118, 160, 161t, 198
幸福（心） 5, 7, 8, 10, 52, 67, 144, 145, 177, 180, 181, 190, 228, 231, 242, 267t, 268
幸福否定 3-5, 7, 8, 11, 17, 19, 20, 52, 57, 67, 133, 136, 152, 153, 164, 180, 181, 190, 225, 229, 231,

索 引

251, 259, 267t, 268
『幸福否定の構造』　iv, 15n, 151n, 181n, 215n, 229n, 250
小木貞孝　9, 52, 54, 151, 151n, 152, 152t, 265, 276, 277　→加賀乙彦
黒人（兵）　172, 185-187, 189n
国立国府台病院　160, 198
心の傷　iii, 3, 4, 78, 240, 241, 244, 245
心の進化　128
心の専門家　16, 27, 59, 77, 78, 194, 229, 242, 243
小坂英世　iv, 106, 194, 198-200, 200n, 201-216, 216n, 217, 218, 218n, 219-226, 226n, 227, 239, 283
小坂療法　iv, 200, 201n, 203, 209, 213, 215, 218-223, 227n, 226
小坂理論　200, 201, 206, 207, 209, 211, 213, 218-220
腰抜け　118, 120, 157　→臆病者
ことの重大性　177f, 191, 277, 278
ゴールト，W. B.　Gault, William B.　119, 120, 127

【さ行】

災害　19, 68, 73, 76, 89, 98, 237, 242, 246, 270
――，自然　3, 17, 41, 45, 46, 58, 59, 82, 99
――，人為　82, 99
罪業感　88, 93, 169, 170t, 171t, 173, 176, 190, 245
催眠（暗示，療法）　45, 78, 79n, 140, 193
悟り　150, 153, 164, 273, 288
差別（意識，感）　209, 217, 254
残虐行為　83-87, 94, 108, 111, 113-122, 125, 127, 133, 134, 147-149, 154-157, 160, 162, 163, 170t, 172, 176, 178, 181-184, 186-189
――を生み出す状況　115, 117, 120, 149
シェイタン，C.　Shatan, Chaim　17, 82, 87, 92-101, 103
ジェームズ，W.　James, William　20, 21
自虐的　27, 30, 48, 49, 52, 53, 82, 107, 180
死刑囚　151, 152, 152t, 153-155, 162, 164, 177f, 178, 263, 265, 275, 276
事実〔現実〕の直視　16, 94, 110, 112, 144, 252, 253
私情　46, 71, 72, 81, 225
自傷（行為，的）　17, 48, 180

地震　20, 21, 45, 237, 239, 242, 246, 270, 271
――酔い　58
自責（的，の念）　31, 85, 87, 105, 167-169, 171t, 172, 173, 175, 176, 187, 188, 213, 215, 216, 227, 241, 245, 278
しつけ　43　→折檻
実母　29f, 62, 63, 63n, 64, 64t, 65, 65t, 66, 146
『死の内の生命――ヒロシマの生存者』　88, 235, 240, 246
支配（者）　9, 33, 36, 38, 82, 123, 156, 187, 196
自発的　7, 94, 148, 150, 178, 188
ジーメス神父　Siemmes, Johannes　109
従順（な）　34, 35, 130, 277
従属願望　158　→服従（心），隷従
修復的司法　15n, 264
修行（者）　143, 148, 153, 178, 267t, 273, 282, 287, 288
主体性　86, 87, 132-134, 142, 146, 147, 162, 228-230, 232
主体的　27, 50, 73, 84, 113, 117, 120, 121, 123, 134, 149, 229, 230, 232　→非主体的
受容（的）　iii, 16, 77, 105, 243
上官責任主義　147, 148, 160
症状出現の直前　52, 54, 57, 58, 180, 191, 206, 209, 224, 227, 230, 283, 284
ショック（体験）　13, 17, 23, 24, 26, 74, 76, 215, 235, 274
心因性（の）（疾患，症状，反応）　ii, 4, 5, 7, 8, 18, 19, 41, 47, 75, 146, 151, 164, 180, 189, 191, 195, 198n, 205, 207, 214n, 223-225, 230, 231, 249, 251, 267, 268, 283, 284
進化　i, 268
――史　8
――論（的）　128, 216n
――，心の　128
――，創造的　→創造的進化論
人格の成長〔向上〕　16, 146, 155, 157, 158, 262, 266, 275, 283
人権　44, 74, 202, 243
人権意識　ii, 44
侵襲的（症状）　102, 170t, 171t
人種的偏見　89, 107, 109, 110, 112, 140, 185
心身（症状，の異常，の不調，の変化）　iii, 3, 4, 6-8, 48, 58, 68, 113, 136, 140, 156, 162-165, 190, 229, 231, 267t, 273

307

加害者と被害者の"トラウマ"

心身医学　*58, 194, 221, 233*
心身症　*6, 231, 232, 283, 284*
甚大ストレス反応　*iv, 90, 270*
心的外傷　*24, 110, 190, 246*
　──後ストレス障害　*3, 83, 176*　→ＰＴＳＤ、外傷後ストレス障害
『心的外傷と回復』　*9, 71, 82*
心的葛藤　*172, 186*
心的麻痺　*88, 89, 93, 120*
心理的距離　*66*
心理的原因　*9, 10, 19, 20, 57, 58, 191, 195, 201, 205-210, 215, 222, 223, 225n, 283, 284*
　──論　*20, 208*
侵略戦争　*ii, 82, 84, 115, 118, 147, 155-157, 172, 178*
心理療法　*iii, iv, 4, 5, 12, 16, 18, 30, 45, 63, 80, 148, 154, 185, 193-195, 200, 203, 256, 280*
　──研究　*18*
　──理論　*191, 193, 209, 227n*
スティーヴンソン，I．Stevenson, Ian　*57, 58*
スティムソン，H．Stimson, Henry　*108*
ストレス　*ii, iv, 4, 7, 9, 10, 17-19, 23, 24, 31, 46, 47, 53, 56, 57, 68, 75, 86, 96, 98, 100-102, 118, 163, 164, 169, 174, 181, 188, 190, 196, 197, 207, 231-233, 235, 246, 248-250, 250n, 253-258, 262, 266, 267t, 268, 270*
　──因　*3, 248, 271*　→ストレッサー
　──学説〔理論〕　*ii, 3, 4, 4n, 5, 7, 8, 230-232, 255, 266*
　──状況　*ii, iv, 251, 253, 255, 258, 262, 267t, 270, 268*
　──脆弱性　*68, 102, 195, 207*
ストレッサー（ストレス因）　*3, 231-233*
スピッツァー，R．Spitzer, Robert　*96-99, 102, 248n*
生活臨床　*194, 197, 198, 198n, 199, 200-201, 205, 207, 219, 222, 239*
政治的　*i, iii, 10, 40, 41, 69-72, 78, 92, 94, 99, 103, 108, 122, 150n, 199, 209, 225*
正常反応　*17, 41, 46, 47, 67-69, 78, 175, 177, 190, 236, 243, 248, 249, 251, 255*
精神科診断マニュアル　*iii, 8, 82, 270*　→DSM
精神分析（家，学派，的，療法，理論）　*7, 77, 80, 87, 89, 92, 117, 193-195, 198, 205, 219, 220, 227n, 235, 241, 268*

精神分裂病　*iv, 70, 70n, 91, 106, 160, 161t, 173, 193, 207, 214, 226*　→統合失調症
正当な（自己）主張　*iii, 10, 24, 27, 36, 45, 133, 138, 158*
責任　*iii, 10, 26, 27, 30-32, 38, 59, 62, 77, 78, 84-86, 94, 103-106, 119-122, 128, 131, 135, 136, 141, 142, 144-148, 150, 150n, 151, 158, 162-164, 173, 177, 177f, 188, 209-211, 213, 216, 222, 224, 226, 227, 256, 274-278*
　──回避　*77, 78, 177f*
　──感　*119, 218*
　──能力　*150*
　──の自覚（認識）　*iii, 147, 163, 164*
　──の発生　*121, 136, 163*
　──の否定　*162, 164*
　──，刑事　*32, 144*
　──，上官〔権威〕の　*105, 135, 145, 147, 148, 160*
　──，当事者〔行為者〕の　*10, 27, 31, 32, 59, 120, 121, 136, 144*
折檻　*42, 43*　→しつけ
セリエ，H．Selye, Hans　*3, 4, 231-233, 255*
戦時神経症　*160, 161*　→戦争神経症
戦争　*3, 40, 45, 83, 87, 93, 94, 119, 122, 125, 128, 141, 144, 149, 187*
　──神経症　*9, 95, 100, 101, 104, 107, 109, 115, 118, 160, 162, 176, 182, 198, 217*　→ＰＴＳＤ
　──犯罪（者）　*86, 147, 169, 179, 180, 183-185, 265, 277-280, 284, 287*
　──，侵略　→侵略戦争
　──，太平洋　*107, 132, 178, 188*
　──，日中　→日中戦争
　──，ベトナム　→ベトナム戦争
創造的進化論　*158*

【た行】

代理ミュンヒハウゼン症候群　*28, 29f, 62, 63, 63n*
大量虐殺（殺戮）　*ii, 89, 113, 114, 115, 133, 141, 147, 157, 183n, 242, 246*
ダーウィン，C．Darwin, Charles　*ii*
中国帰還兵　*179, 182-185, 188, 285*
忠誠（心）　*79n, 128, 132, 145, 221*
忠誠，カリスマへの　*35, 36, 38*
忠誠，権威への（積極的）　*iii, 156, 162*

索　引

忠誠心の発生　*128, 129*
抵抗　*110, 133-136, 144, 146, 164, 189, 217, 219, 221-226, 228, 230, 242n, 267t, 273, 275*
定説　*ii, 3, 140, 214, 242*
ティベッツ，P．Tibbets, Paul　*105, 131, 132, 132n*
統合失調症　*70, 171t, 173*　→精神分裂病
同情（心，的）　*14, 16, 39, 41, 46, 69, 71, 72, 81, 132, 172, 185-187, 225-227, 245, 265*
閉じた道徳　*128, 158, 159*　→開いた道徳
トラウマ　*ii, 3, 4, 10, 16, 18, 19, 24, 31, 45, 46, 55-57, 60, 51, 68, 71, 72, 79, 80, 82-87, 102, 104, 110-112, 147, 150, 163, 165, 170t, 189, 190, 234-236, 242, 243, 246, 248, 251, 267t, 268*
――体験　*16, 79, 80*
――の解消　*80*
――の記憶　*234*
――の再演〔再現〕　*48, 51*
――理論　*iv, 207-209, 211, 213, 215, 235*
――，遅延性甚大　*93, 101*

【な行】

内心　*7, 8, 143, 157, 181, 189, 230, 231, 268, 284*
長崎（市）　*ii, 105, 107, 108, 110-112, 114, 132, 233, 235, 247, 247t, 258*
中澤〔中沢〕正夫　*197, 239-243, 245-247, 257, 258*
仲間はずれ　*118, 154, 156, 157*
ナチ　*iv, 51, 54, 58, 67, 113, 122, 138, 147, 157, 186, 233, 253, 259*
ナチス（・ドイツ）　*ii, 89, 114, 133, 147, 157, 253*
憎しみ　*12, 15, 66, 75, 148, 252, 282*
日中戦争　*114, 117, 121, 156n, 162*
日本兵　*114, 117, 120, 162*
入市被曝　*112, 243-245*
人間観　*7, 117, 224-226, 228, 229, 242*
人間の本質　*8, 155, 228*
認罪学習　*148, 185*　→Ｂ・Ｃ級戦犯
ネルソン，A．Nelson, Allen　*56, 101, 114, 148, 149, 162, 172, 178, 179, 182, 277, 280, 281, 285*
野田正彰　*12, 89, 104, 115, 120, 150n, 162, 176, 182, 185, 277, 279*

【は行】

白人（兵）　*172, 186-188*

ハッキング，I．Hacking, Ian　*10, 79*
発症遅延（型）　*100, 100n, 101, 103, 107, 188, 190*
発症遅延型ＰＴＳＤ　*100, 107, 190*
バーバー，T．X．Barber, Theodore, X.　*140, 238n*
浜田晋　*200, 201, 206, 210n, 213, 218-220, 222*
ハーマン，J．L．Herman, Judith L.　*9, 16, 17, 30, 31, 38, 45, 52, 61, 70, 71, 79, 80n, 81-83, 84n, 87, 99, 103, 188, 189, 208, 234, 235*
林郁夫　*142, 144, 242n, 262, 273, 283*
ハリー，B．Harry, Bruce　*167, 167n, 174*
犯罪　*3, 16, 32, 41, 45, 50, 58, 59, 66, 73, 82, 84-86, 93, 127, 144, 147, 150-152, 163, 176, 228, 266, 275-277, 283*
――，凶悪　*12, 112, 174, 243*
――，性　*170t*
――，戦争　→戦争犯罪
阪神淡路大震災　*21, 54, 58, 67, 73, 237, 238*
反省　*16, 132, 143, 144, 148-155, 163, 164, 169, 177f, 178, 180-182, 185, 188, 190, 216, 242, 263-266, 266n, 267t, 273, 278, 283, 287, 288*
――の回避〔忌避〕　*132, 150, 152, 162, 180-182*
汎適応症候群　*3, 232*　→ストレス
反応　*iii, 6, 11, 17, 67, 69n, 113, 136, 145, 151-153, 163, 164, 175, 177, 180, 181, 190, 217, 273-281, 283, 284*
――，驚愕　*171t, 173*
――，拘禁　→拘禁反応
東日本大震災　*i, 58*
非主体的　*84, 120, 149*　→主体的
ヒステリー（性）　*39, 40, 130, 151, 160, 284*
被爆（死，者）　*iii, 21, 22, 45, 88, 89, 107, 109-111, 133, 231, 233-235, 237, 239-247, 247t, 248, 249, 249n, 251, 254, 257, 258, 258n*
開いた道徳　*158-160*　→閉じた道徳
ヒロシマ　*89, 110, 112*
広島（市）　*ii, iii, 21, 88, 89, 105-107, 109-112, 114, 131, 132, 233, 235, 239, 244, 246, 247, 247t, 257, 258, , 258t*
複雑性ＰＴＳＤ　*45, 70, 103*
服従（心）　*33, 38, 117, 118, 121, 122, 124, 125, 128, 129, 131, 133-136, 138, 140, 147, 155, 158, 163, 275*　→従属願望，隷従
服従実験　*123, 137t, 139*
復讐心　*16, 59, 107, 109, 116, 117, 120, 185, 265*
福原泰平　*113, 151, 166-169, 170t, 173-176, 179*

309

加害者と被害者の"トラウマ"

ふつう（の生きかた，の人）　223, 225, 226
復員軍人局　40, 90, 91, 94, 99, 102, 172　→ＶＡ
フラッシュバック　45, 48, 55, 56, 82, 102, 107, 151, 171 t, 173, 190, 235, 236, 237 t, 246
フランクル，Ｖ．Frankl, Viktor　8, 67, 138, 157, 243, 253-256, 259, 260, 262
ブリック，Ｍ．Bryk, Mary A.　iv, 27, 28, 29 f, 30, 36, 62, 63
分裂病（患者）　iv, 70, 91, 106, 160, 161, 173, 191, 192, 192 n, 193, 196-198, 198 n, 199, 200 n, 201-205, 205 n, 207, 209, 210, 210 n, 211-214, 214 n, 215, 216, 218 n, 219, 220, 223, 224, 224 n, 225, 225 n, 226, 226 n, 227 n, 229, 275, 283　→精神分裂病
ヘイリー，Ｓ．Haley, Sarah　90-92, 95, 97, 100, 104, 120
ベトナム　8, 56, 83, 91, 93-96, 100, 111, 113, 114, 116 n, 122, 149, 154, 179, 180, 182, 187, 280, 281, 284, 285
──後症候群　93, 96
──（戦争）帰還兵〔復員兵〕　iii, 17, 40, 56, 82, 83, 90, 92-98, 100, 104, 105, 107, 115, 119, 120, 148, 154, 155, 161, 162, 167, 175, 178-182, 184-186, 188, 236, 242 n, 284
──戦争　ii, 8, 17, 40, 82, 83, 91-95, 103, 112, 115, 172, 179, 182, 183, 185, 187, 236, 237 t, 284
ベルクソン，Ｈ．Bergson, Henri　21, 128, 153, 154, 158, 173, 229, 238
ペルザー，Ｄ．Pelzer, Dave　24-27, 27 n, 28, 34-36, 45, 63, 146, 228, 261, 274
本心　152, 157, 159, 268　→内心
『本心と抵抗』　iv, 69 n, 250
本多勝一　114, 116 n, 117, 118, 121, 158, 184, 185, 187

【ま行】

マインド・コントロール　143
前向き　7, 27, 242 n, 249, 253, 256, 258, 261
見下し　117, 140, 143, 155, 157, 188
ミライ（大虐殺，事件）　91, 91 n, 92, 103, 127, 163, 182
ミルグラム，Ｓ．Milgram, Stanley　iii, 122-128, 129 f, 130, 131, 133-136, 137 t, 138, 140, 147, 150, 156, 162, 163, 186, 274, 275
無意識（的）　5, 52, 60, 135, 153, 157-159, 176, 181, 209, 221, 233, 241, 242, 250, 266, 267, 267 t, 268
──理論　241
──，集合　216 n
向谷地生良　205 n, 210, 226 n
無期囚　151, 152, 152 t, 177 f, 276
無差別戦略爆撃　ii, 108, 184
無力感　85
メスナー，Ｒ．Messner, Reinhold　22-24, 228
妄想（的）　15, 144, 151, 171 t, 173, 201, 203, 205, 205 n, 206, 223, 259, 275
妄想，共同　143
妄想，罪業　173
妄想，被害　91
本村洋　74, 243, 253, 261, 263, 264 n, 265

【や行】

ヤング，Ａ．Young, Alan　9, 40
誘惑，〔悪魔の〕　6, 149, 157, 178, 187, 257
ユダヤ人　ii, 89, 114, 122, 147, 157, 186, 253
ユードル，Ｓ．Udall, Stewart　107, 108
抑圧（解除，体験，理論）　60, 61, 205, 208-215, 217-219, 221-227, 234　→小坂療法，小坂理論
吉本伊信　266 n, 288
『夜と霧』　8, 157, 258 n, 259
喜び　19, 52, 58, 129, 154, 160, 164, 177 f, 180, 181, 265, 274, 288
──の否定　180, 181　→幸福否定

【ら行】

ラップ・グループ　92, 93, 95, 98, 100, 103, 184, 242 n
リフトン，Ｒ．Ｊ．Lifton, Robert J.　iii, 21, 87-100, 103, 104, 110, 112, 115-117, 120, 122, 127, 133, 149, 150, 194, 199, 220, 235, 240, 242, 246
良識　138, 140, 142, 157
良心　127-129, 152, 153, 157
──の呵責　14, 85, 115, 117, 136, 154, 160, 162-165, 177, 177 f, 180, 188, 190, 241, 278, 283
──の監視　117
隷従　31, 34, 147　→従属願望，服従（心）
レイプ　9, 31, 61, 76, 82, 271　→強姦
ローファー，Ｒ．Ｓ．Laufer, Robert, S.　84, 186-189, 189 n

笠原 敏雄（かさはら としお）

1947年生まれ。70年，早稲田大学第一文学部心理学科卒業。東京都八王子市の永野八王子病院，北海道小樽市の医療法人北仁会石橋病院心理科，東京都大田区の医療法人社団松井病院心理療法室に勤務の後，96年4月，東京都品川区に〈心の研究室〉開設，現在に至る。

著書に『隠された心の力──唯物論という幻想』，『懲りない・困らない症候群──日常生活の精神病理学』（『なぜあの人は懲りないのか・困らないのか』として2005年に再刊），『幸福否定の構造』（以上，春秋社），『希求の詩人・中原中也』（麗澤大学出版会），『本心と抵抗──自発性の精神病理』（すぴか書房），『超心理学研究』（おうふう），『超心理学読本』（講談社プラスα文庫）その他が，編著書に『サイの戦場──超心理学論争全史』（平凡社），『超常現象のとらえにくさ』，『多重人格障害──その精神生理学的研究』，『偽薬効果』（以上，春秋社）その他が，翻訳書に『がんのセルフコントロール』（共訳，創元社），『トランス』（春秋社），『前世を記憶する子どもたち 1・2』，『もの思う鳥たち──鳥類の知られざる人間性』（以上，日本教文社）その他がある。

電子メール：kasahara@02.246.ne.jp
ホームページ：http://www.02.246.ne.jp/~kasahara/

加害者と被害者の"トラウマ"
──ＰＴＳＤ理論は正しいか

2011年9月10日 初版第1刷発行

著 者　笠原敏雄
発行者　佐藤今朝夫

発行所　株式会社 国書刊行会
〒174-0056 東京都板橋区志村1-13-15
TEL 03(5970)7421 FAX 03(5970)7427
http://www.kokusho.co.jp

製作　（有）章友社
印刷　（株）エーヴィスシステムズ
製本　（株）ブックアート

ISBN978-4-336-05421-0